실버 케어 가이드북

33명의 재활의학과 전문의가
알려 주는 건강한 노년 생활의 지침

김희상·박시복 외 지음

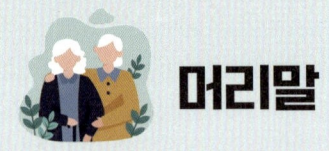
머리말

*"어르신들이 좀 더 건강하고 행복한 삶을 유지하는 데
도움이 되는 가이드북이 될 수 있기를…"*

현재 우리나라의 전국 시군구 중 42%는 이미 초고령사회에 진입하였으며, 인구수는 2021년을 기점으로 감소 중입니다. 65세 인구가 차지하는 비중이 20%를 넘어가게 되면 초고령사회라고 합니다. 2022년 현재 65세 이상의 노인 인구는 17.7%이며 2025년에는 20%를 넘어 전국적으로 초고령사회에 진입하게 될 전망입니다.

하지만 우리 사회는 아직 초고령사회를 맞이할 사회적 공감대와 준비가 미비합니다. 노인들은 노화에 대한 대비와 이를 극복하는 방법을 찾지 못하고 돌이킬 수 없는 상황이 되어서 뒤늦게 의료진을 방문하는 경우가 비일비재합니다. 어르신을 많이 접하게 되는 의료진은 고령화 사회를 맞이하여 이를 어떻게 대비하는 것이 좋은지 학회나 세미나 등을 통해 많은 연구를 하고 있습니다.

재활의학과 의사로서 노인들을 위해 어떤 역할을 하는 것이 가장 바람직한 일인지를 찾기 시작하였고, 우리가 찾은 것은 "노인들에게 삶의 질을 어떻게 하면 좀 더 향상시키고 독립적으로 일상생활을 영위할 수 있느냐"라는 것입니다. 재활의학과 진료 중 만나는 노인들은 고혈압, 당뇨, 골다공증, 치매 등 만성 질환 외에도 관절과 근육의 통증을 호소합니다. 관절과 근육에 통증을 느끼는 노인의 경우 변형되고 퇴화된 관절, 축적된 인대 손상, 부족한 근육량, 움직임의 이상 증상 등으로 인해 점차 스스로 걸을 수 있는 능력을 상실해 가며, 생활 활동 범위가 축소되고, 삶의 질은 점점 나빠지게 됩니다. 진료실에서 통증을 호소하는 노인들을 치료하면서, 예방 교육과 자기 관리가 좀 더 잘 되었더라면 하는 안타까움을 느낄 때가 한두 번이 아니었습니다.

이 책은 진료실에서 못다 한 이야기를 담았습니다. 진찰하면서 노인들에게 직접 전달하기 어려운 내용들을 노인과 함께 사는 가족들, 관련 종사자들, 그리고 머지않아 노인이 될 지금의 젊은 세대들에게 전달하고자 합니다.

노인이 되면 신체적, 정신적, 사회적으로 어떤 변화가 오며, 신체 건강 증진을 위하여 어떤 운동을 하는 것이 좀 더 건강한 삶을 유지하는 데 도움이 되는지, 생명까지 위협하는 골다공성 골절을 방지할 수 있는 낙상 예방법은 무엇인지, 무엇을 먹고 어떻게 관절을 관리해야 하며, 우울증과 치매 예방을 위한 활동법은 무엇인지에 대한 가이드를 제공하고 싶었습니다. 나아가 노인들을 위한 정책은 어떤 것들이 있으며, 그들을 돌보는 방법은 무엇인지 알려 주어, 건강한 가족을 만드는 데 도움이 되고자 하는 바람을 담았습니다.

33명의 재활의학과 전문의들이 이 책에서 제시하고 싶었던 것은 노인들의 성공적이고 행복한 노후를 위해 가족과 사회가 노인을 위해 무엇을 할 수 있느냐에 대한 가이드입니다.

마지막으로 진료와 연구, 교육으로 바쁜 시간을 보내는 와중에도 많은 시간을 기꺼이 허락하여 좋은 책을 만들기 위해 애써주신 동료 의사들에게 깊은 감사의 말씀을 전하는 바입니다.

〈실버 케어 가이드북〉 대표 저자 **김희상·박시복**

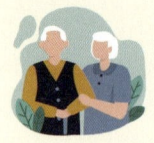

33명의 재활의학과 전문의가 알려 주는 건강한 노년 생활의 지침

CONTENTS

- 머리말   002
- 집필진 프로필   010

chapter 1
노년기의 생리적 변화

01. 여러 가지 신체적 변화 _한영록   016
1. 일반적 노화의 특징   016
2. 노년기의 생리적 변화 1   016
   - (1) 소화기계의 변화   016
   - (2) 심혈관계의 변화   018
   - (3) 호흡기계의 변화   018
   - (4) 비뇨생식기계의 변화   019
   - (5) 신경계의 변화   020
3. 노년기의 생리적 변화 2   021
   - (1) 근골격계의 변화   021
   - (2) 혈액, 면역계의 변화   021
   - (3) 내분비계의 변화   022
   - (4) 온도 조절 체계의 변화   022
   - (5) 기타 변화   023

02. 노년기의 사회 심리적 특성 _최효선   024
1. 노년기의 심리적 변화   024
2. 노년기의 사회 심리적 스트레스   026
3. 노년기의 우울증   026
4. 노년기 자살   028
5. 결론   029

chapter 2
노인 신체 건강 증진을 위한 운동법

01. 스트레칭 운동 _한승훈   032
1. 스트레칭의 효과 및 기본 원칙   032
2. 유연성의 종류 및 스트레칭의 방법   033
   - (1) 정적 스트레칭(Static stretching)   034
   - (2) 동적 스트레칭(Ballistic stretching)   034
   - (3) 고유신경근육촉진 스트레칭   034
     (PNF: Proprioceptive neuromuscular facilitation stretching)
3. 다양한 신체 부위의 스트레칭 방법   036

02. 근력 강화 운동, 관절 가동 범위 운동
     _윤동환   038
1. 치료적 운동의 구성 요소와 원칙   039
2. 근력 강화 운동   039
3. 관절 가동 범위 운동   040

03. 유산소 운동 _김 철   043
1. 규칙적인 운동의 필요성   043
2. 유산소 운동의 개념과 종류   044
3. 유산소 운동의 방법과 유념해야 할 내용   046

04. 균형 능력 향상 운동,
     협동(조화 coordination) 운동 _유승돈   050
1. 정의   050
2. 정상 균형 능력의 구성과 손상 원인   051
   - (1) 정상 균형 능력   051
   - (2) 감각계 관련성   051

(3) 감각 정보의 처리 과정	052
(4) 운동 능력 생성 과정	052
(5) 균형 능력 손상의 원인 (Causes of Balance Impairment)	053
3. 신체 활동과 노인 근력 및 균형 향상을 위한 운동 프로그램	054
(1) 균형 향상 운동 프로그램의 구성	054
(2) 균형 운동의 단계	054
(3) 다양한 균형 운동 방법 예시	054
4. 요점	054

chapter 3
낙상 예방을 위한 생활 지침

01. 외적 요인 _강윤주

1. 정의	058
2. 실내외 환경 개선	058
(1) 실내외 계단	059
(2) 욕실	059
(3) 부엌	060
(4) 침실	060
3. 생활 수칙	061

02. 내적 요인 _김미정

1. 정의	063
2. 근골격계 질환	063
(1) 골다공증	063
(2) 근감소증	065
(3) 퇴행성 관절염 등의 관절 질환	065
3. 내과적인 질환	065
(1) 고혈압	065
(2) 당뇨병	066
(3) 이상지질혈증	066
4. 퇴행성 신경계 질환	066
(1) 알츠하이머 치매	066
(2) 파킨슨병	067
5. 기타 질환이나 문제	067
(1) 시력과 청력 장애	067
(2) 약물 과다 사용	068
(3) 불면증(수면 장애)	069

chapter 4
관절 관리법

01. 무릎 _이양균

1. 자가 관리	072
(1) 신체 운동	072
(2) 강화 운동	072
(3) 유산소 운동	076
(4) 자세와 지원	076
(5) 체중 감량 및 다이어트	076
(6) 약물	078
(7) 보호, 안정, 얼음찜질, 압박 및 거상	079
(8) 온열과 한랭	080
(9) 태극권(Tai Chi exercise)	080
2. 무릎 앞뒤 통증	080
(1) 무릎 앞의 통증	080
(2) 무릎 뒤의 통증	081
3. 무릎 통증의 원인	082
(1) 골관절염	082
(2) 류마티스 관절염	083
(3) 염좌, 긴장 및 손상	084
(4) 통풍	084

4. 병원 방문 시기 084
5. 수술 시기와 수술 방법 085

02. 허리 _이종하 086
1. 노년에서의 허리 질환 086
   (1) 근육 경직 086
   (2) 척추 협착증 087
   (3) 척추 후관절염 088
   (4) 굽은 등 089
   (5) 척추 압박골절 089
2. 노년에서의 허리 관리 090

03. 어깨 _박시복 096
1. 어깨 관절의 구조와 기능 096
   (1) 어깨 관절의 구조 096
   (2) 어깨 관절의 기능 098
2. 회전근개와 회전근개 질환의 발생기전 100
   (1) 회전근개의 정의 100
   (2) 회전근개 질환의 발생기전 101
3. 회전근개 질환의 예방과 병의 진행을 막는 방법 102

04. 목 (경추부) _김동환 104

05. 인공 관절 치환술 후 재활 _박지웅 110
1. 견관절 전치환술의 재활 111
   (1) 수술 초기 재활 111
   (2) 2단계 재활 치료 112
   (3) 3단계 재활 치료 112
2. 고관절 성형술 이후의 재활 113
   (1) 고관절 성형술 환자의 초기 관리 113
   (2) 체중 부하 운동 및 보행 훈련 113
   (3) 고관절 주변 근육 강화 운동 114
3. 슬관절 성형술 이후의 재활 116
   (1) 수술 전 재활 116
   (2) 수술 후 초기 재활 117
   (3) 기능 회복기 재활 운동 118
   (4) 슬관절 성형 후 일상생활 동작 훈련 119

06. 부동 증후군 _장성호 120
1. 부동 증후군의 정의 120
   (1) 부동 증후군과 침상 안정 121
2. 부동 증후군을 예방하는 운동 방법 122
   (1) 침상에 누워 있는 노인 123
   (2) 앉아만 있으려는 노인 123
3. 부동 증후군을 예방하는 자세 125
   (1) 침상에 누워 있는 노인 125
   (2) 앉아만 있으려는 노인 125

chapter 5
노인 정신 건강 증진을 위한 방법

01. 우울증 극복 실천 방법 _천성민 128
1. 우울증의 정의 128
2. 우울증 극복 방법 131
3. 우울증 극복을 위한 운동 방법 132
   (1) 운동 종류 133
   (2) 운동 횟수 및 시간 133
   (3) 운동 강도 133
   (4) 운동 기간 134
4. 정리 134

02. 치매 예방 활동 _최윤희 135
1. 치매 예방 생활 습관 135
   (1) 스트레스를 줄이고, 우울증을 예방하기 135
   (2) 혈압 조절 잘 하기 135
   (3) 적정 체중을 유지하기 136
   (4) 음주는 적당히 하기 136
   (5) 콜레스테롤 조절하기 137

(6) 혈당 조절하기	138
(7) 금연하기	138
2. 치매 예방 식습관	138
(1) 알맞은 영양분 섭취하기	138
(2) 좋은 지방을 섭취하고 나쁜 지방의 섭취를 피하기	139
(3) 비타민 적절히 섭취하기	140
(4) 뇌에 좋은 항산화 식품 섭취하기	141
(5) 지나친 카페인 섭취를 피하기	141

03. 노인 학대 예방 _박용범   142

1. 노인 학대에 대한 이해	142
(1) 노인 학대의 정의	142
(2) 노인 학대의 유형	143
(3) 노인 학대의 현황	144
(4) 노인 학대의 원인	145
2. 노인 학대 예방 및 대응 현황	146
(1) 시설 생활 노인의 학대 예방	147
(2) 노인 학대 예방 수칙	148
(3) 학대 사례의 발견과 신고	148
(4) 금지 행위(노인복지법 제39조의 9) 및 처벌 규정	149
(5) 노인 학대 대응 방법	150

chapter 6
만성 질환의 관리

01. 고혈압 _이승아   154

1. 고혈압의 정의	154
2. 고혈압의 위험 요인	155
(1) 조절할 수 없는 위험 요인	155
(2) 조절할 수 있는 위험 요인	155
3. 고혈압 치료 방법	156
(1) 고혈압을 치료해야 하는 이유	156
(2) 고혈압의 비약물적 치료	157
(3) 고혈압의 약물 치료	158

02. 당뇨병 _전진만   159

1. 당뇨병의 정의	159
2. 당뇨병의 증상	160
3. 당뇨병의 관리 방법	161

03. 당뇨 환자의 피부 관리 _정승준   163

1. 당뇨와 피부	163
(1) 흑색가시세포증	164
(2) 지방 생괴사	164
(3) 발진황색종증	165
(4) 당뇨병성 피부병증	166
(5) 당뇨병성 궤양	166

04. 골다공증 _김희상   168

1. 골다공증의 정의	168
2. 뼈의 재형성	168
3. 골다공증의 유병률과 병인	169
4. 골다공증의 진단 및 약물 치료	170
5. 골다공증의 재활 치료	171

05. 근감소증 _박희동   177

1. 근감소증이란	177
2. 근육량의 평가	177
3. 근력의 평가	178
4. 신체 수행 능력의 평가	178
(1) 보행 속도	178
(2) 5회 의자에서 일어서기	178
5. 더 간단한 방법	178
(1) 종아리 둘레 측정	178
(2) 근감소증 자가 진단 설문지(SARC-F)	179
6. 근감소증의 치료	180
(1) 운동 치료	180
(2) 영양 관리	181

chapter 7
노인의 영양 관리

01. 노인의 영양 관리 _박재현   184
  1. 한국 노인의 영양 섭취 실태   184
  2. 노인의 영양 섭취 및 불균형의 원인   185
  3. 노인의 영양 섭취 평가   185
  4. 영양 관리 방법   185
    (1) 적정 체중 유지   185
    (2) 규칙적인 식사와 수분 섭취   185
    (3) 양질의 단백질 섭취   186
    (4) 충분한 섬유소 섭취   186
    (5) 짠 음식 섭취 자제   186
    (6) 충분한 비타민, 칼슘, 철분 섭취   187
  5. 노인에게서 흔한 질환별 영양 관리 방법   187
    (1) 고혈압   187
    (2) 당뇨   188
    (3) 고지혈증   188
    (4) 만성신기능장애(만성 콩팥병)   188
    (5) 골다공증   189
  6. 기타 주의사항   189

chapter 8
노인 건강 관리 제도 및 지원 정책

01. 장애인복지법 _이규훈   192
  1. 알기 쉬운 장애인복지법   192
  2. 장애인 등록   194
  3. 장애 유형별 장애 진단 가능 전문의와 장애 판정 시기   196
  4. 장애 지원 서비스   198

02. 노인 장기 요양 보험 제도 _안재기   199
  1. 노인 장기 요양 보험   199
  2. 장기 요양 등급의 구분   200
  3. 장기 요양 급여의 종류   200
    (1) 재가 급여   200
    (2) 기타 재가 급여   201
    (3) 시설 급여   202
    (4) 특별 현금 급여   202
  4. 장기 요양 인정 신청 방법   202
  5. 장기 요양 인정 절차   203
  6. 노인 장기 요양 보험의 재원(운영 자금)   203

03. 노인 복지 제도 _윤여천   204
  1. 경제적 도움 받기   204
    (1) 기초 연금   204
    (2) 다양한 할인   205
  2. 노인 일자리 사업   206
    (1) 공익 활동   207
    (2) 사회 서비스형   207
    (3) 시장형 사업단, 인력 파견형 사업단   207
  3. 노인 돌봄 서비스   208
    (1) 노인 돌봄 기본 서비스   208
    (2) 노인 돌봄 종합 서비스   209
  4. 건강 관리   209
    (1) 건강 검진   209
    (2) 개안 수술비 지원   209
    (3) 치매 안심 센터   210
    (4) 치매 환자 의료비 지원   210

chapter 9
생활 속 노인 돌봄 관리

01. 생활 속의 물리 의학 _소윤수   214
  1. 온열 치료와 한랭 치료   215
    (1) 온열 치료   215
    (2) 한랭 치료   216
  2. 저주파 치료   217

02. 응급 상황과 대처법 _유명철   218
  1. 당뇨병 환자에 대한 응급 상황   218
  2. 뇌혈관 질환의 응급 상황   219
  3. 고혈압의 응급 상황   219
  4. 낙상 환자에 대한 응급 상황   219
  5. 치매에 대한 응급 상황   221

03. 위생 관리 _이원재   223
  1. 피부 위생   224
    (1) 피부건조증   224
    (2) 발진과 소양증   225
    (3) 욕창   226
  2. 구강 위생   226
  3. 배설 위생   227
    (1) 요실금   228
    (2) 변실금   229

04. 보조기 사용법 _김현정   230
  1. 보조기   230
    (1) 정의 및 종류   230
    (2) 보조기의 목적   232
    (3) 보조기 사용 시 주의할 점   232

  2. 보행 보조기   233
    (1) 지팡이   233
    (2) 보행기   234
    (3) 적절한 보행 보조기 선택 방법   235
  3. 고령 사회를 위한 보조기   235

05. 나를 보호하는 법 _신준호   236
  1. 돌봄 제공자의 근골격계 질환 관리   236
  2. 돌봄 제공자의 정서적 건강 관리   240

06. 침상 체위 변경 _오주선   242
  1. 적절한 침상 자세 유지를 위한 도구   242
  2. 침상 자세 유지 방법   244
    (1) 바로 누운 자세 유지 방법   244
    (2) 옆으로 누운 자세   246
    (3) 엎드린 자세   247
    (4) 체위 변경 간격   247

07. 튜브 관리 _김준엽   248
  1. 비위관의 사용 및 관리   248
    (1) 비위관의 용도   248
    (2) 비위관의 거치   248
    (3) 비위관의 교체 시기   249
    (4) 비위관의 관리 및 주의 사항   249
  2. 위루관의 사용 및 관리   249
    (1) 위루관의 용도 및 거치   249
    (2) 위루관의 교체 시기   250
    (3) 위루관의 관리 및 주의 사항   250
  3. 기관절개관의 관리   251
    (1) 기관절개관의 용도 및 거치   251
    (2) 기관절개관(내관)의 교체   252
    (3) 기관절개관(외관)의 교체   252
    (4) 기관절개관의 관리 및 주의 사항   252

■ 맺음말   254

집필진 프로필

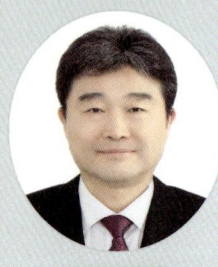

김희상 교수
前 대한노인재활의학회 회장
대한재활의학회 회장
대한임상노인의학회 부회장
경희대학교병원 재활의학과 교수

대표 저자

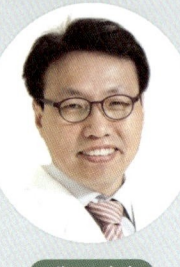

박시복 교수
現 대한노인재활의학회 회장
대한임상통증학회 이사장 및 회장
대한신경근골격초음파학회 회장
한양대학교병원 재활의학과 교수

대표 저자

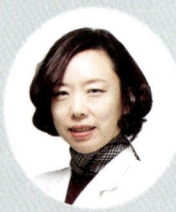

강윤주 교수
노원을지대학교병원 재활의학과 교수

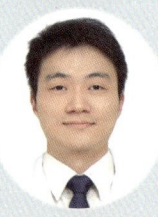

김준엽 임상조교수
한양대학교병원 재활의학과
임상조교수

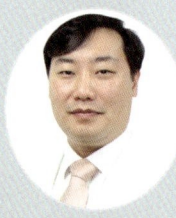

김동환 교수
대한노인재활의학회 홍보위원장
강동경희대학교병원 재활의학과 교수
대한골대사학회 전산정보위원장

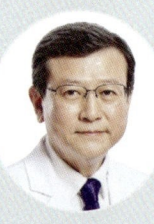

김 철 교수
대한노인재활의학회 이사장
대한심장호흡재활의학회 회장
인제대학교 상계백병원
재활의학과 교수
대한임상통증학회 고문

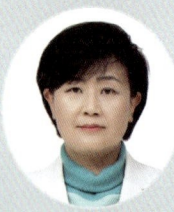

김미정 교수
한양대학교병원 재활의학과 교수

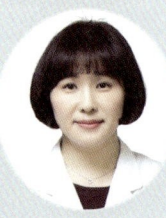

김현정 교수
노원을지대학교병원 재활의학과 교수
을지대학교 의과대학 교육부장
대한노인재활의학회 학술위원장

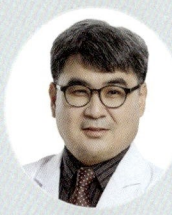

박용범 교수
인제대학교 상계백병원
재활의학과 교수
대한신경근골격초음파학회
제도위원회 간사

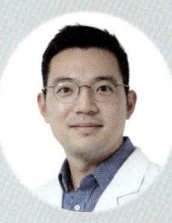

소윤수 조교수
경희대학교병원 재활의학과 조교수
대한재활의학회 교육위원회 간사

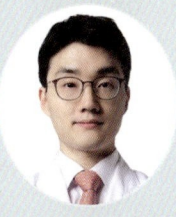

박재현 임상조교수
한양대학교 구리병원 재활의학과
임상조교수
대한재활의학회 연구기획위원회 간사
대한노인재활의학회 홍보위원회 간사

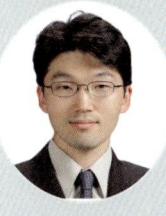

신준호 과장
국립재활원 뇌신경재활과장
대한뇌신경재활학회 교육이사

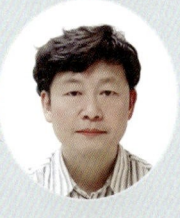

박지웅 교수
순천향대학교 서울병원
재활의학과 교수
대한노인재활의학회 이사
세계장애인배구협회 국제등급분류사

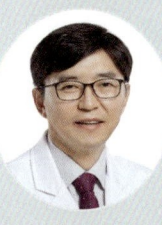

안재기 교수
대한신경근골격초음파학회 이사장
대한임상통증의학회 이사
대한스포츠운동과학의학회 부회장
인제대학교 상계백병원 재활의학과 교수

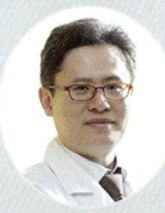

박희동 교수
서울의료원 재활의학과 과장 및
의학연구실장
삼성서울병원 재활의학과 전공의
성균관대학교 의과대학 외래 교수

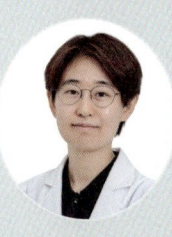

오주선 센터장
서울의료원 재활의학센터장 및
재활의학과 주임과장
대한재활의학회 홍보위원
대한재활의학회 임상진료지침위원

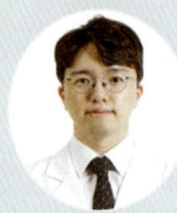
| **유명철** 임상조교수
경희대학교병원 재활의학과 임상조교수
대한노인재활의학회 홍보위원

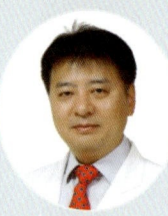
| **이규훈** 교수
스포츠과학운동의학회 이사장
대한노인재활의학회 기획위원장
한양대학교병원 재활의학과 교수

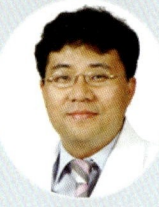
| **유승돈** 교수
**대한신경근골격초음파학회
이사 및 차기 이사장**
대한노인재활의학회 정책위원장
강동경희대학교병원
재활의학과 교수 및 의료협력실 실장

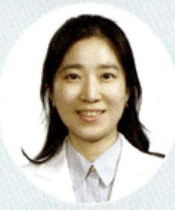
| **이승아** 부교수
강동경희대학교병원 재활의학과 부교수

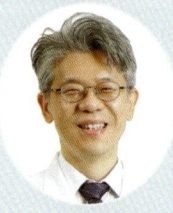
| **윤동환** 교수
경희대학교병원 재활의학과 교수
경희대학교병원 교류협력차장 및
재활의학과장
대한노인재활의학회 감사

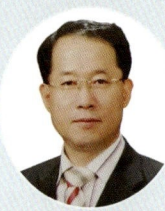
| **이양균** 명예교수
前 대한노인재활의학회 이사장 및 회장
대한임상노인의학회 부회장
대한재활의학회 감사 및 이사
대한임상통증학회 이사장 및 회장
순천향대학교 서울병원 재활의학과
명예교수

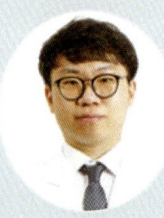
| **윤여천** 교수
경희대학교병원 재활의학과 교수
대한재활의학회 교육위원회 간사

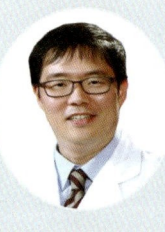
| **이원재** 재활센터장
중앙보훈병원 재활센터장
대한임상노인의학회 인증의
대한장애인탁구협회 등급분류위원장

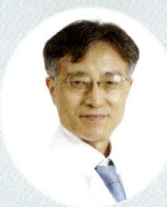

이종하 교수

경희대학교병원 재활의학과
교수 및 과장

한국야구위원회 반도핑위원장

태릉선수촌 의무실장

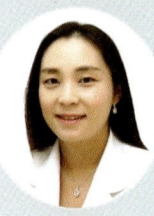

최윤희 부교수

순천향대학교 서울병원 재활의학과 부교수

대한재활의학회 교육위원

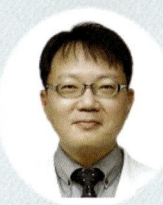

장성호 교수

한양대학교 구리병원
재활의학과 교수

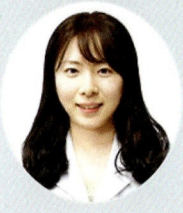

최효선 조교수

노원을지대학교병원 재활의학과 조교수

연세대학교 세브란스병원 재활의학과
임상조교수

신촌세브란스병원 재활의학과 임상강사

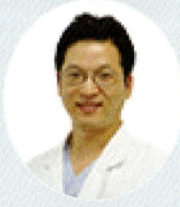

전진만 교수

경희대학교병원 재활의학과 교수

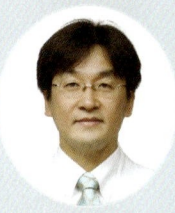

한승훈 교수

한양대학교 구리병원 재활의학과 교수

재활의학 전문의시험 출제위원

아시아스포츠의학회 집행위원

대한장애인체육회 스포츠등급위원회
부위원장

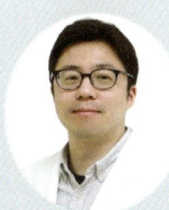

정승준 임상조교수

경희대학교병원 재활의학과 임상조교수

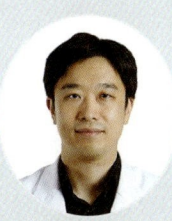

천성민 조교수

순천향대학교 서울병원
재활의학과 조교수

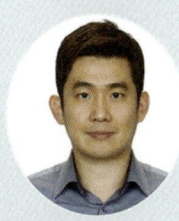

한영록 임상조교수

강동경희대학교병원 재활의학과
임상조교수

강남초이스정형외과병원
재활의학과 원장

chapter 1

진료실에서 못다 한 건강한 노년 생활 이야기

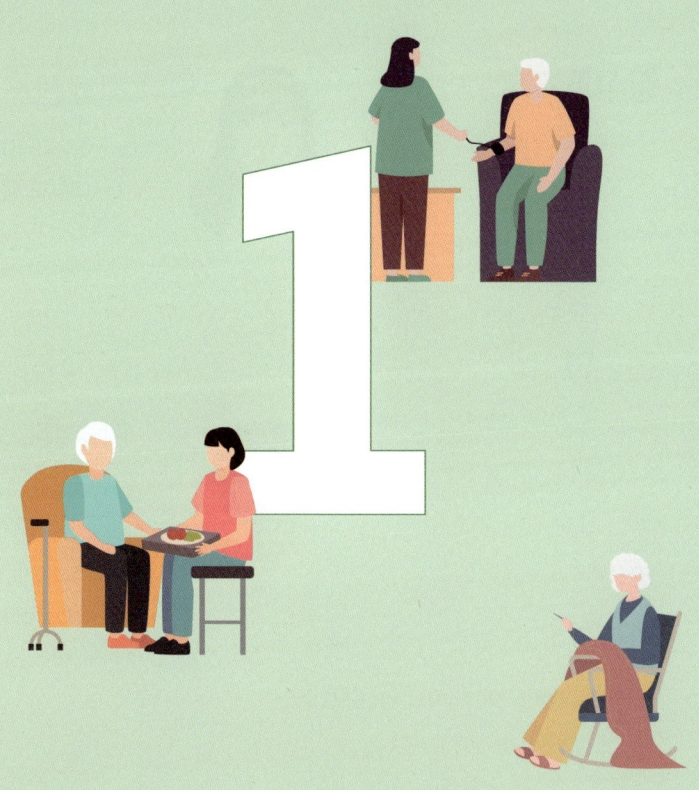

노년기의
생리적 변화

01. 여러 가지 신체적 변화
02. 노년기의 사회 심리적 특성

01 여러 가지 신체적 변화

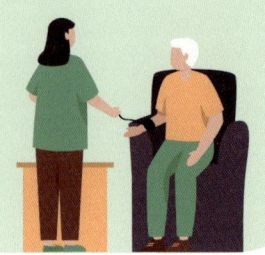

1. 일반적 노화의 특징

일반적인 노화의 특징으로는 여러 기관계에서 나타나는 보유 용량 감소, 내부 항상성 조절 감소, 다른 환경에 대한 반응 시 적응력 감소, 스트레스에 대한 반응 수용력 감소, 질병과 손상, 노쇠에 대한 취약성의 증가 등이 있다.

2. 노년기의 생리적 변화 1

(1) 소화기계의 변화

30세 이후부터 침, 소화 효소, 위액 분비의 감소와 치아 기능의 저하로 소화 기능의 감소는 흔한 편이다. 또한, 노인들에게서 흔히 연하● 작용의 이상을 볼 수 있는데, 이는 주로 타액 분비의 저하와 뇌졸중 등으로 인한 연하 중추의 기능 장애와도 관련이 있다. 식도에서 관찰되는 노인성 변화는 주로 식도 운동성의 저하에 기인하며, 하부 식도 괄약근의 이완 감소가 동반되어 연하 곤란을 보이기도 한다. 한편, 위장관의 노화로 인해 약

● **연하** 입속에 있는 음식물을 삼키는 동작.

의 흡수가 천천히, 불완전하게 일어나게 되며, 낮은 식이 섬유와 수분 섭취, 화장실 습관, 파킨슨 병, 뇌졸중과 같은 내부 장 기능을 방해하는 다양한 질병들로 인해 변비가 흔히 나타난다. 이에 정기적인 운동 및 식사 시 섬유질의 양을 늘리고, 대변 연화제를 사용하고, 관장이나 하제의 불필요한 사용은 지양해야 한다.

또한, 간 기능 저하(효소 활성도의 감소 및 간 혈류의 감소)로 인하여 약물 대사 작용이 늦어지기에, 혈중 약물의 농도가 높아져서 약물의 작용이 예상보다 크게 나타나고, 약물의 대사를 늦추게 된다. 이에 따라 약물의 작용이나 독성이 지연되어서 늦게 나타날 수 있으므로 주의해야 한다.

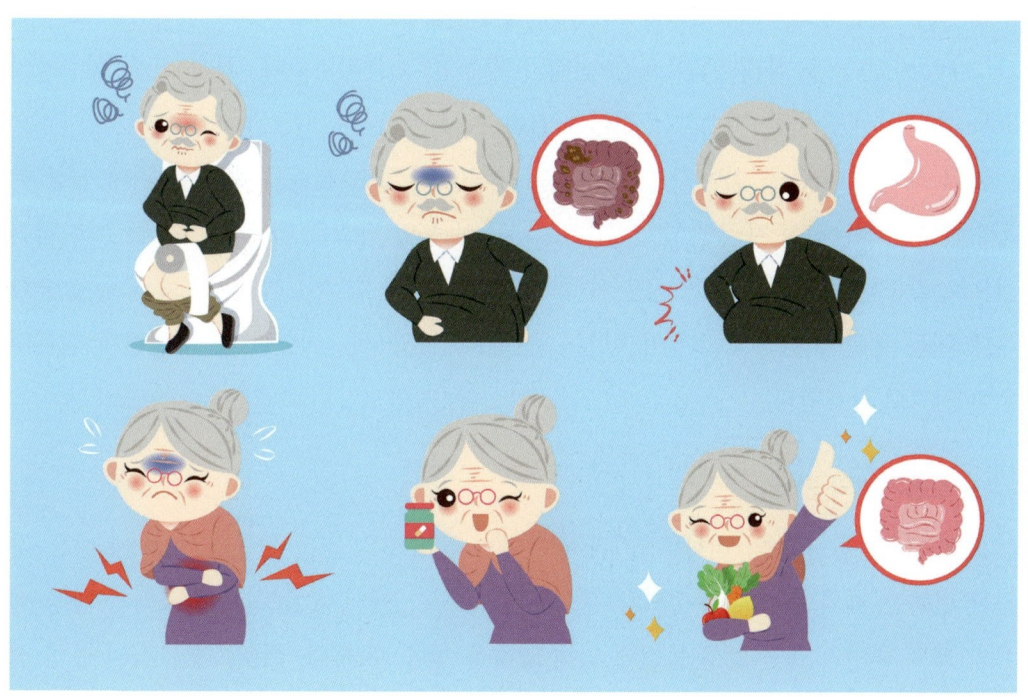

(2) 심혈관계의 변화

노화로 인한 심혈관계의 변화에는 최대 산소 섭취량과 최대 운동 심박수의 감소가 있다. 최대 산소 섭취량이란, 개인의 운동 강도를 높여 달성할 수 있는 최대한의 산소 섭취 능력을 뜻하며 심폐 능력, 혈액의 산소 운반 능력 및 조직(주로 근육)의 산소 이용 능력의 종합을 말한다. 최대 산소 섭취량은 전신 지구력과 상관관계가 높으며, 일반적으로 지구력 훈련에 의해 상승되고, 노화에 따라 저하된다. 사람은 최대 운동 능력의 50% 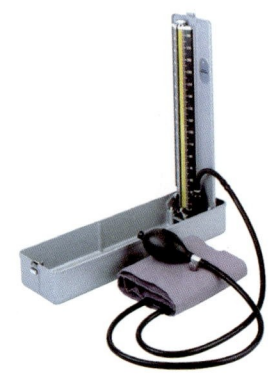 수준 이상의 운동을 하면 피로를 느끼고, 계속하면 더 이상 운동을 지속할 수 없게 된다. 따라서 운동을 하게 되면 교감 신경의 활동을 회복시켜주며, 최대 산소 섭취량의 50% 수준에서 운동을 지속하는 것이 바람직하다.

휴식 시의 최대 운동 심박수는 나이에 따라 변하지 않으나, 운동에 따른 최대 심장 박동수는 아드레날린성 자극에 대한 심박수 변동 반응의 감소로 인해 나이가 들수록 점진적으로 감소한다. 또한 나이가 들면 수축기 및 이완기의 혈압이 점차적으로 모두 상승하는데 이는 혈관벽 탄성의 소실이 원인으로, 이러한 양상은 뇌혈관 및 심혈관계 질환의 위험 인자로 작용한다.

(3) 호흡기계의 변화

노인에서 호흡 기능의 저하로, 기관지 질환의 유병률은 높은 편이다. 노화에 따른 주요한 변화는 폐와 흉벽의 유순도가 감소하는 것으로, 폐의 유순도는 폐 조직의 탄성 섬유와 폐포 내면의 표면 활성 물질에 의해 영향을 받을 수 있다. 특히, 폐 조직의 탄성 섬유의 감소가 유순도를 감소시키는 주요한 요소가 된다. 나이가 들면서 폐기능 검사에서는 폐활량, 최대 수의 환기량, 호기• 유속, 1초간 강제 호기 폐활량 등의 감소가 보이는

• 호기 내쉬는 숨.

데 이것은 늑간근과 복근 등이 약화되고 기관지의 반경이 좁아지기 때문이다.

최대 산소 소모량은 운동 능력과 심폐 적응도의 총괄적인 측정 수단인데, 폐 문제에 의해서는 거의 나타나지 않는다. 일반적으로, 경하거나 중한 만성 폐쇄성 폐질환과 함께 최대 산소 소모량의 감소가 나타나는 것은 제한된 활동으로 인한 심장 상태의 악화 때문이다. 따라서 나이가 들수록 체력을 유지하거나 신체의 적응력을 키우기 위한 정기적인 운동이 중요하다.

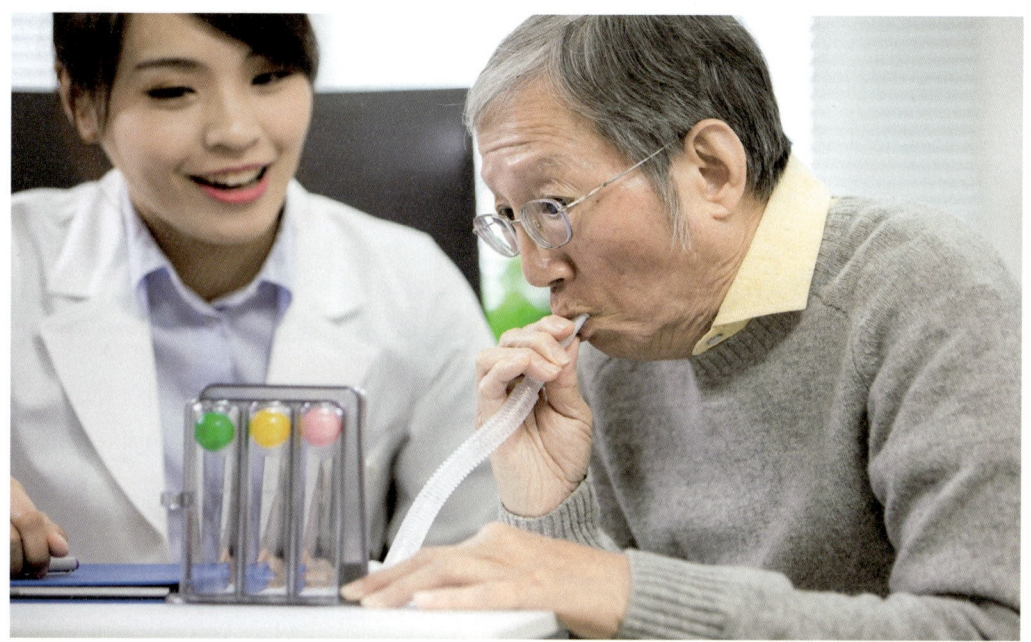

(4) 비뇨생식기계의 변화

노년기에 나타나는 상부 요로에서의 변화로는, 신장 부피의 감소와 신장의 혈류나 사구체 여과율의 감소 등이 있다. 이에 사구체에서 여과되는 약물을 섭취 시, 반감기가

- **사구체** 콩팥 겉질부의 모세 혈관이 실로 만든 공 모양을 이룬 작은 조직체. 혈액을 여과하여 혈구나 단백질 이외의 성분을 토리주머니로 보내 오줌을 만든다.

연장되어 약물의 농도에 영향을 미치게 되며, 신독성 물질이나 수술 전후에 허혈 손상에 의한 신부전의 위험성을 높인다. 또 다른 변화에는 소변을 농축 또는 희석하는 능력의 손상, 나트륨 보존 능력의 손상, 산의 방출 능력 감소가 있다. 이와 같은 능력의 손상으로, 나이가 들수록 저나트륨혈증, 고칼륨혈증, 탈수 등이 나타나기 쉽다.

하부 요로에서의 문제는 40세 이상의 남성에게서 나타나는 양성 전립선 비대증을 들 수 있으며, 지속적인 폐쇄 증상을 호소하는 환자에게서 고려해 보아야 한다. 요실금 또한 빈번한 질환으로, 노화로 인하여 방광의 용적이 작아져서 소변을 참기가 어려워지며, 최대 요도 폐쇄압의 감소, 요류 속도의 감소, 잔뇨량의 증가 등을 보인다. 특히, 여성들의 경우 골반저 근육 긴장도의 감소 및 에스트로겐의 감소 등이 요실금의 원인이 된다. 그 외에도 의식 저하, 요로 감염, 위축성 요도염, 약물, 변비 등도 원인이 될 수 있다.

(5) 신경계의 변화

- **단기 기억력의 감소** : 어휘, 정보, 이해 등의 능력은 70대 중반까지는 계속 유지되나, 논리적 사고와 추리력, 추상적 사고력, 연상적 기억력 등의 유동적 지능은 서서히 감소되는데, 중추 신경계 내에서의 정보 처리 속도가 느려지기 때문이다. 학습 능력과 기억력의 대부분은 나이가 들어도 거의 남아 있으나, 단기 기억력과 부수적 학습이 필요한 일에서는 나이로 인한 장애가 관찰된다.

- **운동 활동의 속도 감소** : 중추 내 과정이 느려짐으로 인하여 단순 반응 시간이 길어지는데, 일반적으로 정신력이 많이 필요한 일일수록 노화의 효과가 크게 나타난다. 나이가 들면서 근육 조직의 감소 및 근력의 감소가 동반되며, 손에 있는 작은 근육들의 위축으로 미세 조절 능력의 저하와 반응 속도가 느려진다. 근육 사이의 협동 및 평형 감각이 저하되면서 80세 노인의 30%에서는 걸음걸이와 자세의 이상을 보이기도 한다.

- **기립 자세, 고유 수용 및 보행의 변화** : 노인들의 10~20%에서 보행의 어려움을 겪고 있고, 보행의 속도도 감소되며, 보폭이 짧아진다. 점진적으로 균형 및 조화가 나빠지고,

자세 및 보행의 이상을 보이게 된다. 또한 걸음걸이가 느려지고, 자세가 구부정하게 되며, 척추 후만증, 척추 압박 골절, 관절염, 퇴행성 대뇌 변화, 뇌졸중 등의 이유로 움직임과 안정성이 결여된다.

3. 노년기의 생리적 변화 2

(1) 근골격계의 변화

나이가 들면서 척추 사이의 연골 조직이 얇아지면서 척추가 굽게 되고, 칼슘이 소모됨에 따라 뼈가 가벼워지고, 골밀도가 떨어지는 골다공증에 취약하게 된다. 이에 골절상을 당하기 쉽고, 관절염 등의 질환이 자주 발생한다. 한편, 근육 감소증이란 노화에 따른 근육량이나 근력의 감소를 뜻하며, 근육 세포수의 감소와 남아 있는 근육 세포의 단백질 함량 감소로 인해서 야기된다. 근력은 중년까지 비교적 유지되다가 60세에서 90세까지 급격하게 감소되며, 주로 하지 근육과 근위부 근육에서 더 심하다. 노인들은 보행 시 젊은 사람들에 비해 근육의 피로가 더 빨리 발생하게 되며, 빠르게 힘을 형성하는 능력이 부족하므로 점차 근력이 감소하게 된다. 이에, 근력을 키우고, 기능적 움직임을 호전시키기 위해 구조적인 고강도 저항 운동 프로그램을 시행하는 것이 바람직하다.

(2) 혈액, 면역계의 변화

빈혈은 연령에 따라 발생 빈도가 증가하지만, 정상적인 노화의 결과는 아니다. 따라서 원인에 대한 검사가 필요하며, 철 결핍성 빈혈, 소화성 궤양, 장관계(장내)의 종양 등을 확인하여야 한다. 또한 인체 내 총 수분과 체질량은 감소하는 것에 반해 상대적으로 지방이 증가함에 따라 약물의 분포 용적이 바뀌기 쉬운데, 지방 조직에 더 많이 저장되는 약제로 인해 치료 효과의 지연을 가져올 수 있고, 독성을 일으킬 수도 있다.

한편, 노인들에게서는 면역 기능의 감소가 빈번하여, 감염에 취약하며, 감염에 대한 반응도 젊은 사람들과 다르게 나타난다. 젊은 사람에 비하여 염증에 대해 백혈구 증가증이 적고, 열이 거의 나지 않거나 미열을 보이는 등 감염의 증상들이 약하게 나타난다.

(3) 내분비계의 변화

인슐린의 조직 민감도의 감소와 인슐린 저항성으로 인해 내당능*이 감소하게 되며, 특히 비만이나 식이 변화, 스트레스, 질병, 약물 섭취 등의 노인들에게는 인슐린의 조직 민감도가 감소되게 된다. 또한 갑상선기능저하증의 증상과 징후는 나이에 따라 변하지 않지만 노인의 전형적인 양상과 갑상선기능저하증의 증상들이 유사하기 때문에 이러한 증상을 보일 때는 갑상선기능검사를 해 볼 필요가 있다.

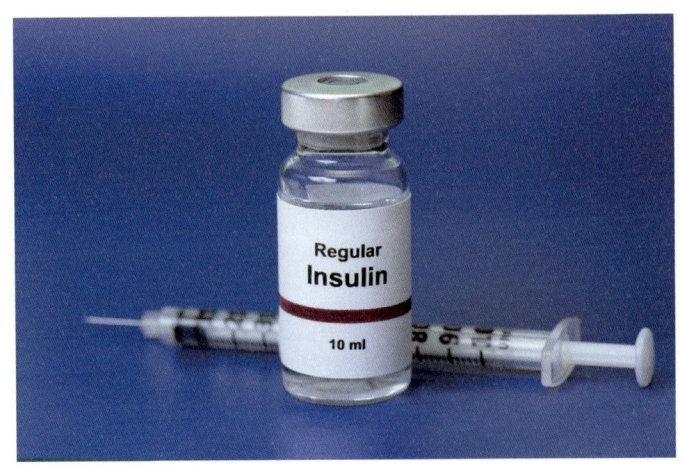

▲ 중증 당뇨병에 필수적으로 사용되는 인슐린 투여제

(4) 온도 조절 체계의 변화

노인들은 온도 변화에 대한 민감성의 감소와 비정상적인 자율 혈관 운동 조절의 작용에 의한 체온 조절 능력의 저하를 보인다. 또한 피부가 메마르고 혈색이 사라지며, 탄력성과 혈색을 잃고, 피부의 신경 세포 수의 감소가 발생한다. 이에 따라 주변 환경에 대한

• **내당능** 생체에서 포도당을 대사하는 능력.

체온 유지 능력이 감소하고, 고체온증 혹은 저체온증이 쉽게 발생한다. 이러한 이유로, 여름철 및 겨울철에 심한 운동은 유의하여야 한다.

(5) 기타 변화

노년기에 시력 감소는 빈번하게 발생하며, 이와 더불어 시야가 좁아지고 상위 방향으로의 응시가 되지 않아 낙상에 취약하다. 백내장, 녹내장, 황반 변성 등의 질병이 발생하며, 시력뿐만 아니라 전도성 난청 등 청력의 감소도 빈번하다. 대화는 들을 수는 있지만, 그것을 이해하는 데 어려움이 있는 것이 특징이며, 청력 감소가 진행되면, 시끄러운 상황에서 대화하는 것을 듣는 것이 힘들어진다. 한편 나이가 들면서 전체 수면 시간이 감소하고, 특히 깊은 잠이 없어진다. 이것은 인지적 활동과 정서 상태에 악영향을 미치며, 감정 불안, 근심, 걱정, 가족 간의 갈등, 죽음에 대한 공포, 우울증 등을 유발하기 때문에 정상적인 정신 건강과 신체적 활동을 위한 숙면을 취하도록 노력해야 한다.

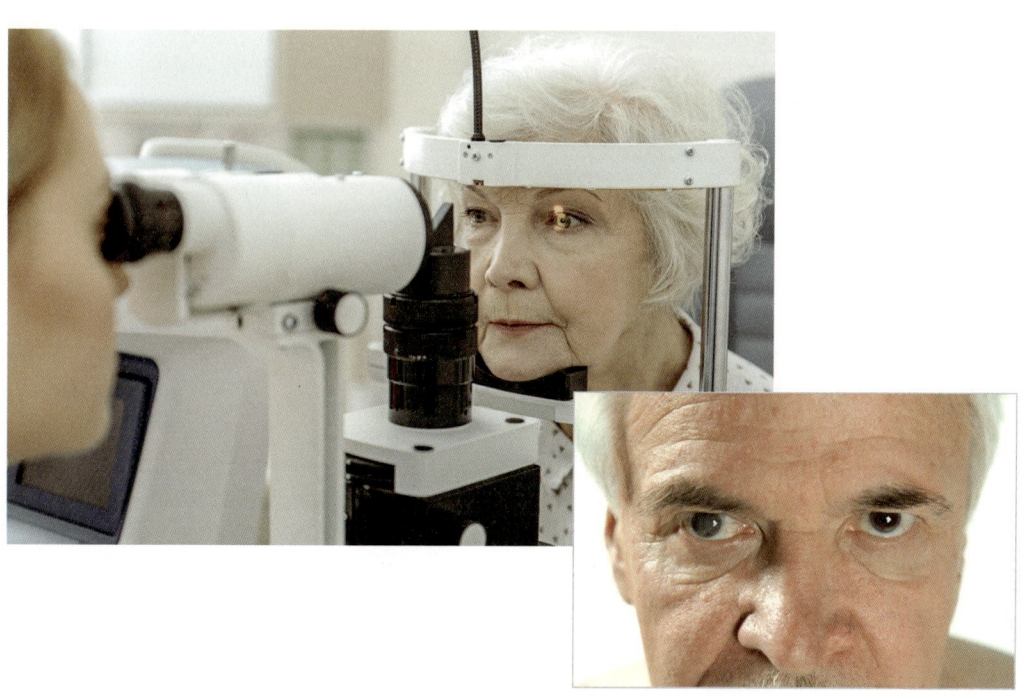

02 노년기의 사회 심리적 특성

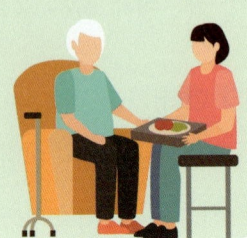

1. 노년기의 심리적 변화

노년기에는 노화로 인해 여러 가지 신체적, 정서적 변화를 경험하게 된다. 노화와 관련된 변화에 어떻게 적응하는지에 따라 노년기의 삶은 달라질 수 있다. 에릭슨의 사회 심리 이론에 의하면 노년기는 인간 발달의 여덟 단계 중 마지막 단계로 자신이 살아온 삶을 어떻게 정리하는지에 따라 이 시기의 성공 여부가 달라진다고 하였다. 자신이 살아온 삶을 있는 그대로 수용하는 것을 자아통합이라고 한다. 자아통합을 이룬 사람들은 두려움 없이 죽음에 직면할 수 있는 능력을 가졌기 때문에 이들에게 노년기는 과거와 현재의 삶을 잘 통합하여 남은 인생을 잘 마무리할 수 있는 시기가 된다. 반면, 이를 부정적으로 해결한 사람들은 자신의 인생이 낭비되었다고 후회하면서 남은 인생에 대한 희망을 잃고 절망에 빠지게 되며, 앞으로 다가올 죽음을 제대로 수용할 수 없게 된다. 사람마다 정도의 차이가 있지만 노인들은 다른 세대와 다른 독특한 심리적 특성을 보인다.

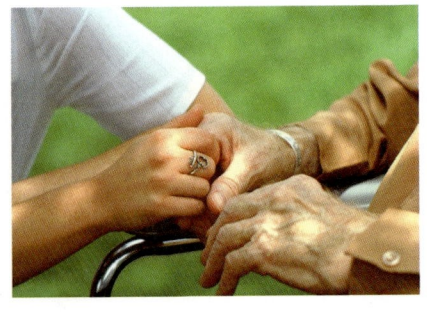

첫째, 젊은 시절에 비해 성격이 내향적으로 변할 수 있다. 직장을 그만두고 활동이 줄

어들면서 자신의 내면의 모습에 집중하게 되기 때문이다.

둘째, 변화를 싫어하는 경향을 보인다. 젊은 세대보다 환경의 변화에 잘 적응하지 못하고, 기존의 사고 방식을 집요하게 고집하는 모습을 보일 수 있다. 이는 과거에 인정받았던 것들이 더 이상 통용되지 않는 것에 대한 좌절을 느끼지 않으려는 저항 심리와, 과거 방식을 유지하면 더 오래 살 것 같은 심리 때문으로 생각된다.

셋째, 과거에 대한 애착이 크다. 노인들이 과거에 사용하였던 물건에 집착하는 모습을 흔히 볼 수 있는데, 이는 불안함을 없애고 평안함을 느끼게 해 주기 때문이다.

넷째, 의존성이 증가한다. 노인들은 가족과의 정서적 유대 관계를 중요하게 생각하며, 나이가 들수록 심리적으로 믿고 의지할 수 있는 사람을 찾게 된다.

다섯째, 수명의 한계를 인식하고, 죽음과 남은 삶에 대해 인지하면서 살게 된다. 자신이 인식하는 여명의 기간이 노인의 행동과 정서에 영향을 줄 수 있다.

여섯째, 우울한 경향이 증가된다. 질병을 앓게 되고, 배우자와 친구를 떠나보내는 경험을 통해 죽음을 생각하게 되면서 우울해진다.

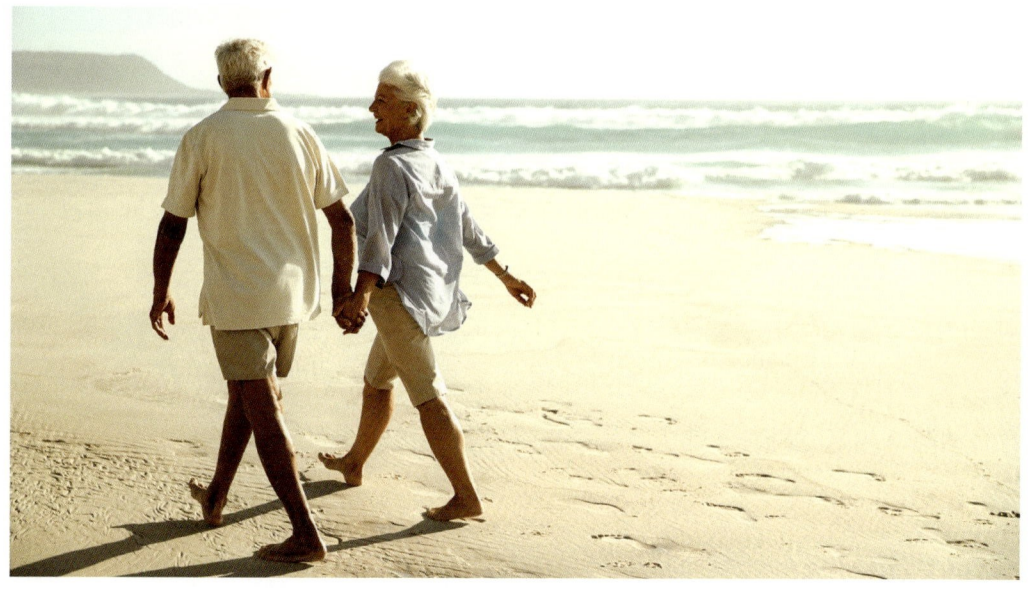

2. 노년기의 사회 심리적 스트레스

노년기가 되면 젊은 시절 가졌던 많은 것을 잃게 된다. 정상적인 노화는 건강했던 몸은 점점 약해지지만 스트레스로 작용하지는 않는다. 그러나 암, 심장 질환, 뇌졸중, 골절 등의 질환으로 활동적인 생활이 어려워지면 심한 스트레스를 받게 된다. 대부분은 다니던 직장을 나오면서 경제적으로 어려워진다. 특히 우리나라는 노인의 상대적 빈곤율*이 높은 편으로, 가난할수록 삶의 질이 저하되어 스트레스가 크다. 노인의 취미 생활이나 사회 모임과 같은 활동은 삶의 만족도에 영향을 많이 주는데, 이러한 활동의 빈도가 줄어들면서 삶의 만족도가 떨어질 수 있다.

노년기에 배우자를 여의는 것도 심한 스트레스가 된다. 배우자가 없는 사람은 배우자가 있는 사람보다 삶의 질이 더 낮고 수명도 짧다고 알려져 있다. 특히, 남성이 여성보다 사별 후에 외로움과 상실감을 더 많이 느끼는 경우가 많다. 또한 그동안 고민을 나누고 의지했던 친구들을 여의게 되면서 대인 관계가 좁아지고 외로움을 느끼게 된다. 우리나라는 전통적으로 부모를 봉양하는 것을 중시하는 문화이기 때문에 자녀와의 관계가 좋지 않거나 기대에 못 미치는 노인은 그에 대한 서운함을 느끼며 큰 스트레스를 받는다.

3. 노년기의 우울증

우울증은 나이와 상관없이 생길 수 있는 증상이지만, 노년기에 생기는 우울증은 젊은 사람들과 달리 원인이 복합적이고 오랜 기간 동안 쌓여온 문제 때문인 경우가 많다. 건강 상태, 경제 상태, 활동 정도, 배우자 사별, 친구 관계, 자녀와의 관계 등 여러 가지 사회 심리적 스트레스가 우울증의 원인이 된다. 고혈압, 당뇨, 흡연, 술 등은 뇌혈관 질환 및 심장 질환을 유발하고 이는 노년기에 미세 뇌경색, 뇌졸중 등으로 발병하게 된다. 이렇게 발생한 뇌의 질환도 노년기 우울증을 유발할 수 있다.

• **상대적 빈곤율** 소득이 중위소득의 50% 미만인 계층이 전체 인구에서 차지하는 비율을 말한다.

다음 〈표〉의 증상들이 2주 이상 지속되고, 이로 인해 일상생활에 지장을 초래할 정도이면 우울증을 의심할 수 있다. 하지만, 우울증 진단을 위해서는 전문의의 진단이 반드시 필요하다.

〈표〉 2주 이상 지속되면 우울증을 의심해 볼 수 있는 체크리스트

항 목	YES	NO
1 슬프고 공허하며 아무런 희망이 없다.	☐	☐
2 자주 눈물을 흘린다.	☐	☐
3 일상생활이 재미가 없고 삶에 흥미를 잃었다.	☐	☐
4 식욕 또는 몸무게가 심하게 늘거나 줄었다.	☐	☐
5 잠을 설치고 못 자거나 반대로 너무 많이 잔다.	☐	☐
6 평소보다 불안하고 초조하다.	☐	☐
7 생각이나 행동이 평소보다 둔하고 느리다.	☐	☐
8 자꾸 피곤하고 생활의 활력을 잃었다.	☐	☐
9 자신이 가치가 없다는 생각이 들고 불필요한 죄책감이 든다.	☐	☐
10 생각하는 능력이나 집중력이 떨어지고 우유부단함이 심해져 의사 결정하기가 어렵다.	☐	☐
11 자꾸 죽고 싶은 생각이 든다.	☐	☐
12 검사상 이상이 없는 두통, 만성 통증, 소화 장애와 같은 신체 증상을 지속적으로 호소한다.	☐	☐

노인의 우울증은 당연한 것이라고 생각하고 방치하는 경우가 많다. 그러나 우울증이 오래될수록 증상이 더 심해지고, 치료가 어려워지므로 초기에 치료하는 것이 좋다. 우울증을 치료하지 않는 경우 증상이 수개월, 수년 이상 지속될 수 있으며, 가족 관계를 악화시키고 약물이나 술에 의존하거나 신체 질환을 악화시킬 수 있다. 또한 노인 자살률과 사망률이 높아지는데 기여하여 개인의 고통뿐만 아니라 사회적 손실도 크다.

우울증은 치매, 갑상선질환, 파킨슨병과 같은 다른 신체 질환으로 인해 나타날 수도 있으며, 질환의 예후에도 영향을 주기 때문에 병원에서 진료를 받아 보는 것이 중요하다. 다행히 우울증은 상담 치료나 약물을 통해 치료가 가능하며, 최근에는 노인에게 사용해도 비교적 안전한 치료제들이 많이 나와 있기 때문에 필요한 경우 전문의의 처방을 받는 것이 많은 도움이 된다.

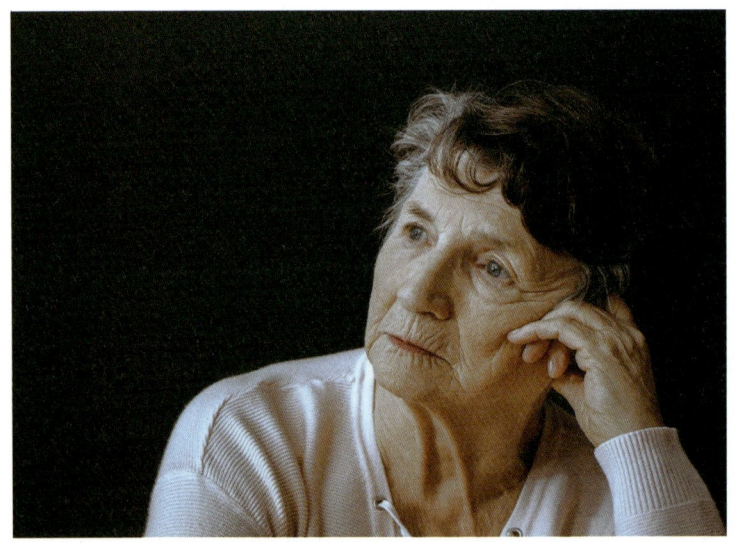

◀ 자살 신호를 감지한 경우나 우울 증상이 심하다고 느껴질 때에는 이를 가능한 빨리 가족들과 의료인에게 알려 자살을 예방하고, 우울증 치료를 받도록 적극적으로 조치해야 한다.

4. 노년기 자살

우리나라의 자살률은 매우 높으며, 특히 고령으로 갈수록 높아져 노인의 자살률 또한 매우 높은 편이다. 노인의 자살률이 높은 이유로 가장 중요한 것은 우울 증상으로 알려져 있다. 노년기에 우울증이 발생할 경우에는 자살 기도율이 매우 높다. 노인들은 나이가 들면서 경제적 문제, 질병, 가족 관계, 친구 관계 등의 여러 가지 이유로 스트레스를 받는다. 이런 여러 가지 스트레스들이 우울 증상으로 이어지고 우울 증상이 심해지면 결국 자살을 초래할 수 있다. 노인성 우울증 환자는 젊은 연령의 우울증 환자보다 자살 기도율이 훨씬 높으며, 자살의 성공률 또한 높다. 자살을 예측하는 신호에는 '죽고 싶어, 나는 더 이상 살 가치가 없어'라고 말하는 것, '나는 이제 쓸모없는 존재야, 내 신세는 너무 한심해'라고 말하는 것, 식사를 거부하는 행동, 이전에 어울리던 사람들과 잘 어울리지 않는 것, 공격적인 행동을 보이는 것, 웃을 만한 상황에서 웃지 않는 것 등이 있다. 노인이 죽고 싶다는 말을 했을 때 절대 무시해서는 안 된다. 노인의 자살 시도는 충동적인 경우보다 계획적인 경우가 더 많다. 그러므로 자살 신호를 감지한 경우나 우울 증상이 심하다고 느껴질 때에는 이를 가능한 빨리 가족들과 의료인에게 알려 자살을 예방하고, 우울증 치료를 받도록 적극적으로 조치해야 한다.

5. 결론

노년기 특성을 이해하는 것은 노인의 돌봄에 중요하다. 노화로 인한 신체적 건강의 저하 외에도 가족이나 사회적 관계, 주변 환경 등의 영향을 받아 노년기에 특수한 심리적 특성을 보이게 된다. 그러나 모든 것이 부정적으로만 변하는 것은 아니다. 노인들은 오래 살고자 하는 욕구가 있으며, 삶의 가치를 지키기 위해 다양하게 적응하고, 이를 극복하려고 노력한다. 그리고 노화를 경험하면서 자신을 생애 주기 속에서 이해하고 잘 정리하려고 노력한다. 자원 봉사 활동, 평생 학습, 취미 생활과 같은 활동을 통해 삶에 대한 만족감과 행복감을 젊었을 때에 비해 더 많이 느끼는 편이므로 활동을 지속할 수 있도록 사회적 지지가 필요하다. 노인들을 상대하는 사람들은 노인이 살아온 인생에 대해 관심을 가지고, 그들의 삶을 긍정적으로 평가하고 존중해 줄 수 있어야 하며, 정서적으로 지지해 주어야 한다.

chapter 2

진료실에서 못다 한 건강한 노년 생활 이야기

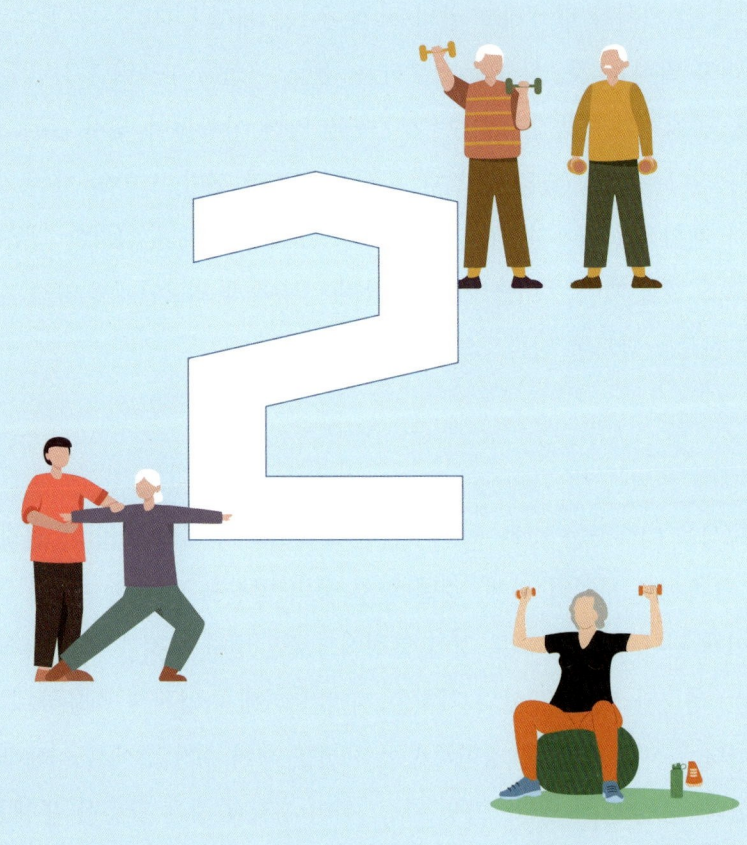

노인 신체 건강 증진을 위한 운동법

01. 스트레칭 운동
02. 근력 강화 운동, 관절 가동 범위 운동
03. 유산소 운동
04. 균형 능력 향상 운동, 협동(조화 coordination) 운동

01 스트레칭 운동

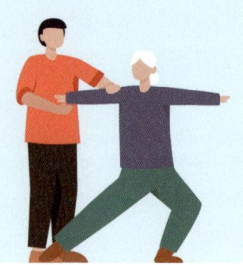

1. 스트레칭의 효과 및 기본 원칙

　100세 시대가 되면서, 많은 노인들이 신체와 건강을 단련시키기 위해 운동을 즐기지만, 보통은 운동에 대한 특별한 준비 없이 시작하는 경우가 많다. 특히 강한 근력과 지구력이 필요한 운동을 하는 경우, 신체가 적절하게 준비가 되지 않았을 때에는 운동 관련 손상을 입는 경우도 많다.

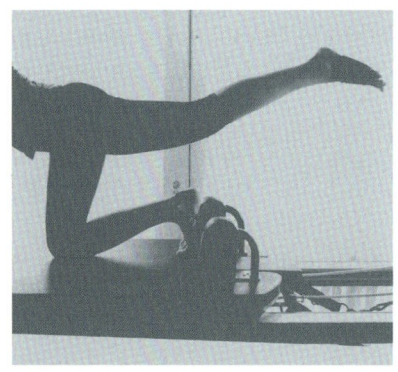

　운동으로 인한 손상을 예방하고, 현재 자신의 신체 기능 수준에서 더욱 향상된 운동 기능을 성취하기 위해서는 적절한 스트레칭을 본인이 하려고 하는 본 운동 전후에 실시하는 것이 필수적이다.

　스트레칭은 유연성을 증가시키는 운동 방법이다. 노년기에는 유연성이 감소되는 경우가 많은데, 이는 유전적인 성향도 있을 수 있으며, 중추신경계 및 근골격계 질병 이외에도 특별한 질병 없이 오랫동안 사용하지 않아 특정 근육이나 관절의 가동 범위가 감소하는 경우가 노인에게는 매우 많다.

일반적으로 스트레칭은 근육, 인대, 건*의 유연성을 증가시켜, 관절의 최대 운동 범위를 가능하게 한다. 또한, 손상을 예방하고, 근육통을 최소화하며, 각 근육의 근력을 증가시키며, 심지어 수행 능력을 향상시킨다고 알려져 있어, 신체 건강을 위해 매우 중요하다.

스트레칭 방법의 기본 원칙은 다음과 같다.

1 본 운동 전후에 실시하며, 스트레칭 전후에도 가벼운 준비 운동을 한다.
2 긴장은 느낄 수 있으나 통증이 없는 범위 내에서 부드럽고 천천히 시행한다.
3 각 관절의 운동 범위를 최대한으로 가동시킨 후, 적어도 10초~20초 정도 유지한다.

스트레칭은 전신의 근육을 대상으로 하면서, 큰 근육을 먼저 시행하는 것이 좋으며, 이후 각 부위별로 차례대로 시행하는 것이 바람직하다. 스트레칭 방법을 모르겠다고 하는 분들도 많은데, 대한민국 국민이라면 누구나 아는 국민 체조, 새천년 건강 체조 등이 상하지 및 체간* 등을 골고루 스트레칭할 수 있는 매우 좋은 체조이면서 동작도 기억하기 쉬운 장점이 있다.

2. 유연성의 종류 및 스트레칭의 방법

유연성에서는 정적 및 동적 유연성이 있다. 정적 유연성은 수동적으로 가동되는 관절 운동 범위를 의미하며, 동적 유연성은 능동적 근육의 수축으로 가동되는 관절 운동 범위를 의미한다. 유연성의 종류와 관련하여, 세 가지 다른 종류의 스트레칭인 정적 스트레칭, 동적 스트레칭, 고유신경근육촉진(PNF) 스트레칭이 있으며, 각각의 특징 및 방법은 다음과 같다.

- 건 근육을 뼈에 부착시키는 중개역을 하고 있는 결합조직인 섬유속(纖維束).
- 체간 척추동물의 몸 가운데 중축을 이루는 부분.

(1) 정적 스트레칭(Static stretching)

스트레칭 상태는 보통 30~60초 동안 느리고 부드럽게 유지되며, 스트레칭되는 근육에서 어떤 불편감이 있으면 안 된다. 자세가 유지되면서 스트레칭에 의한 긴장은 신경 반사에 의해 결과적으로 근육의 이완을 유발한다. 이후 근육은 불편감 없이 조금 더 스트레칭될 수 있다. 만약 스트레칭 과정 동안 통증이나 긴장감을 느꼈다면, 근육의 과신장●이 발생한 것이며, 이는 손상을 유발한다. 다양한 스트레칭 중 적은 긴장을 유발하여 비교적 안전한 방법이다.

(2) 동적 스트레칭(Ballistic stretching)

동적 스트레칭에서 근육은 한계점 가까이 신장되며 더 강한 동작과 함께 조금 더 신장된다. 이런 강한 수축의 근육 스트레칭은 손상의 가능성을 높이므로, 흔히 사용되지 않는다. 하지만 스트레칭의 후반에 사용될 수 있으며, 이 경우에는 충분한 준비 운동과 느린 정적 스트레칭을 반드시 선행하여야 한다.

(3) 고유신경근육 촉진 스트레칭(PNF : Proprioceptive neuromuscular facilitation stretching)

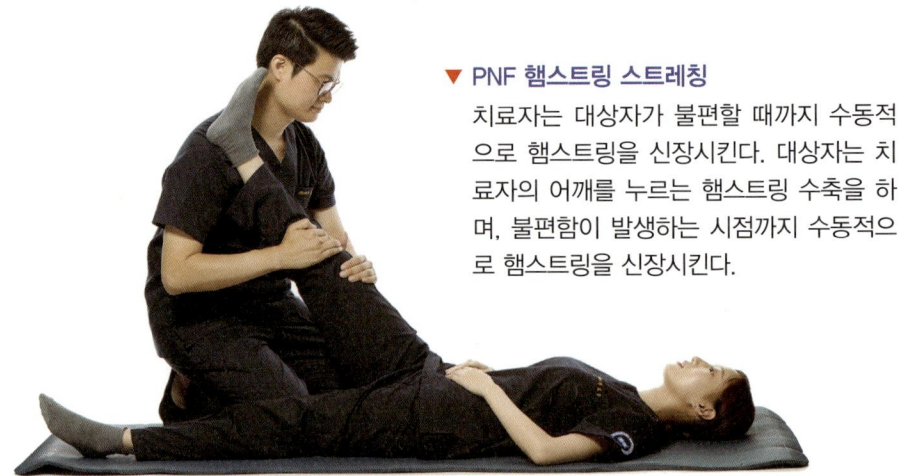

▼ PNF 햄스트링 스트레칭
치료자는 대상자가 불편할 때까지 수동적으로 햄스트링을 신장시킨다. 대상자는 치료자의 어깨를 누르는 햄스트링 수축을 하며, 불편함이 발생하는 시점까지 수동적으로 햄스트링을 신장시킨다.

● **과신장** 적정한 정도를 넘어서는 움직임인 '과도한 신장'의 줄임말.

PNF 스트레칭은 한 관절에서 다른 작용을 하는 두 근육 (주동근*과 길항근*)이 교대로 수축, 이완되며 이루어진다. PNF 스트레칭은 주동근과 길항근의 수축 이후에 근육의 이완이 증가하는 가설에 기반하며, 다른 스트레칭에 비해 더 많은 유연성을 얻을 수 있다고 알려져 있으나, 과신장으로 인해 손상이 많다는 점은 주의해야 한다. 또한, 초기에는 이에 대해 매우 숙련된 파트너(예 의사, 물리 치료사 등)의 도움이 필수적이다.

　이상에서와 같이, 근골격계의 손상을 예방하고 신체 기능을 유지하는 데 도움이 되는 스트레칭에 대하여 알아보았다. 노인들이 스트레칭을 하기 전에 무엇보다도 중요한 것은 현재의 신체 기능을 노인 의학 전문의를 통해 전반적으로 진단하고 평가한 후, 각자에 맞춘 정확한 스트레칭 방법을 습득하는 것이다.

　이후에 개인의 요구에 따른 특화된 운동 방법 및 목표를 노인 의학 전문가와 상의하에 설정하고 시행하는 것이 필요하며, 이는 건강한 삶을 유지하는 데 기여할 것이다.

- **주동근** 어떤 동작을 할 때, 가장 많은 힘을 발휘하는 근육.
- **길항근** 서로 반대되는 작용을 동시에 하는 한 쌍의 근육.

3. 다양한 신체 부위의 스트레칭 방법

다양한 부위별 스트레칭 방법은 다음과 같다.

▼ **1 목 근육 및 어깨 근육**

1️⃣ 의자에 앉은 자세에서 오른손을 밑에 떨어진 물건을 집듯이 무릎 옆쪽으로 길게 뻗는다.

2️⃣ 이때 오른쪽 어깨를 앞쪽으로 내밀고 왼쪽 어깨에 비해 낮은 높이를 유지한다. 어깨에 힘을 빼고 오른손을 힘껏 안쪽으로 돌려서 손바닥이 바깥쪽을 향하게 하면 견갑골 주위가 뻐근하게 풀리는 것이 느껴진다.

3️⃣ 옆에서 볼 때 손은 45도 아래 방향으로 뻗어야 한다. 손을 안쪽으로 힘껏 돌릴수록 견갑골 주위 근육의 운동 효과도 크다. 목은 손을 내민 반대쪽으로 숙이는데, 턱이 돌아가지 않은 상태로 귀가 어깨에 닿도록 숙인다. 이 자세를 30초간 유지한다.

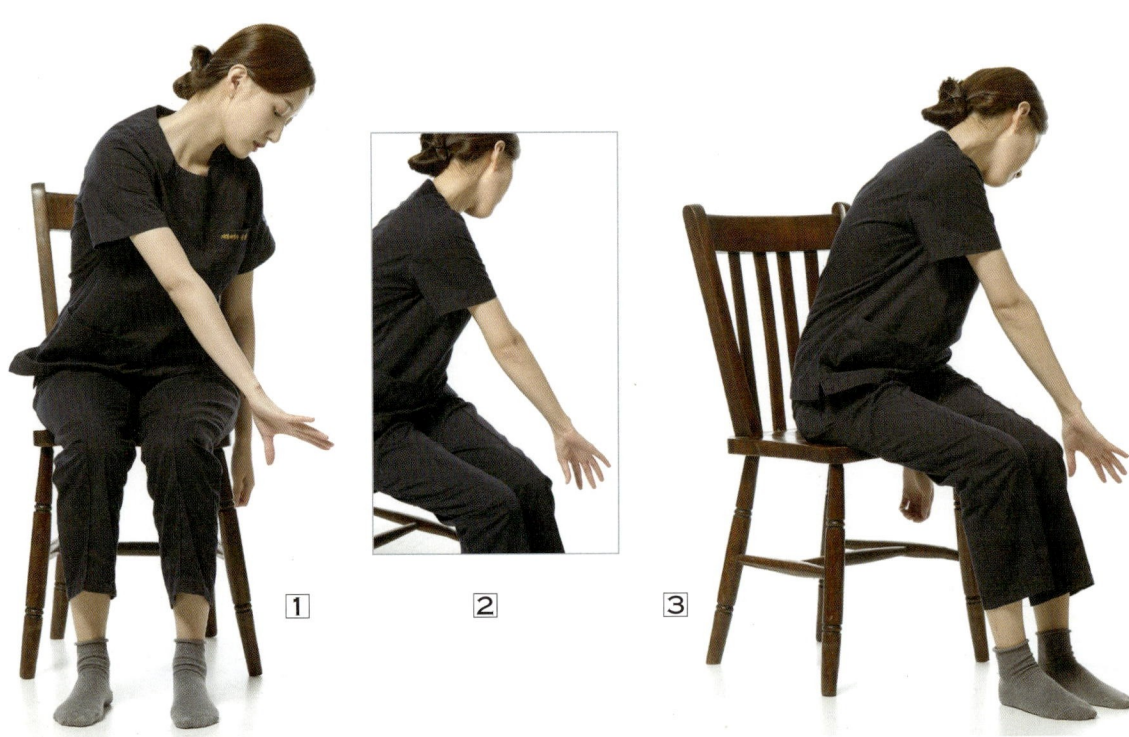

1️⃣　　2️⃣　　3️⃣

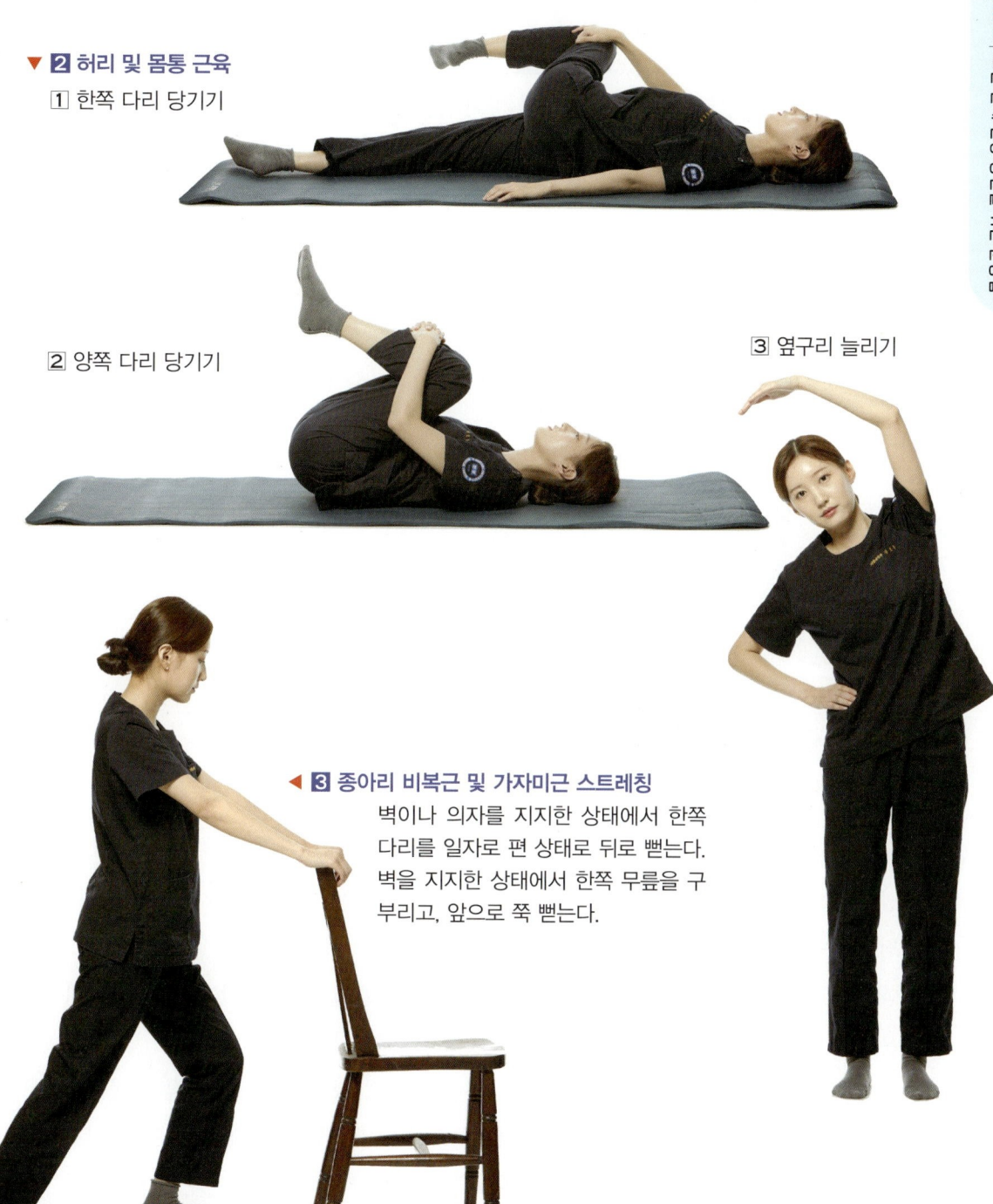

▼ 2 허리 및 몸통 근육
1 한쪽 다리 당기기

2 양쪽 다리 당기기

3 옆구리 늘리기

◀ 3 종아리 비복근 및 가자미근 스트레칭
벽이나 의자를 지지한 상태에서 한쪽 다리를 일자로 편 상태로 뒤로 뻗는다. 벽을 지지한 상태에서 한쪽 무릎을 구부리고, 앞으로 쭉 뻗는다.

02 근력 강화 운동, 관절 가동 범위 운동

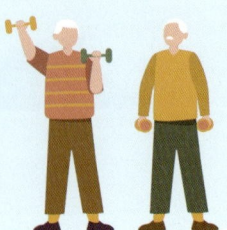

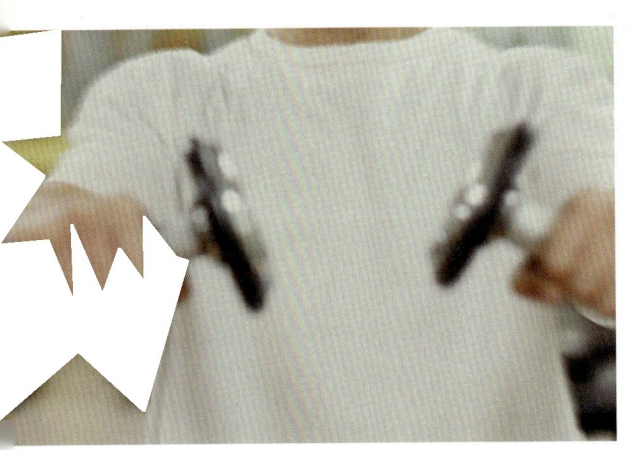

노년기에는 흔히 신체 활동 능력 저하에 의한 유산소 운동 능력 저하, 근력 및 근지구력 저하, 유연성 저하 등으로 전신적인 건강 상태가 악화되고, 이차적인 근골격계 손상 및 퇴행, 낙상, 일상생활 동작 장애가 일어난다.

이와 같은 노년기의 신체적 변화를 방지하기 위한 치료적 운동은 의학적 효용도가 점차 분명해지고 있고, 필수 불가결한 요소라는 점은 널리 알려져 있으나 실제 잘 시행되도록 하는 데는 많은 장벽이 있다. 운동을 시작하고 유지하는 데 있어 '너무 아프다', '피곤하고 힘들다'라는 호소를 흔히 하게 되는데, 치료적 운동이 잘 지속되기 위해서는 운동의 필수 요소를 잘 이해하고 실천하는 것이 중요하다.

노인의 신체 건강 증진을 위한 치료적 운동은 근력 강화 운동 및 관절 가동 범위 운동, 균형 능력 향상 운동과 조화 운동, 보행 운동을 포함한 유산소 운동, 중추신경계에서 발생하는 경직 관리를 포함한 스트레칭 운동으로 크게 나눌 수 있다.

1. 치료적 운동의 구성 요소와 원칙

운동의 구성 요소는 방식(mode), 강도(intensity), 시간(duration), 빈도(frequency), 진행(progression), 목표(specificity)로 나뉠 수 있다. 즉, 어떤 종류의 운동을 어느 정도의 강도로, 지속 시간은 얼마나, 얼마나 자주, 어떻게 운동량을 높이고, 목표 설정을 무엇으로 할지 구체적으로 생각하여 노인 개개인에 맞추어 시행하여야 한다.

또한, 운동 중 적절한 휴식을 취해야 하며 신체의 큰 근육군부터 작은 근육군을 사용하는 방향으로 운동을 시행하도록 해야 한다. 운동을 지속적으로 할 수 있기 위해서는 특별한 노력이 필요한데, 특히 만성 질환이 있는 경우 유지되기가 힘들고, 단순한 운동 교육 책자를 읽어 보는 것만으로는 그 효과가 매우 짧게 유지되는 것으로 알려져 있다. 따라서 운동의 원칙과 함께 스스로 설명, 설득, 긍정적 강화의 지속적인 노력이 필요하다.

2. 근력 강화 운동

근력 강화 운동은 노년기의 활동 및 일상생활 동작을 돕고, 흔히 동반되는 골관절염, 골다공증의 질병 경과를 변화시키고, 낙상을 예방하는 등의 치료 효과를 가질 수 있다.

정적인 운동보다는 동적인 형태의 근력 운동을 하도록 하고, 천천히, 전체 관절 운동 범위에 걸쳐 시행한다. 관절 가동 범위 운동과 동반된 전체 관절 범위에 걸쳐 시행되는 근력 운동은 근섬유분절•의 길이 증가를 가져올 수 있으므로 보다 효과적이다.

적은 무게를 자주 드는 것(low weight, high repetition)은 반복 동작에 의한 관절과 주위 조직 손상의 가능성이 있으므로, 10회 정도 반복하면 근육 피로가 올 정도의 충분한 중량을 이용하는 것이 권고된다.

근력 강화 운동에는 동심성 운동(근육이 수축되면서 길이도 짧아지는 것, 아령을 들

• **근섬유분절** 횡문근(가로무늬가 있는 근섬유로 이루어진 근육)의 기능 단위를 나타내는 두 개의 근접한 제트선 사이에 있는 근원섬유의 부분.

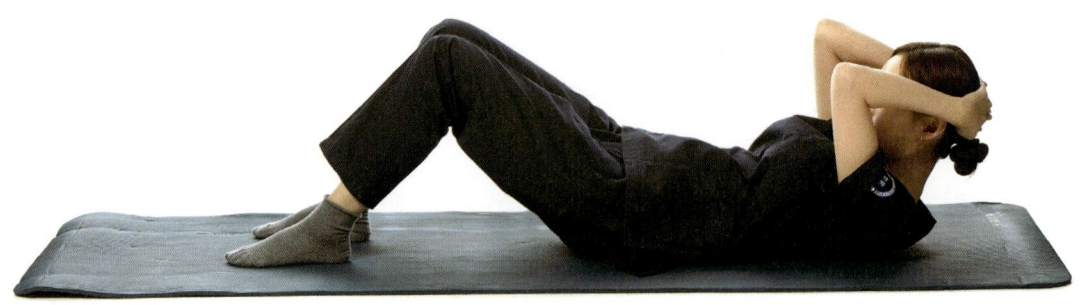

▲ **복근 강화 운동의 예**
등을 구부리지 않아야 하며, 상체를 들어 올리기보다는 복근에 힘이 들어가는 느낌에 집중한다.

때의 이두박근)과 편심성 운동(근육이 수축되고 있음에도 불구하고 결과적으로 늘어나고 있는 것, 보통 중력에 대한 감속의 역할을 수행)이 모두 포함되어야 하는데, 편심성 운동은 흔히 근육통을 동반한다.

| 근력 강화 운동 |

운동 요소	목표 / 방법
방식	큰 근육군이 주로 사용될 수 있는 운동 (8~10가지 정도 : 복근 강화, 대퇴신전 및 굴곡 등 / 앞가슴 신전 포함)
강도	한 세트에 8~12회 반복하면 근육 피로가 올 정도의 충분한 중량
시간	전체 운동이 1시간을 넘지 않도록
빈도	주당 2회

3. 관절 가동 범위 운동

유연성은 최근 그 중요성이 대두되고 있는 운동 능력 요소로서, 노인에게 단독으로 시행되었을 경우 긍정적인 효과는 심혈관계 운동 및 근력 강화 운동에 비해 빈약하지만 운동 중 발생하는 부상을 예방하고, 관절 및 근육의 재조건화를 위해 반드시 필요한 운동이다.

탄성을 주며(ballistic) 시행하는 방법과 정적인(static) 관절 가동 범위 운동이 대표적인 방법인데 탄성을 가하면서 시행하게 되면 이차적 근육 수축을 일으켜 부상의 위험이 높으므로 정적인 스트레칭을 시행하도록 한다.

| 관절 가동 범위 운동 |

운동 요소	목표 / 방법
방식	큰 근육군이 주로 사용될 수 있는 정적인 스트레칭 (3~5회 반복, 하요부와 슬와부• 근육은 반드시 포함)
강도	약간의 불편감이 있을 정도로 신장(심한 불편감, 통증은 느끼지 않도록)
시간	10초 이상 30초까지
빈도	주당 3회 이상

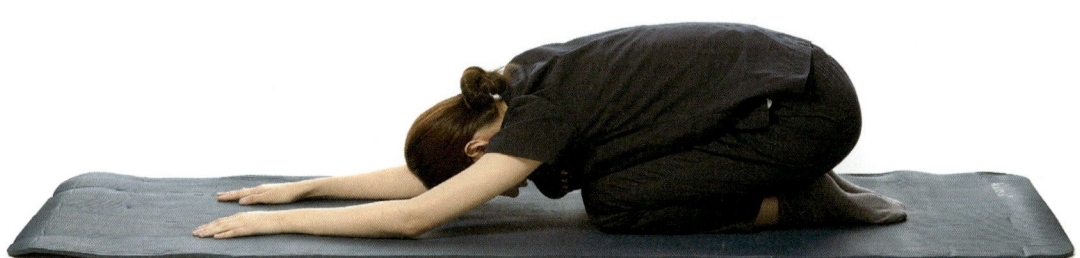

▲ 하요부 운동의 예
등을 펴고, 가슴이 열리는 느낌을 가지고, 편안히 숨을 내쉬면서 10초 이상 자세가 유지되도록 한다.

• 슬와부 무릎 뒤쪽.

특히 고령기에는 적절한 방법을 잘 이해하고, 정확히 시행할 수 있도록 주의를 기울여야 하는데 구체적인 내용은 다음과 같다.

- 편안한 자세에서 시작하도록 한다.
- 운동 범위의 끝까지 천천히 움직인다.
- 운동 범위의 끝에서는 10~20초 정도 멈추도록 한다.
- 부드럽게 당기거나 신장시켜 관절의 통증이 없도록 한다.
- 시작점으로 천천히 돌아간다.
- 다양한 동작을 포함하는 조화로운 능동적 동작을 이용한다.

운동 중 또는 운동 후 통증의 증가는 운동의 지속을 어렵게 하여, 순응도를 떨어뜨리고 조직 손상의 위험과 두려움을 높일 수 있다.

일반적으로 운동으로 인한 통증의 증가가 운동 종료 후, 휴식 시간 2시간이 지나도록 남는다면 순응도가 떨어지고, 부상의 위험성이 있다고 알려져 있다. 따라서 운동 종료 후, 2시간이 지난 시점에 원래의 통증 정도가 되도록 운동을 점진적으로 시행하는 것이 권고된다.

03 유산소 운동

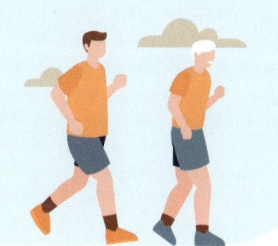

1. 규칙적인 운동의 필요성

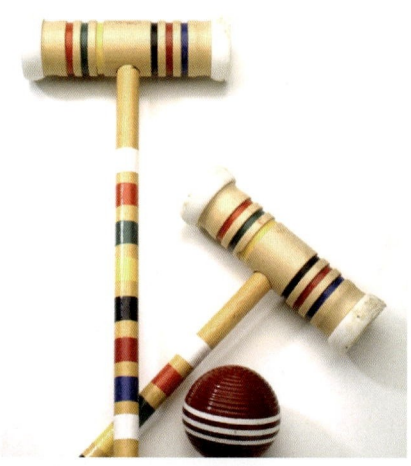

신체적 기능이 점차 떨어지는 것을 막으려면 지속적으로 그 기능을 사용하는 것이 중요하다. 노화에 따른 신체 기능의 감소는 단지 노화에 따른 필연적인 결과가 아니라 그와 더불어 점차 사용을 덜했기 때문이기도 하다. 따라서 노화의 과정을 밟고 있는 분이라면, '사용하라 그렇지 않으면 잃어버린다!'라는 말을 잊지 말고 기억해야 한다. 여기서 사용하라는 말은 우리의 신체 활동에 필요한 근육을 사용하라는 말이다. 젊어서 한창 일을 할 시절에는 일하느라 종일 바쁘게 돌아다니느라 적지 않은 신체 활동을 늘 하고 있기 때문에 근육 기능이 자연스레 유지되지만, 나이가 들어 힘든 일에서 손을 놓고, 여기저기 돌아다니는 일도 줄어들게 되면, 하루 중 근육을 쓰는 신체 활동량이 현저히 감소한다. 이때부턴, '사용하라 그렇지 않으면 잃어버린다!'가 현실적인 문제로 다가온다. 따라서 적정 수준의 신체 기능, 특히 근육 기능을 건강하게 유지하기 위해서는 '사용하라!', 즉 일부러 운동을 해야 한다.

신체 활동의 감소는 심혈관계 질환의 주 위험 인자이며, 육체적으로 비활동적인 사람은 활동적인 사람에 비해 심혈관계 질환의 발병률이 두 배 이상 높아진다. 또한 심혈관계 질환 발생 후, 이차적 예방에 있어서도 규칙적인 운동은 발병 후 장기 사망률을 30~40% 이상 감소시키는 것으로 알려져 있다. 따라서 비활동적인 사람은 장래 심혈관 질환의 예방을 위해 매일 최소 30분 이상의 신체적 활동이 필요한데, 계단을 오르거나 뛰어 노는 것만으로도 효과를 볼 수 있다. 고혈압과 고지혈증은 심혈관 질환과 뇌졸중의 주요 위험 인자인데, 규칙적인 운동은 혈압을 5~10mmHg 가량 낮춰주고, 몸에 나쁜 콜레스테롤은 떨어뜨리고 몸에 좋은 콜레스테롤은 높여 주는 효과가 있다. 뿐만 아니라 규칙적인 운동은 인슐린의 민감도를 높여서 당뇨병의 발생을 감소시키며, 이미 당뇨병이 생긴 경우에도 규칙적인 운동을 통해 혈당이 낮아지므로 결과적으로 당뇨 약을 줄일 수도 있다. 한편, 규칙적인 운동은 골 형성을 촉진시켜 골다공증 예방에 효과적이며 근육의 산화 대사 능력을 향상시킨다. 특히 규칙적인 유산소 운동 훈련은 최대 산소 섭취량을 증가시켜 심폐 지구력을 높여 주는데, 이는 최대 심박출량●이 증가하고, 말초혈관을 발달시키며, 근육의 산소 유출 능력이 향상되는 등의 일련의 과정을 통해 일어난다.

2. 유산소 운동의 개념과 종류

유연성 운동은 일종의 스트레칭 운동으로, 주로 유연성과 관절 가동 범위를 향상시키는데 효과가 있으며, 맨손 체조처럼 워밍업(준비 운동) 목적으로도 많이 실시한다. 근력 강화 운동은 팔다리, 몸통에 붙어 있는 골격 근육의 근력을 강화시키는 것이 주목적인 반면, 유산소 운동은 혈액 순환을 개선하고, 심폐 지구력을 좋게 한다.

우리의 생명 현상은 모두 에너지에 의존되어 있다. 즉 적절한 양의 에너지를 지속적으

● **심박출량** 심장이 한 번 수축할 때마다 뿜어내는 혈액의 양.

로 공급받지 못하면 세포나 조직은 죽게 되는데, 이는 장난감에 들어 있는 배터리가 모두 방전되면 장난감이 멈춰 버리는 것과 같은 원리이다. 유산소 운동이란 운동 중 필요한 에너지 공급에 주로 유산소 대사(aerobic metabolism)를 이용하는 운동이라는 뜻으로, 이는 근력 강화 운동이 주로 무산소 대사(anaerobic metabolism)를 이용하는 운동이라는 점과 대비된다. 운동에 필요한 근육 세포는 ATP라는 에너지에 의해 움직이고 강한 수축 현상도 일으킬 수 있게 되는데, 근육 세포에서 ATP를 만들기 위해 유산소 대사

운동의 종류

운동은 그 목적 및 방법에 따라 유연성 운동, 근력 강화 운동, 유산소 운동으로 구분된다.

▼ **1** 유연성 운동(스트레칭)　　▼ **2** 근력 강화 운동(저항 운동)　　▼ **3** 유산소 운동(지구력 운동)

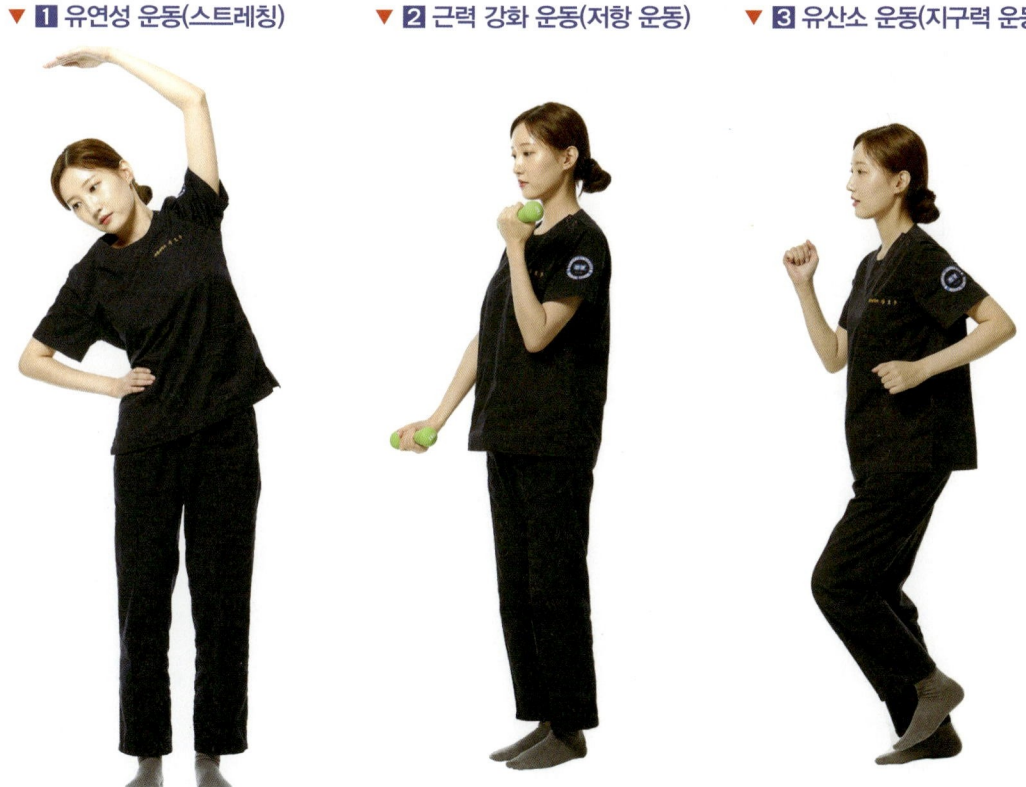

- ATP 아데노신 3인산(adenosine triphosphate)의 약자로, 모든 생명체 내에 존재하는 유기화합물이다.

(aerobic metabolism)를 사용할 경우 영양분과 산소가 필요하다. 이 경우 1개의 포도당으로 36개의 ATP 에너지를 만들 수 있으므로, 풍부한 양의 에너지를 효율적으로 만들 수 있다. 결과적으로 하루 만보 보행이 가능하고, 하루 종일 서서 일을 할 수도 있다. 이렇듯 산소를 사용하면서 풍부한 양의 ATP 에너지를 만들 수 있는 능력을 '유산소 능력(aerobic capacity)'이라고 한다. 그런데 이 '유산소 능력'보다 운동 강도가 더 높아져서 유산소 대사만으로 버티기가 힘든 상황이 된다면 순간적으로 급하게 추가적인 에너지를 만들어 주어야만 그 운동을 버틸 수 있는데, 이처럼 순간적으로 급하게 에너지를 만들기 위해서는 유산소 대사와는 달리 포도당을 빨리 분해시켜 ATP 에너지를 신속하게 공급할 수 있도록 해당작용(glycolysis)•이 일어나야 한다. 이런 식으로 산소 없이 ATP 에너지를 만든다고 해서 무산소 대사라고 하며, 빠르긴 하지만 1개의 포도당으로 2개의 ATP 에너지밖에 못 만드니 비효율적이고, 특히 대사 과정에 젖산이 만들어져 결과적으로 호흡이 너무 빨라지고, 근육이 뻐근해져 강한 운동을 오래 버티지 못하고 중단하게 된다.

즉, 유산소 운동은 아주 힘들지 않게 적당히 힘든 강도로 반복적으로 비교적 오랜 시간 계속할 수 있는 운동이라고 할 수 있으며 가장 대표적인 유산소 운동은 바로 걷기 운동이다. 유산소 운동 능력이 매우 낮을 경우, 천천히 산보를 하듯이 걷는 것도 힘이 들고 숨이 찰 수 있지만, 유산소 운동 능력이 좋을 경우, 그냥 걸어서는 전혀 힘들지도 숨이 차지도 않다. 어떤 강도로 하든지 간에 그 운동이 자신에게 힘들지 않고 숨도 차지 않는다면 운동 효과는 매우 적다고 봐야 하며, 이는 본격적인 운동이라기보다는 본 운동을 하기에 앞서 워밍업, 즉 준비 운동을 하는 수준이라고 이해해야 한다. 유산소 운동이 그 효과를 발휘하려면 운동 중에 약간 숨이 차고, 힘도 좀 든다는 느낌이 들어야 한다. 즉 운동 중 충분히 참을 수 있는 정도의 약한 부담감을 느낄 정도의 운동 강도가 적당하다. 따라서 내가 지금 걷고 있는데 힘들지도 숨이 차지도 않는다면, 속도를 좀 빠르게 걷

• **해당작용(glycolysis)** 동물의 여러 조직에서 산소 없이 포도당을 분해하여 에너지를 얻는 대사 과정.

는 것이 좋다. 그래도 힘들게 느껴지지 않는다면, 양팔을 교대로 높이 흔들면서 힘차게 걷는 것이 좋다. 만약 그렇게 힘차게 걸어도 힘들지 않고 숨도 차지 않는다면, 가볍게 뛰기, 즉 조깅을 하는 것이 더 효과적이나 다만 조깅을 할 수 있으려면, 허리나 다리 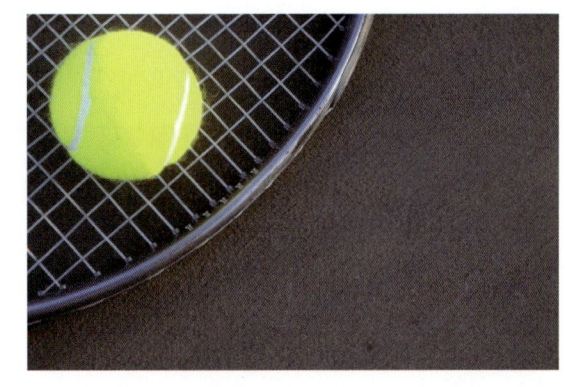 에 관절염이나 신경통 등의 기타 통증이 없어야 한다. 빠르게 걷는 게 많이 불편하다면, 경사진 오르막 길을 걷는 것도 좋은 방법이다. 평지보다 힘이 들고, 숨도 차니, 유산소 운동 효과는 더 좋게 나타날 것이다. 그래서 둘레길이나 오름 또는 많이 가파르지 않은 가벼운 등산도 좋은 유산소 운동이 될 수 있다.

그 외 에어로빅 댄스, 러닝 머신, 자전거, 탁구, 배드민턴, 테니스, 탁구, 수영, 아쿠아 등도 재미를 느끼면서 할 수 있는 좋은 유산소 운동 종목들이다. 다만, 심혈관 질환이 있거나 고령의 경우에는 시합 등 무리한 경쟁을 하지 말아야 한다.

3. 유산소 운동의 방법과 유념해야 할 내용

앞서 소개해 드린 유산소 운동은 심장 박동수를 높여 혈류 속도를 빠르게 하고, 동맥 경화의 진행을 막아, 혈관을 건강하게 만들어 주며 온몸에 혈액 순환이 잘 되게 하여 신진 대사를 높여 준다. 또한 심폐 지구력을 향상시키면서도 운동 중 혈압을 높이지 않기 때문에 심혈관 질환 환자들의 운동으로 적합하며, 이미 심혈관 질환을 앓고 있는 분들에게는 재발률을 줄이고 생존율을 높여 주므로 유산소 운동을 규칙적으로 실천해야 한다. 이와 대조적으로 근력 강화 운동(무산소 운동)은 근력을 높이고, 근육을 두껍게 만드는 운동으로, 무거운 아령이나 역기 들기, 힘들게 하는 웨이트 트레이닝, 팔 굽혀 펴기, 윗몸 일으키기, 철봉, 평행봉, 씨름, 100미터 달리기 등이 이에 해당된다. 이러한 운동은 근력 향상에는 도움이 되지만 심폐 지구력을 향상시키거나 혈관을 건강하게 만드는 효과는 적다. 오히려 상대적으로 근육이나 힘줄 손상을 일으킬 수 있고, 운동 중 혈압을 많이 높이기 때문에 노년층, 특히 심혈관 질환 환자는 금해야 한다.

그렇다면 운동은 얼마나 하는 게 좋은가? 여기에 정해진 답은 없다. 다만, 한번에 1시간 정도 운동을 하되, 10분 정도의 준비 운동(맨손 체조와 가볍게 걷기) 후에, 본 운동을 40분 정도 약간 힘들고, 숨이 차게 한다. 그 다음에 10분 정도의 마감 운동(천천히 걷기와 가벼운 맨손 체조와 심호흡)으로 마치는 방법을 가장 추천한다. 이러한 운동을 매일 할 수 있으면 가장 좋으나 어렵다면 주 4회 이상 하는 것이 좋다. 여기서 본 운동은 앞서 언급한 여러 가지 유산소 운동들 중 본인에게 가장 적합하다고 생각되는 운동을 선택하여 하면 된다. 이때 중요한 것은 적당히 숨이 차고 땀이 날 정도로 하는 것이 좋다는 것이다. 하지만 의욕이 넘쳐 너무 힘들고, 센 운동을 억지로 참으면서 숨이 많이 차고 힘들게 하는 운동은 심장에 부담을 주므로 피하는 것이 좋다.

보다 객관적으로 운동 강도를 정하기 위해 운동 중 심장 박동수인 맥박을 재보는 것도 좋은 방법이다. 더 정확한 방법으로는 병원에서 실시하는 심폐운동부하검사 통해 운

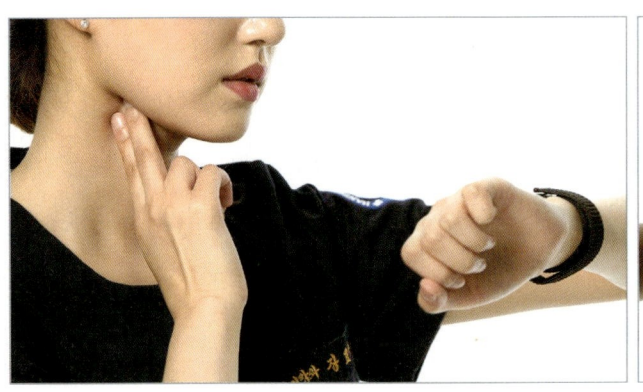 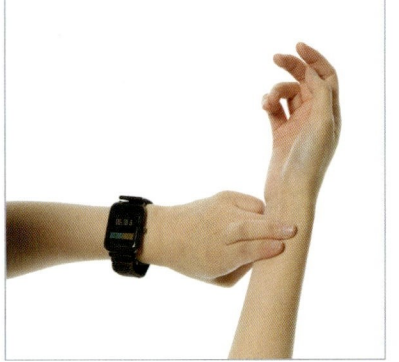

▲ 맥박수 재는 법
목에 있는 경동맥이나 손목에 있는 요골동맥에 두 손가락을 대면 느낄 수 있는데 이를 1분간 측정한다. 1분 동안 측정하기 어려우면 10초간 맥박수를 재서 6을 곱해도 된다.

동 중 심장 박동수, 혈압, 심전도를 측정하는 방법이 있다. 특히 고령에 심혈관 질환(심근경색이나 협심증, 고혈압, 부정맥 등)을 갖고 계신 분이라면 운동을 시작하기 전에 이 검사를 받아 보는 것이 좋다. 하지만 그런 병이 없는 경우에는 나이에 따른 적절한 운동 강도의 맥박 수를 정해 놓은 아래의 〈표〉를 참조해서 본인에게 맞는 운동 강도를 정하면 된다. 예를 들어 70대 분들은 분당 맥박수 90회를 넘게 운동하되, 130회는 넘지 않게 하는 것이 적당하다.

맥박은 목에 있는 경동맥이나 손목에 있는 요골동맥●에 두 손가락을 대면 느낄 수 있으며, 이를 1분간 측정하기 어려우면 10초간 맥박수를 재서 6을 곱해도 된다.

〈표〉 연령별 적절한 운동 강도 범위를 나타내는 맥박수

40대	분당 110~150회 (10초간 맥박 18~25회)
50대	분당 100~140회 (10초간 맥박 17~23회)
60대	분당 95~135회 (10초간 맥박 16~22회)
70대	분당 90~130회 (10초간 맥박 15~21회)
80대	분당 85~120회 (10초간 맥박 14~20회)
90대	분당 80~110회 (10초간 맥박 13~18회)

마지막으로, 운동을 시작하기에 앞서 운동 유의 사항과 금기증을 반드시 지켜야 한다. 아직 치료받지 않은 심혈관 질환 환자는 운동의 금기증●이며 척추, 골반, 관절 기능에 제한이 있거나 하지 관절염이 있을 경우에는 그에 필요한 치료와 운동 방법의 수정이 필요하므로 재활의학과 전문의의 조언이 필요하다. 그 외에도 당뇨, 고혈압, 빈혈, 갑상선기능항진증 등은 약 복용에 따른 운동 관련 주의 사항이 있으므로 담당 의사와 상의해야 한다.

● **요골동맥** 위팔 동맥이 팔오금 부위에서 둘로 갈라지는데 그중 엄지손가락 쪽으로 뻗는 동맥. 손목에서 얕게 위치하기 때문에 바깥쪽에서 맥박을 느낄 수 있다.

● **금기증** 어떤 약이나 치료법이 특정 환자에게 나쁜 영향이 있는 경우에 그 사용을 금지하는 일.

04 균형 능력 향상 운동, 협동 운동
(조화 coordination)

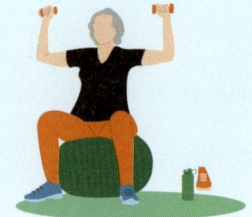

1. 정의

협동(coordination)은 부드럽고 정확하고 통제된 움직임을 할 수 있는 동작을 말한다. 협동은 걷기, 달리기, 점프하기, 일상생활 동작에 기본적이고 도움이 되는 큰 동작뿐 아니라 쓰기, 바느질하기, 옷 입기 그리고 작고 섬세한 일들을 수행하는 데도 필요하다. 협동이 잘 이루어진 동작은 적절한 순서로 서로 반대되는 기능을 하는 근육 활동이 조화롭게 이루어져야 하며 안정과 자세 유지를 요구한다.

협동의 개념은 균형(balance)을 포함한다. 균형은 평형을 유지하는 능력 또는 지지면 위에서 중력 중심선을 유지하는 능력이다. 균형은 자세를 유지하고, 수의적˚ 운동을 하는 동안 우리 몸을 안정시키고, 외부 자극에 반응하는 능력을 요구한다. 자세를 유지하는 능력은 다양한 감각, 생체역학, 운동계에 걸쳐 효과적이고 능률적인 협동을 포함한다. 전정계˚의 기능 장애, 시각 장애, 고유 수용 감각 장애는 균형 저하를 가져올 수 있다.

- 수의적 자기 뜻대로 하는.
- 전정계 내이(內耳)의 달팽이관과 반고리관 사이에 있는 부분.

2. 정상 균형 능력의 구성과 손상 원인

(1) 정상 균형 능력

균형을 유지한다는 것은 생활 공간에서 자세 안정성을 유지한다는 것을 의미하며, 중력이 작용하는 중력 중심선을 유지하는 것과 관련이 있다. 즉 균형을 유지하는 동안 전후와 외측 동요(움직임)를 약 12도 정도 유지할 수 있는 안정성의 한계가 균형이라 할 수 있다.

(2) 감각계 관련성

3개의 감각계가 직립 자세를 유지하는데 관여한다. 시각, 전정, 체성 감각•(고유 수용 감각)이다. 이들이 상호 작용하여 자세 조절의 기능을 유지한다. 환경과 개인의 상황에 따라 3가지 중 어느 것이 우세하게 작용할 수 있다.

체성 감각은 신체의 위치에 관한 정보를 제공하여 균형에 기여한다. 고유 수용 감각이란 운동하는 동안 위치에 대한 근 운동 감각과 정적인 위치를 반영한다. 예를 들어 미끄러운 바닥에서 넘어지려고 하는 경우, 발의 체성 감각이 바닥에 대한 정보를 제공하여 몸의 자세를 낮추고 안정성을 높여 낙상을 피하려는 조절이 일어난다.

시각계와 전정계는 공간에서의 신체 위치와 움직임에 관한 중요한 정보를 제공한다. 시각계는 어떤 공간에서 응시하는 곳에 대하여 머리의 위치를 유지할 수 있도록 정보를 제공한다. 또한 움직이는 속도에 대한 정보를 제공하여 사물의 주변 움직임에 관한 정보를 준다.

전정계는 공간에서의 머리의 정확한 위치와 가속에 대한 정보를 제공한다. 머리의 움직임은 전정 수용기를 자극하여 자세에 적응하도록 체중 이동 동작을 만든다. 즉 계단을 내려가면서 주변 환경이 바뀌어도 머리는 직립을 유지할 수 있도록 시각계와 전정계가 기능을 한다.

• **체성 감각** 피부 감각, 운동 감각, 평형 감각을 통틀어 이르는 말.

(3) 감각 정보의 처리 과정

말초 감각 수용기로부터 전달된 정보는 분석되고 처리되어야 한다. 각 시스템의 정보 통합과 들어온 정보의 처리 과정은 소뇌, 기저핵•, 이차 운동 중추에서 이루어진다. 감각 정보의 처리 과정은 정보의 입력이 충돌하는 것을 해결하는 과정이다. 입력되는 정보가 부정확할 수도 있기 때문이다. 예를 들어 기차역에 정차된 기차의 좌석에 앉아 있을 때, 반대편의 기차가 움직이는 경우 반대편의 기차가 움직이는지 내가 탄 기차가 움직이는지 시각적 정보로는 착각이 일어나 혼동되는 경우가 있다. 이때 체성 감각과 전정 감각이 정지되어 있다는 정보를 제공하여 전체적인 감각 정보를 통합한다.

(4) 운동 능력 생성 과정

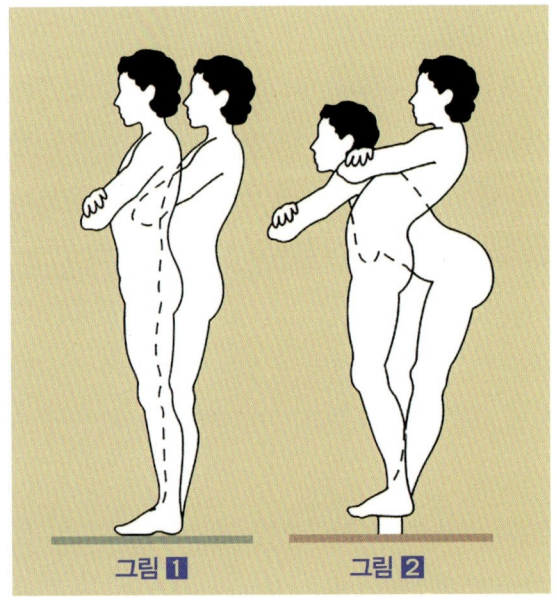

◀◀ **그림 1** 발목 관절 전략 : 작은 동요(움직임)에 반응하는 전략
◀ **그림 2** 고관절 전략 : 큰 동요에 반응하는 전략

감각 정보에 따라 생성되는 운동 능력이 균형과 자세 반응에 영향을 미친다. 또한 균형이 깨어지면 미리 계획된 자동적인 움직임이 일어나는 운동 조절(feed forward)이나 감각적 피드백에 의해 움직임을 배우고 영향 받는 운동 조절(feed backward) 방식으로 운동 능력이 생성된다.

균형을 유지하기 위한 신체의 기본적인 운동 전략은 발목 관절, 고관절, 보행으로 나눌 수 있다. 이러한 전략들은 균형을 저해하는 강도나 자세, 움직임이 있을 때 대상자가

• **기저핵** 대뇌 속질의 가운데에 있는 신경 세포체의 집단을 통틀어 이르는 말.

인식하는 능력에 따라 다르다. 발목 관절 전략(그림 1)은 대부분 자세를 유지하기 위해 일어나며 특히 자세 변화가 적을 때 사용된다. 몸이 뒤로 넘어가는 경우 발목은 배측 굴곡*이 일어나 균형을 유지하며, 몸이 앞으로 기울어지는 경우 발목은 저측 굴곡*으로 균형을 유지한다. 고관절 전략(그림 2)은 발목 운동이 제한되었을 때, 몸의 움직임이 커지거나, 불안정한 면에 서 있어서 발목 관절 전략이 효과적이지 못할 때 사용된다. 만약 몸의 움직임이 발목 관절 전략이나 고관절 전략으로 균형을 잡기 어려울 정도로 커진다면 보행 전략이 전방이나 후방으로 자세 조절을 얻기 위해 사용된다. 노인이나 파킨슨병 환자의 경우 한 가지 전략만을 사용하거나 안정된 바닥에서도 두 가지 이상의 전략을 동시에 사용해야 균형이 유지되기도 한다.

(5) 균형 능력 손상의 원인(Causes of Balance Impairment)

눈, 내이, 말초수용기, 척수, 소뇌, 기저핵, 대뇌 등 균형에 영향을 미치는 질병이나 손상은 정보 처리의 세 단계를 침범하여 균형 장애를 일으킬 수 있다. 고유 수용기의 손상, 즉 고관절, 슬관절, 발목 관절의 손상은 균형 감소와 자세 동요의 증가를 가져오게 된다. 노인이나 질환을 앓는 경우의 예는 다음과 같다.

- 퇴행성 관절 질환과 무릎 인공 관절 수술
- 전정계의 손상
- 최대 보행 속도의 저하와 균형에 대한 자가 인지 감소
- 노인의 고유 수용성 감각 저하
- 노인의 근육 강도 저하와 안정성 감소

- **배측 굴곡** 손이나 손가락 또는 발이나 발가락을 손등이나 발등 쪽으로 굽히는 일.
- **저측 굴곡** 손이나 손가락 또는 발이나 발가락을 발바닥 쪽으로 굽히는 일.

3. 신체 활동과 노인 근력 및 균형 향상을 위한 운동 프로그램

(1) 균형 향상 운동 프로그램의 구성

- 10분 워밍업 : 앉은 자세와 선 자세에서 유연성 운동을 포함한다.
- 30분 밴드 및 균형 운동
- 5분 쿨다운● 및 이완

(2) 균형 운동의 단계

균형 운동은 다양한 발 위치로 선 자세를 만들고, 점차 지면과 접촉하고 있는 면적 (base of support)을 줄여 나간다. 10~30초간 자세를 유지한다.

- semi-tandem (한 발 앞에 다른 발을 앞뒤로 겹쳐서 놓는다.)
- full tandem (한 발 앞에 다른 발을 앞뒤로 나란히 놓는다.)
- 발가락 끝으로 서기
- 한 발로 서기

(3) 다양한 균형 운동 방법 예시

1. 안정된 표면에서 앉은 자세 균형
2. 불안정한 표면에서 앉은 자세 균형(오른쪽 페이지 그림 참조)

4. 요점

- 나이는 균형 손상과 관련되고, 나이가 많을수록 넘어지는 위험이 높다.
- 균형은 시각계, 전정계, 체성 감각계의 상호 작용이다.
- 발목 전략은 작은 동요 반응에 사용되고 고관절과 걷기 전략은 큰 동요에 사용된다.
- 균형 손상의 측정은 생체 역학, 감각계 그리고 운동 전략, 평가를 포함해야 한다.

● **쿨다운** 운동을 마친 뒤에 온몸을 풀기 위해 하는 가벼운 운동.

- 치료는 생체 역학, 감각 운동이나 또는 둘 다 문제 원인에 목적을 두어야 한다.
- 균형은 협응력의 한 구성 요소로, 좋은 운동 기술을 포함하는 보다 더 구체적인 개념이다.
- 어떤 근골격 부조화나 손상일지라도 균형 손상과 관련이 있다. 균형 훈련은 치료 계획에서 구체화된다.

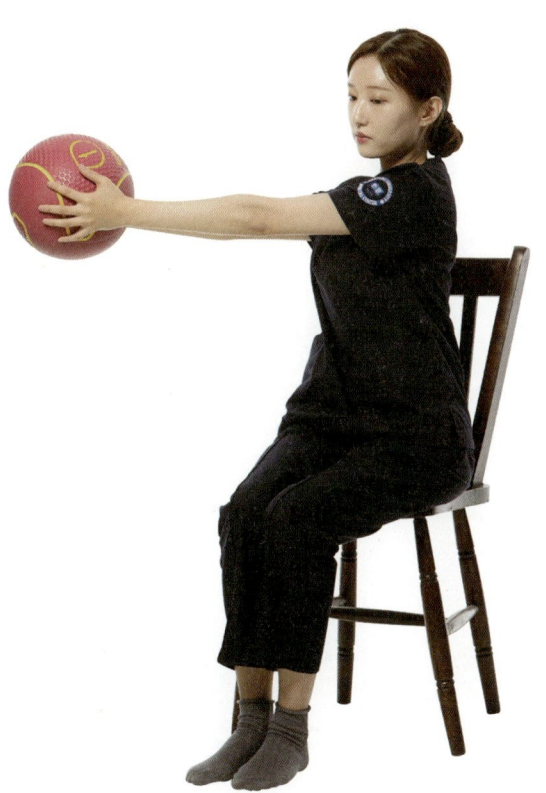

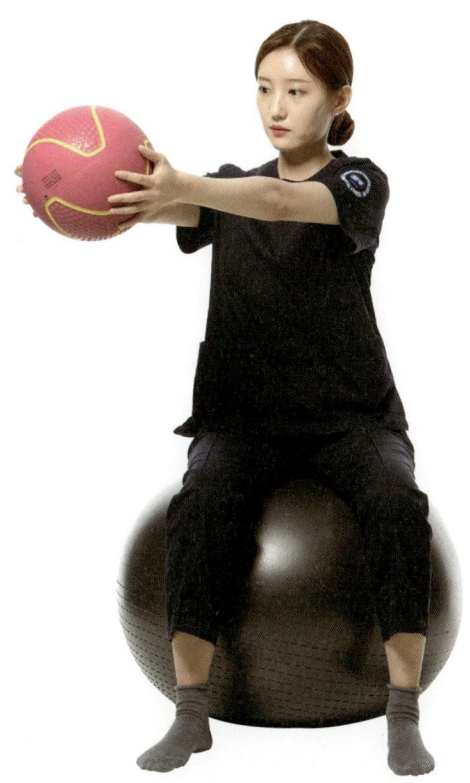

▲ **1 안정된 표면에서 앉은 자세 균형**
의자와 같은 안정된 면에서 앉아 있는 동안 양 옆으로, 머리 위로, 전방으로 팔을 뻗는다. 눈으로는 움직이는 반대 방향을 보거나 같은 방향 쪽을 보도록 한다.

▲ **2 불안정한 표면에서 앉은 자세 균형**
메디신볼(치료용 볼)에 앉아 있는 동안 양 옆으로, 머리 위로, 전방으로 팔을 뻗는다. 눈으로는 움직이는 반대 방향을 보거나 같은 방향을 보도록 한다.

chapter 3

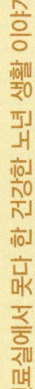
진료실에서 못다 한 건강한 노년 생활 이야기

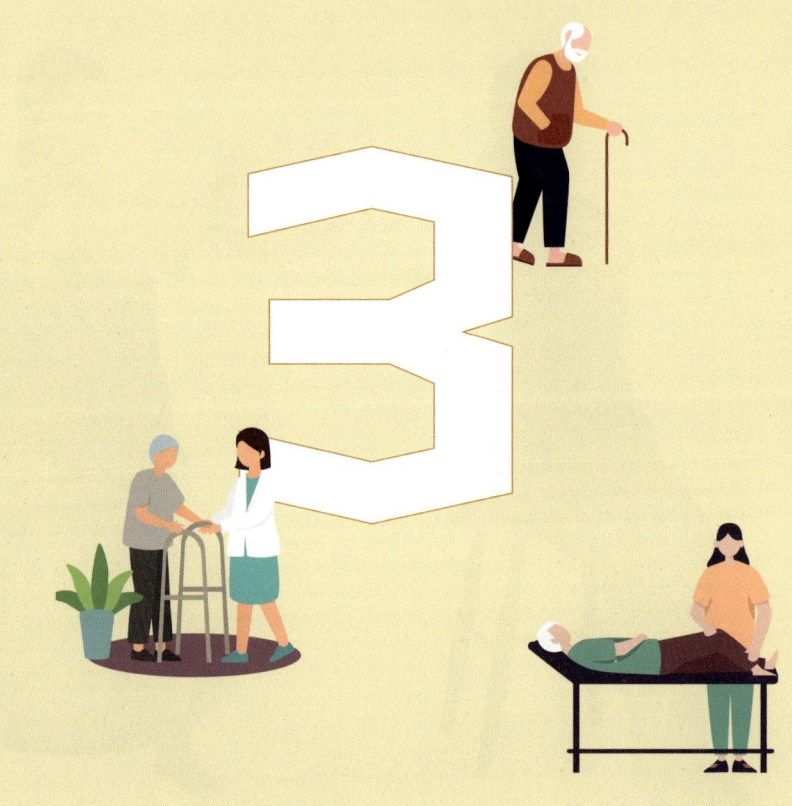

낙상 예방을 위한 생활 지침

01. 외적 요인
02. 내적 요인

01 외적 요인

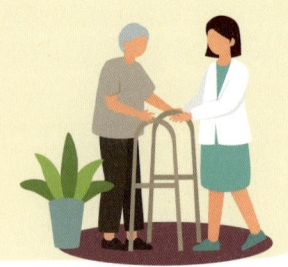

1. 정의

해마다 65세 이상의 노인 10명 중 4명은 낙상을 경험하고, 이 가운데 40% 정도에서는 의학적 치료가 필요할 정도의 부상을 입게 된다.

낙상은 미끄러운 바닥, 급한 경사, 어두운 조명과 노화로 인하여 균형 감각이 떨어지거나 하지 근력 약화로 인한 요인으로 발생한다. 때문에 골절이 동반된 골다공증 환자의 경우 낙상을 예방하기 위해서 운동과 고른 영양 섭취, 칼슘과 비타민 D 섭취와 더불어 환경 개선을 반드시 고려해야 한다.

2. 실내외 환경 개선

집 안 곳곳에 낙상 방지 시설(손잡이, 발판, 사이드 바)을 설치하고 욕실, 계단 등 미끄러운 곳에는 미끄럼 방지용 매트를 설치한다. 집 안팎 바닥에 깔린 미끄러운 장판, 나무 바닥, 타일, 카펫은 미끄럽지 않은 것으로 교체한다. 집 안에 걸려 넘어질 수 있는 전선, 문지방, 가구나 물건은 치우고, 거실과 복도의 문턱은 없애는 것이 좋다. 집 안에 어두운 곳은 조명을 조정하여 밝게 바꿔준다.

(1) **실내외 계단**

- 계단 상단 및 하단에 전등 스위치를 설치하여 조명을 밝게 한다.
- 실내외 계단을 수시로 점검 및 보수하고, 계단에 잡동사니가 널려 있지 않도록 한다.
- 계단에 깐 매트, 카펫 및 기타 바닥 깔개가 잘 고정되어 있도록 한다.
- 실내외 계단 양옆에 튼튼한 난간을 설치한다.
- 실외 계단에는 미끄럼 방지 테이프 및 매트를 설치한다.
- 낙상 위험이 높은 곳에 안전 손잡이를 설치한다.

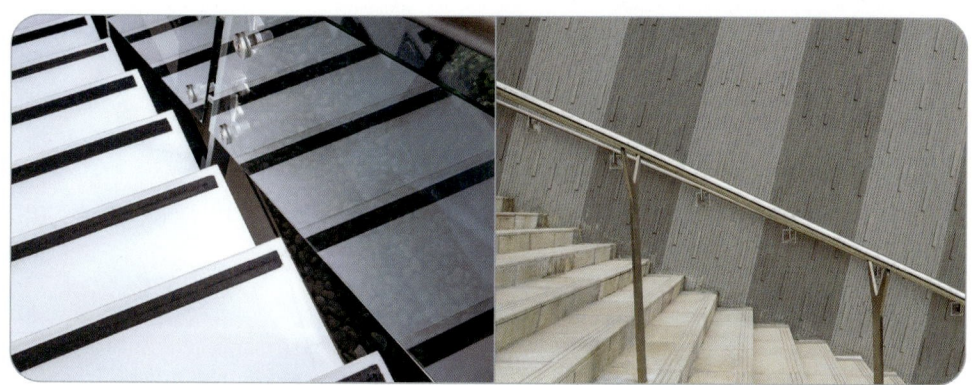

(2) **욕실**

- 조명을 조정하여 밝게 바꿔준다.
- 욕조 또는 샤워실에 고무 매트 또는 미끄럼 방지면을 설치한다.

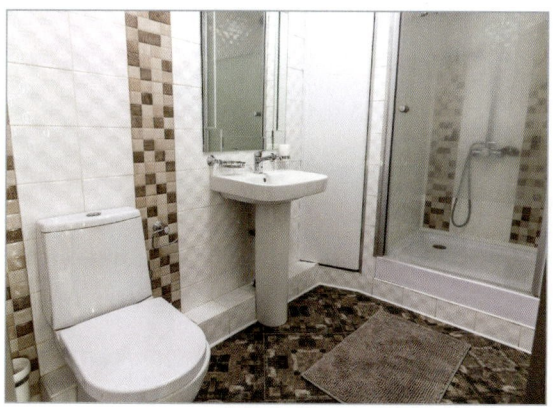

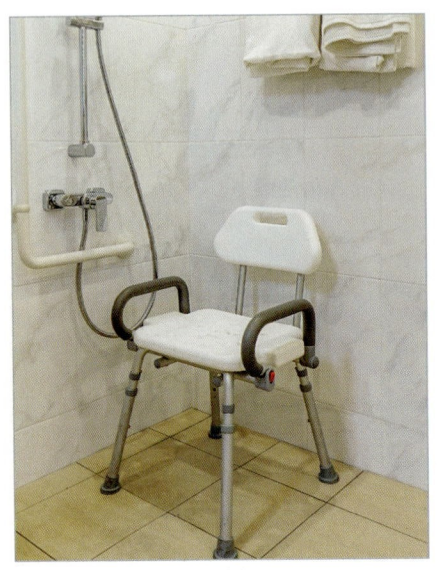 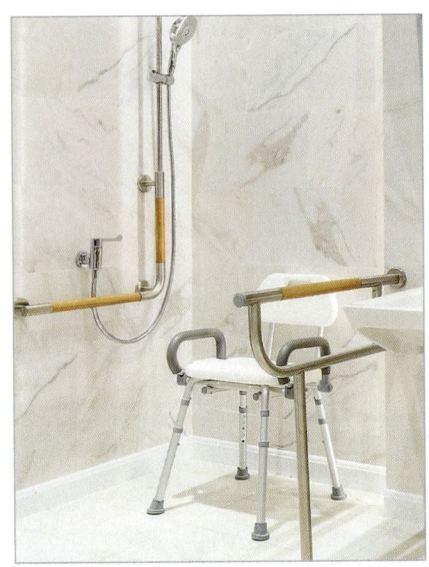

- 앉아서 샤워나 목욕을 할 수 있는 목욕 의자를 사용한다.
- 변기, 욕조 및 샤워실에 안전 손잡이를 설치한다.
- 바닥 표면에 맺힌 물이나 흘린 물은 즉시 닦는다.

(3) **부엌**
- 자주 사용하는 물품은 손이 잘 닿는 곳에 둔다.
- 무거운 물품은 벽장 아래 칸에 보관한다.
- 평형 감각이 좋을 경우, 높은 곳에 있는 물건을 꺼낼 때 안전 손잡이가 있는 안정된 사다리 의자를 사용한다. 평형 감각이 좋지 않을 경우에는 타인에게 도움을 요청한다.
- 흘린 물이나 액체는 즉시 닦는다.

(4) **침실**
- 침대에 낙상 예방을 위한 사이드 바를 설치하고 높이 조절이 가능한 전동 침대를 사용하는 것도 좋다.
- 방문 가까이 전등 스위치가 있어야 하며, 침대 가까이 전기 스탠드 또는 전등 스위치가 있어야 한다.

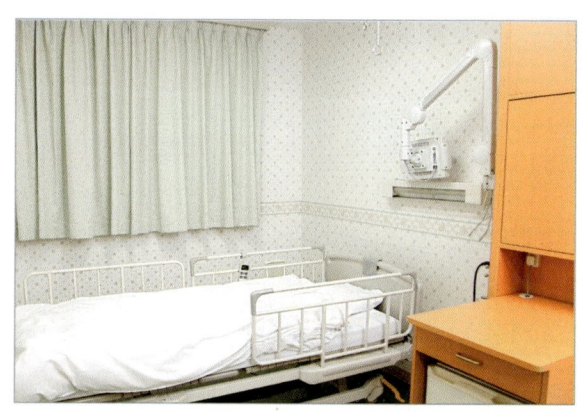

- 한밤중에 일어날 경우를 대비하여 복도에 등(밝은 조명)을 설치한다.
- 침대에서 욕실로 가는 통로에 장애물이 없도록 한다.
- 침대 가까이에 전화기 또는 통신 기기를 둔다.
- 휴식 후 침대에서 일어날 때 침대 모서리에 잠시 앉아 있다가 일어난다.

3. 생활 수칙

- 이동 시 조심해야 하며, 평평하지 않은 보도 또는 통로, 난간, 계단 모서리 표시가 없는 계단, 실외 조명이 충분하지 않거나 너무 과도한 빛이 있는 곳에서 보행을 피한다.
- 좁은 보도, 장애물, 미끄러운 낙엽, 눈, 얼음 등이 있는 곳을 피한다.
- 평소 가벼운 산책과 운동을 생활화한다.
- 과음과 흡연은 피한다.
- 가능한 한 온돌식보다는 침대와 의자를 이용한 좌식 생활을 한다.
- 발을 잘 지탱해 주고, 밑창에 미끄럼 방지 접지면이 있고, 발바닥의 감각이나 발의 자세를 느낄 수 있는 적절한 두께의 신발을 착용한다. 헐렁한 신발, 밑창이 두꺼운 신발, 뒷굽이 높은 신발은 착용하지 않는다.
- 눈 오는 날, 비 오는 날, 추운 날의 외출은 자제한다.
- 계단을 오르내릴 때는 천천히 발을 옮기고, 물건을 운반할 때는 발을 디딜 때 조심한다.
- 물건을 꺼내거나 정원 손질을 위해서 안전 손잡이가 없는 사다리를 올라가는 행동은 매우 위험하다.

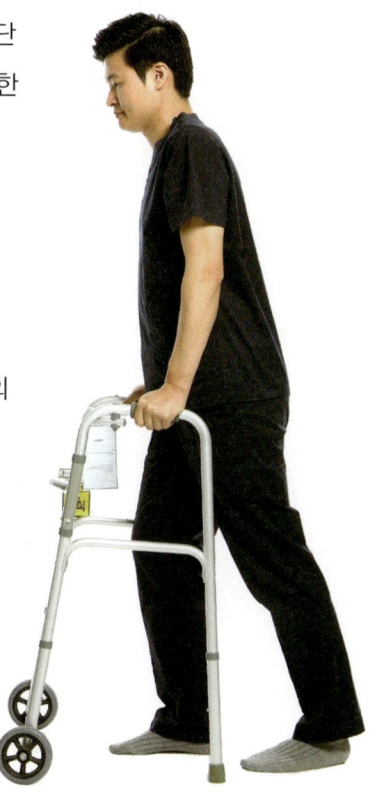

▲ 보행 보조기

- 허약하거나 기동성의 제한이 있는 사람의 경우, 보행 보조기를 사용하고 기구를 적절하게 유지 관리한다.
- 안전 및 보행에 위험이 되는 요소가 있는 곳이 있다면 거주지 관계 기관에 신고한다.

이러한 노력에도 불구하고 사고 발생 시에는 반드시 의료 기관을 방문하여야 하며, 팔이나 다리의 골절이 의심되는 경우 부목 등을 이용하여 고정 후 병원으로 이송하는 것이 좋다. 낙상이 발생했을 경우, 낙상의 원인이 되었을 수 있는 의학적, 환경적 및 생활 양식상의 요소에 관해, 그리고 미래의 낙상 위험을 낮추는 방법에 관해 의료 기관과 해당 지역 기관의 실무자와 상담한다.

또한 지역 관청의 복지 지원과에서는 혼자 사는 노인의 경우, 사회적인 지원이 제한되어 있거나 없을 경우, 소득이 적어서 식생활 및 신체 활동을 통한 건강한 생활 양식을 선택할 수 없는 경우, 장애인 친화적인 주택이 없거나 집을 개조할 수 있는 소득이 없는 경우, 지리적인 여건, 사회적인 고립, 언어 소통의 장애로 보건 서비스를 받을 수 없는 개인 또는 세대를 파악하여 적절한 서비스를 제공해야 한다.

02 내적 요인

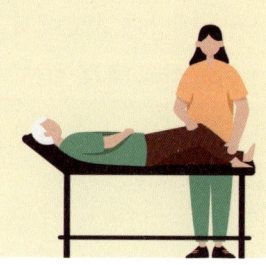

1. 정의

    매년 노인의 1/3에서 발생한다고 알려진 낙상은 우리나라와 같이 고령 인구가 전 세계에서 가장 빨리 늘어나는 나라에서는 매우 중요한 사회적 문제이다. 특히, 낙상으로 인한 골절은 노인의 주요 사망 요인이 되고 있고, 낙상으로 인한 사망의 50%는 고관절 골절로 인한 합병증에 기인하므로, 노인 낙상을 예방하는 것이 매우 중요하다.

    낙상에 관련된 위험 요인으로는 고령, 특히 여성의 경우, 근감소증이나 골다공증, 관절염 등 근골격계 질환이 있는 경우, 고혈압, 당뇨, 고지혈증 등 만성적 내과 질환이 있는 경우, 파킨슨병이나 치매와 같은 신경계 질환으로 인한 보행이나 균형 장애가 있는 경우, 그 밖에 시력 장애, 약물 부작용 등 다양한 요인이 있어 이들을 살펴보면 다음과 같다.

2. 근골격계 질환

(1) 골다공증

    뼈에 구멍이 많아진다는 의미의 골다공증은 골량의 감소와 골의 미세 구조 이상으로 인한 병으로, 골다공증이 있는 노인이 낙상을 하게 되면 골절 위험성이 훨씬 높아지므로, 노인 낙상 예방과 치료에서 가장 중요한 질병이다. 특히 우리나라 50대 이상 여성의 35.5%, 남성의 7.5%에서 골다공증이 있다고 보고되므로, 노년기에는 매년 정기 검진을 통해 추적 검사를 하여 골다공증의 진행 양상을 확인하면서 적극적인 예방과 치료를 시행해야 한다.

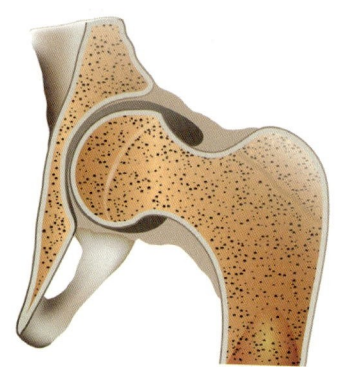 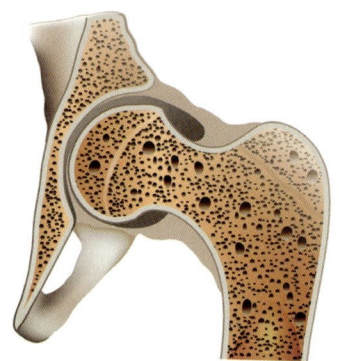

▲ 정상적인 사람의 뼈 골밀도 단면(왼쪽)과 골다공증 환자의 뼈 골밀도 단면(오른쪽)

골다공증이 있는 노인에게 낙상으로 대퇴골 골절이나, 척추 압박 골절, 손목의 골절이 생기면 노인 개인의 삶의 질에 영향을 미칠 뿐 아니라 환자의 가족이나 사회에 미치는 영향도 매우 크므로, 낙상으로 인한 골절의 예방이 가장 중요하다. 따라서 낙상이 발생하기 전 평소 노인 본인이 스스로 주의를 기울여 적절한 예방 치료(칼슘, 비타민 D, 단백질과 같은 충분한 영양 섭취)와 규칙적인 운동 등을 반드시 시행하여야 한다. 또한 이미 골다공증이 진단되거나, 낙상으로 인한 골절이 발생한 경우라면 더욱 적극적으로 골다공증 약물 치료나 주사 치료, 체중 부하 운동* 등을 시행하여 추가적인 골다공증이나 낙상을 예방하여야 한다.

• **체중 부하 운동** 특별한 도구를 사용하지 않고 자신의 체중을 이용하여 뼈와 근육에 자극 및 부하를 가하는 것.

(2) 근감소증

사지 근력은 60대 이후 급격히 감소하며, 이처럼 노화에 따른 근육량과 근력의 감소를 근감소증이라 한다. 주로 하지•에 발생하여 보행 등의 운동 능력을 저하시키므로, 골다공증과 더불어 노인의 낙상과 골절 발생의 핵심 요인이다. 따라서 근육량을 유지하기 위한 충분한 영양소 특히, 단백질의 섭취와 운동을 통해 근력을 증가시키는 것이 근감소증과 낙상 예방에 필수적이다. 이를 위해 적어도 1~1.5g/kg/day의 단백질 섭취가 권장된다. 즉, 체중이 50kg이면 하루 50~75g의 단백질 섭취가 권장된다.

(3) 퇴행성 관절염 등의 관절 질환

무릎이나 척추의 퇴행성 관절염 등의 관절 질환은 통증으로 인해 보행이나 일상생활 동작을 제한할 뿐만 아니라 신체 활동성을 감소시켜 근감소증과 골다공증을 더욱 악화시키는 요인이 된다. 따라서 가능한 관절이나 척추의 통증 발생 초기부터 적극적인 진단과 치료(체중 감량, 수중 운동과 같은 유산소 운동, 약물이나 주사 치료, 보조기를 사용한 통증 관리)를 시행하여 관절염의 진행을 막고, 가능한 독립적인 생활을 유지하는 것이 중요하다. 또한, 관절염으로 인공 관절 치환술을 시행한 경우에도 더욱 규칙적인 관절 운동을 통해 근감소증을 예방하는 것이 필수적이다.

3. 내과적인 질환

(1) 고혈압

고혈압은 전 세계적으로 노인에서 발생되는 가장 흔한 내과적 만성 질환의 하나로 우리나라에서도 고령 인구 중 남성의 약 60%, 여성의 약 70%에서 관찰된다. 특히, 고혈압의 치료는 뇌졸중이나 심장 질환의 발생 및 사망률 감소에 기여할 뿐 아니라 낙상에도

• 하지 '다리'를 전문적으로 이르는 말.

관련되므로 적극적인 진단과 치료가 필요하다. 다만, 노인들의 경우 너무 강한 고혈압약을 복용하다 보면 오히려 혈압이 너무 떨어져 기립성 저혈압이 생기므로 이로 인한 낙상 위험성이 오히려 증가할 수 있다. 따라서 규칙적인 혈압 측정과 적절한 혈압약 선택이 더욱 중요하다.

(2) 당뇨병

노인 당뇨병도 다양한 합병증(신장 장애, 망막병증, 인지 기능 장애, 혈액 순환 장애 등)을 초래하므로, 적극적인 진단과 치료가 필요하다. 특히 노년기에는 너무 엄격한 당뇨 조절은 저혈당을 유발하여 이로 인한 쇼크나 실신, 낙상의 위험성이 높으므로 노인 당뇨병 치료의 주요 목표는 합병증을 예방하는 정도의 당뇨약을 사용하여 저혈당과 같은 부작용을 최소화하는 것이다.

(3) 이상지질혈증

이상지질혈증은 보통 증상이 없어, 혈액 검사를 통해 진단하고 치료하며, 운동이 부족한 노인의 경우 이미 고혈압이나 당뇨병과 같은 질병이 동반된 경우가 많은 상태에서 이상지질혈증(고지혈증 등)이 동반되면 뇌졸중이나 심장병, 부정맥, 낙상의 위험성이 높아지므로 치료가 필요하다.

하지만 이상지질혈증의 경우, 약물 치료보다 먼저 규칙적인 운동을 하거나, 비만인 경우 체중 조절 등 생활 습관 교정이 먼저 이루어져야 한다.

4. 퇴행성 신경계 질환

(1) 알츠하이머 치매

• 이상지질혈증 혈중에 총 콜레스테롤, LDL 콜레스테롤, 중성 지방이 증가된 상태거나 HDL 콜레스테롤이 감소된 상태를 말한다.

가장 대표적인 노인성 치매로 65세 노인의 1%에서 발생하고, 이후 매 5년씩 증가할 때마다 발생 확률이 두 배씩 늘어난다. 알츠하이머 치매는 환자와 그 가족의 삶을 매우 힘들게 하는 질병이다. 아직도 정확한 발병기전은 모르지만 뇌에 비정상 물질이 축적된다고 하며, 초기에는 건망증, 기억 상실 등의 증상이 생겨, 점차 진행되면서 전혀 자신을 돌보지 못하게 되므로, 가능한 한 조기 진단하여 치료를 시행하는 것이 필요하다.

(2) 파킨슨병

알츠하이머 치매와 더불어 노인에게 나타나는 가장 흔한 퇴행성 신경계 질환으로 초기에는 기억 등에는 이상이 없이 주로 보행 장애나 근육 경직, 손 떨림 등 운동 기능에서 주로 이상을 보이는 질환이다. 따라서 보행 장애로 인한 낙상의 빈도가 병의 경과를 나타낼 만큼 매우 흔히 발생하므로 파킨슨병으로 진단된 환자는 특히, 낙상의 가능성을 항시 염두에 두고, 지팡이나 보행기 등 보조기 사용에 익숙해야 한다. 또한 다양한 치료 약제가 사용되며 약제의 부작용도 매우 심각하고 다양하므로, 전문의의 진료를 통한 지속적인 약물치료나 추적 관찰을 하며 경과를 관리하는 것이 중요하다.

5. 기타 질환이나 문제

(1) 시력과 청력 장애

노화에 따른 시력과 청력 저하는 외부 환경을 인지하여 적응하는 데 어려움을 초래하여, 보행 중 도로의 장애물을 확인하거나, 외부의 유해 요인(차량 접근 등)을 감지하지 못하여 낙상이나 사고에 대처하지 못하게 한다. 특히 노안을 해결하고자 사용하는 다초점 안경은 계단 사용 시에는 오히려 헛디뎌 낙상을 초래할 수 있으므로 사용에 주의를 요한다. 청력 감퇴가 심할수록 인지 기능 저하도 심해진다고 하므로 65세 이상 노인의 경우, 매년 혹은 적어도 2년에 1회 정도 안과 검진을 시행하고, 매 3년마다 정기적인 청력 검사를 받는 것이 권장된다.

(2) 약물 과다 사용

노인의 경우, 고혈압, 당뇨, 고지혈증, 골다공증, 관절염 등 여러 질환을 동시에 갖고 있으므로 많은 약물을 동시에 복용하는 경우를 종종 보게 된다.

하지만 노인은 약물 대사 능력 또한 저하되므로, 다량의 약물 복용은 부작용의 가능성이 매우 높게 된다. 따라서 본인이 복용하는 약의 이름과 효능, 부작용이 적힌 약 처방전을 잘 정리하여 지참한다. 또한 주치의나 단골 약국을 정해 가능한 한 모든 약을 한 곳에서 처방받아 이중 처방을 방지하고 약물 상호 작용도 확인하며, 꼭 필요한 약만 복용할 수 있도록 정리하는 것이 중요하다.

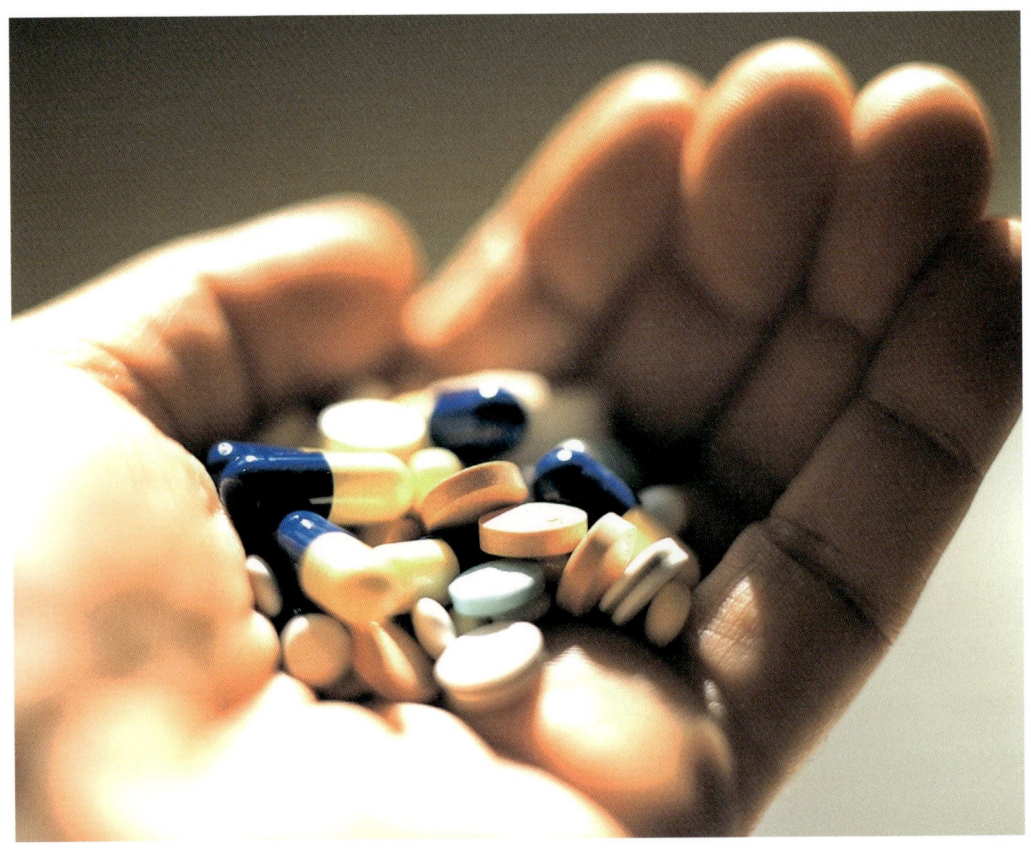

(3) 불면증(수면 장애)

노년기에 겪는 수면 장애는 주로 야간 배뇨, 두통, 만성 통증과 같은 만성 질환이나, 배우자와의 사별, 은퇴 후의 생활 패턴 변화 등 정신적인 요인으로 인해 2차적으로 발생하며, 다른 질환이 동반될 때 이미 있던 수면 장애가 더 악화되는 것으로 보인다. 또한, 음주나 수면 장애 유발 약물(기관지 확장제, 고혈압 약제 중 베타 차단제•, 스테로이드, 중추신경자극제 등)도 불면증을 유발할 수 있으며, 노인에게서 흔히 보이는 우울증, 불안, 활동 부족이나 과도한 낮잠도 수면 장애를 유발할 수 있다. 특히 이런 수면 장애로 인해 낙상의 위험성이 증가되므로, 노인 수면 장애의 치료는 정확한 유발 요인을 찾아 제거하는 것이 최우선이다. 그 다음 수면제 등의 약물 치료를 최소화하고, 비약물 행동 치료나 수면 위생 교육 등을 시행하는 것이 바람직하다.

• **베타 차단제** 노르아드레날린의 자극 활동을 차단해 심장 박동수와 심장의 운동량을 줄여준다.

chapter 4

진료실에서 못다 한 건강한 노년 생활 이야기

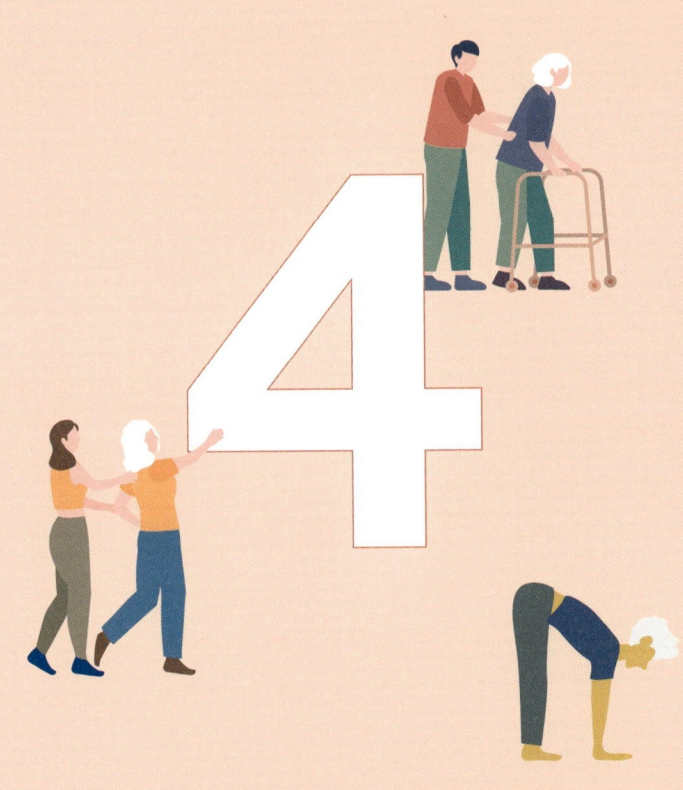

관절 관리법

01. 무릎
02. 허리
03. 어깨
04. 목(경추부)
05. 인공 관절 치환술 후 재활
06. 부동 증후군

01 무릎

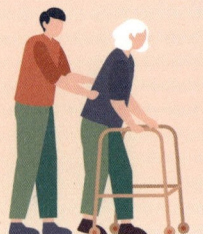

1. 자가 관리

무릎 통증 치료는 문제를 일으키는 원인이 무엇인지에 어느 정도 달려 있다. 그러나 다음과 같은 간단한 방법으로 여러 형태의 무릎 통증 치료에 도움을 줄 수 있다.

(1) 신체 운동

허벅지를 강화하는 운동은 무릎 관절에 도움이 된다. 운동은 무릎 통증의 가장 흔한 원인 중 하나인 골관절염의 발생을 지연시킬 수 있으며, 신체적으로 활동적인 사람은 골관절염의 유무와 관계없이 연골 조직의 건강 상태를 증진시킨다. 다리 근육을 강화하는 것은 특히 무릎에 유익하고, 관절통을 앓고 있는 사람들은 무릎에 부담을 주지 않는 수중 에어로빅과 같은 활동을 통해 도움을 받을 수 있다.

(2) 강화 운동

운동을 통해 대퇴사두근을 강화하면 무릎 관절을 보호하는 데 도움이 된다. 허벅지의 측면과 앞쪽에 있는 이 근육을 강화시키는 방법은 다음과 같다.

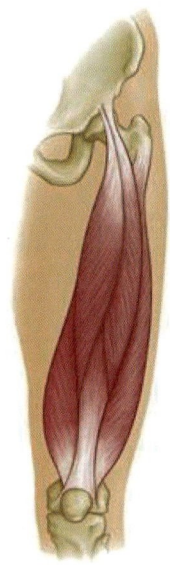 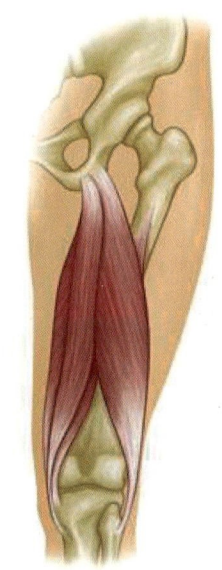

▲ 허벅지 앞의 대퇴사두근   ▲ 허벅지 뒤의 슬굴곡근

▶ **한 다리 펴서 들어올리기(앉은 상태)**
의자에 바른 자세로 앉은 후, 한 다리를 곧게 펴고, 1부터 10까지 셀 동안 자세를 유지하고 천천히 다리를 내린다. 이 과정을 양측 다리에 10회씩 반복한다.

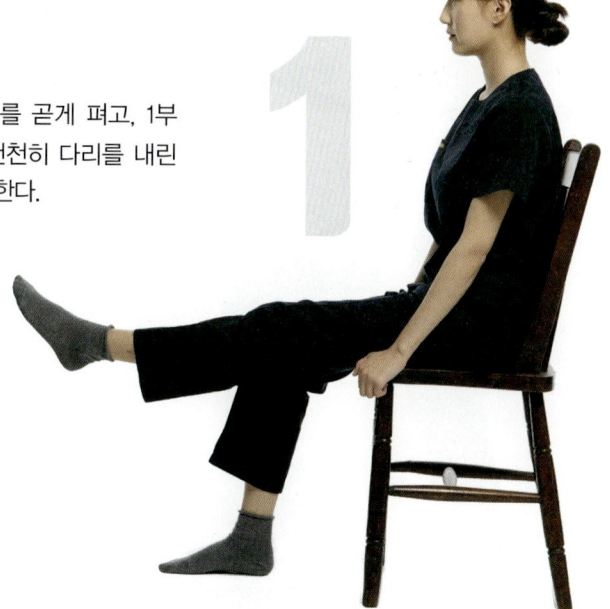

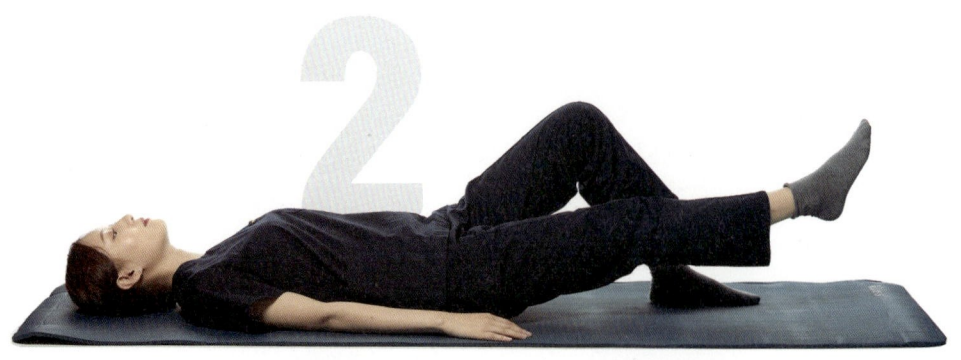

▲ **한 다리 펴서 들어올리기(누운 상태)**
누워서 한 다리의 무릎은 구부리고, 다른 다리는 곧게 펴서 침대 또는 바닥에서 발을 들어 올린다. 5까지 천천히 셀 동안 유지하고 내린다. 더 이상 할 수 없을 때까지 반복하고, 1분을 쉬고, 3세트 반복한다.

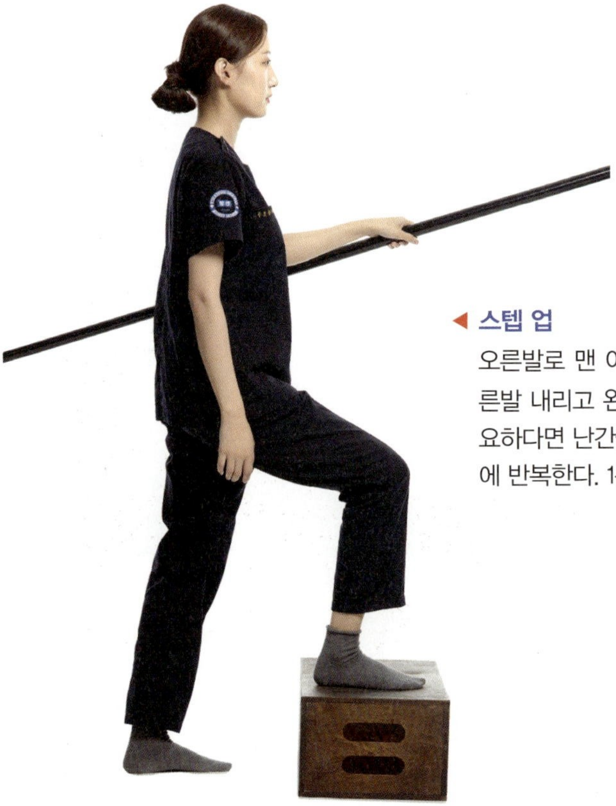

◀ **스텝 업**
오른발로 맨 아래 계단을 밟는다. 왼발을 들어 올리고, 오른발 내리고 왼발을 내리고, 오른발 올리고를 반복한다. 필요하다면 난간을 잡도록 한다. 숨이 찰 때까지 각각의 다리에 반복한다. 1분 동안 쉬었다가 다시 두 번 반복한다.

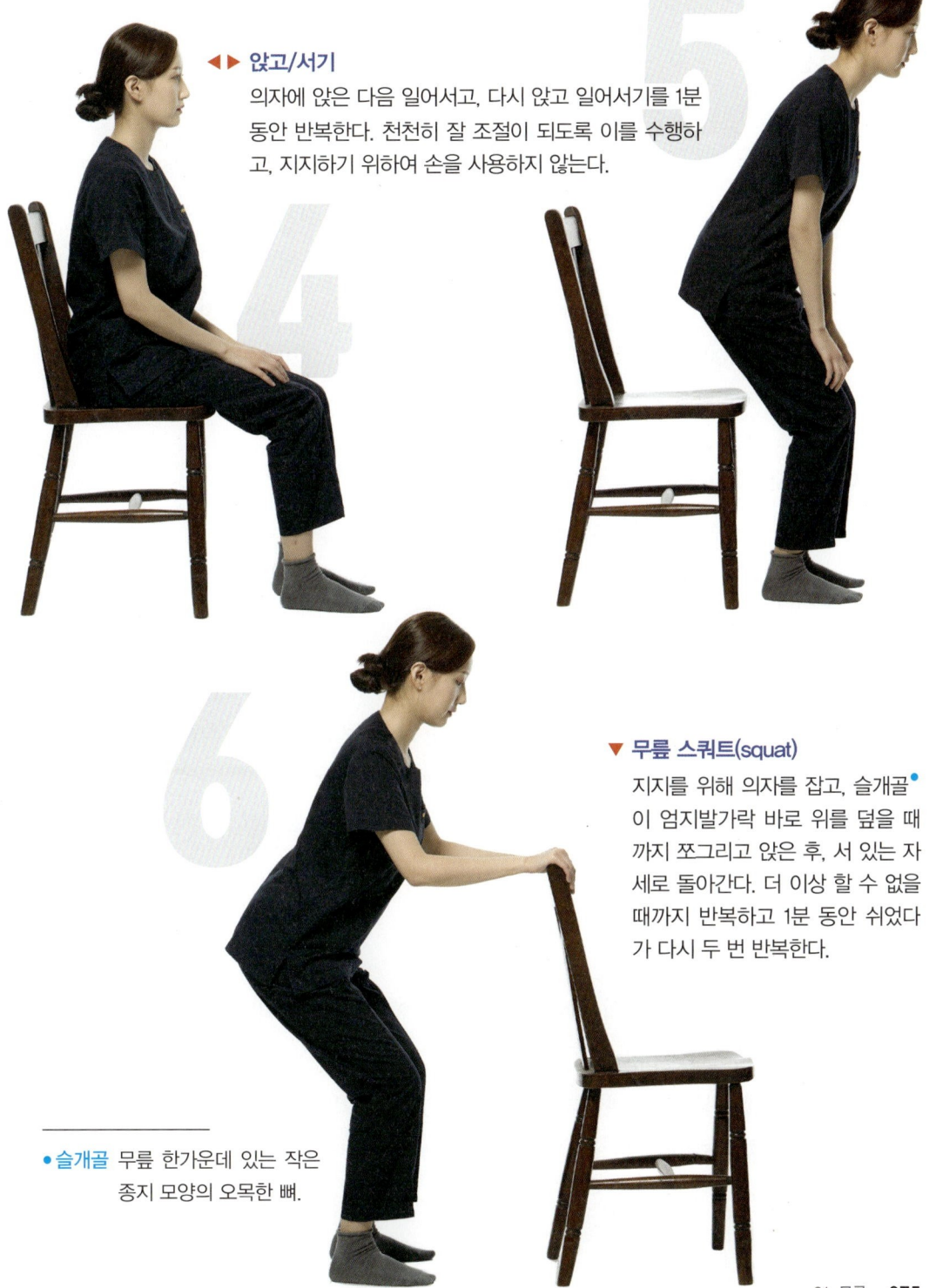

◀▶ **앉고/서기**
의자에 앉은 다음 일어서고, 다시 앉고 일어서기를 1분 동안 반복한다. 천천히 잘 조절이 되도록 이를 수행하고, 지지하기 위하여 손을 사용하지 않는다.

▼ **무릎 스쿼트(squat)**
지지를 위해 의자를 잡고, 슬개골●이 엄지발가락 바로 위를 덮을 때까지 쪼그리고 앉은 후, 서 있는 자세로 돌아간다. 더 이상 할 수 없을 때까지 반복하고 1분 동안 쉬었다가 다시 두 번 반복한다.

● **슬개골** 무릎 한가운데 있는 작은 종지 모양의 오목한 뼈.

(3) 유산소 운동

유산소 운동은 맥박을 증가시키고 숨을 차게 하는 운동이다. 규칙적인 유산소 운동은 여러 면에서 도움이 될 수 있다. 그것은 일반적인 건강과 웰빙(well-being)에 좋으며 엔도르핀(endorphin)이라고 불리는 통증 완화 호르몬의 방출을 자극하여 통증을 줄일 수 있다. 또한 수면을 잘 취할 수 있도록 도와준다. 유산소 운동의 종류에는 자전거 타기, 수영, 걷기 등이 있다. 옆 사람과 대화를 나눌 수 있을 정도로 숨이 차게 운동을 해야 하며, 매주 2시간 30분을 해야 한다. 한 번에 모두 할 필요 없이 나누어서 진행할 수 있다.

(4) 자세와 지원

무릎 긴장을 최소화하는 데 도움이 되는 조치는 다음과 같다.

1. 몸이 '가라앉는' 낮은 의자와 소파를 피한다.
2. 필요한 경우 베개에 앉아 좌석 높이를 올린다.
3. 몸을 숙이거나 기대는 자세를 취하지 않은, 바른 자세를 유지하는지 확인한다.
4. 무릎에 비정상적인 힘이 가해져 마모가 발생할 수 있으므로 보조 신발을 착용하고, 무너진 아치를 가진 신발은 착용하지 않는다.
5. 관절은 움직이지 않으면 뻣뻣하고, 통증을 유발할 수 있으므로, 장시간 앉아서 움직이지 않고 보내는 일은 삼간다.

(5) 체중 감량 및 다이어트

과체중인 사람은 무릎 통증의 위험이 높다. 체중이 초과하게 되면 관절이 더 많은 일을 하게 되는데, 체중이 0.5kg 증가하면 무릎에 실리는 부하는 그 3~6배가 되며, 체중을 5kg 줄였을 때, 관절염 발생 위험도는 50% 감소한다고 한다. 체중이 감소하면 관절염으로 인한 통증을 포함하여, 장기적으로 무릎 통증을 줄이는 데 도움이 된다. 비만은 그 외에도 걸음걸이가 비정상으로 될 가능성이 커 연골에 더욱 부담을 줄 수 있으며, 그 경우 연골 손상의 빈도도 그만큼 높아지며, 관절에서 염증 관련 물질의 분비를 활발하게 한다. 그러나 지나친 체중 감량은 오히려 류마티스 관절염의 경우에는 악화를 불러올 수 있으므로, 표준 몸무게를 유지하는 것이 중요하다. 식이요법은 체중을 조절하는 데 도움을 주며, 건강에 좋은 식단이란 균형 잡힌 식단을 의미한다. 균형 잡힌 식단은 다음과 같다.

1 과일, 채소 및 섬유질이 높은 식품
2 고기, 동물성 지방 및 다른 지방 성분이 적은 식품

식생활 실천사항은 다음과 같다.

1 다양한 식품을 먹으며, 정상 체중을 유지한다.
2 칼슘 및 비타민 D가 부족하지 않도록 한다.
3 카페인을 과다하게 섭취하지 않는다.
4 단백질을 과다하게 섭취하지 않는다.
5 저지방 식사를 한다.
6 싱겁게 먹는다.
7 녹황색 채소, 간, 곡류, 과일을 충분히 섭취한다.

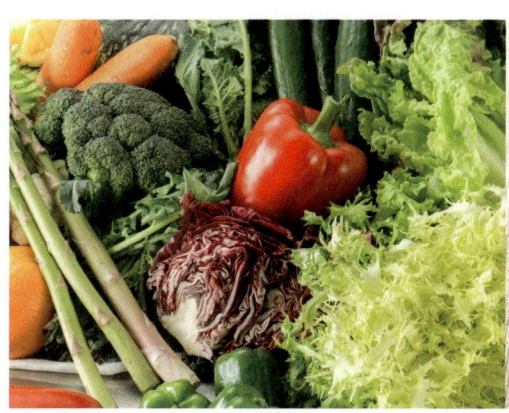
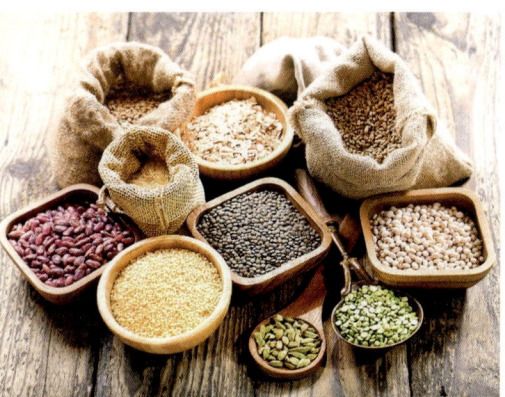

(6) 약물

골관절염의 치료의 목적은 통증을 경감하고 신체 기능 손실을 최소화하는 것으로, 일차적인 치료는 약물 치료가 아닌 체중 조절과 규칙적인 운동을 통한 하지 근력 강화가 강조되어야 한다. 따라서 운동을 계속하고 무릎의 긴장을 줄이며 필요한 상황에서 약물을 복용하면 최상의 결과를 얻을 수 있다. 약물은 골관절염으로 인한 통증과 뻣뻣함을 완화하는 데 사용할 수 있지만, 질환 자체를 예방하거나 치유할 수는 없다. 타이레놀과 같은 처방전 없이 구입할 수 있는 진통제가 도움이 될 수 있지만, 필요한 경우 더 강한 진통제를 처방할 수 있다. 이부프로펜(ibuprofen)과 나프록센(naproxen)과 같은 비스테로이드성 항염증제를 짧게 사용하면 무릎의 통증, 염증 및 붓기를 줄일 수 있다. 관절에 심한 통증을 호소하는 경우 스테로이드 제제(부신 피질 호르몬제)를 관절 내에 주입하면 수 시간 또는 수 일 이내에 증세가 호전되는 것이 보통이다. 그러나 효과가 일시적이고 자주 사용하면 습관성이 되기 쉽다. 또한 스테로이드 자체가 관절 연골의 변성을 촉진시켜 질환의 전체적인 진행에 해로운 영향을 끼치게 된다. 스테로이드 주입 시 2차 감염의 가능성이 있으므로, 특히 3개월 이하 간격의 반복 주사나 1년에 3~4회 이상의 사용은 피해야 한다. 히알루론산(hyaluronic acid)은 관절의 윤활, 보호 작용이 있는 것으로 알려져 있어 관절강• 내 주사로 수 개월간 효과적일 수 있다고 보고되어 초기 퇴행성 관절염의 치료에 보조적으로 사용되고 있다. 최근에 연골의 파괴 방지와 생성에 관여한다고 주장되는 약물들이 건강 보조 식품의 일종으로 사용되고 있다. 가장 흔히 쓰이는 것으로 글루코사민과 콘드로이틴 설페이트의 조합인데 이들은 소위 연골 성분의 생성을 자극한다는 이론적 장점을 지니며 일부 증명되기도 하였으나 아직까지는 논란의 여지가 있다. 장기 복용에도 큰 부작용 없이 일정 정도의 효과가 있다고 알려져 있다.

• **관절강** 관절을 이루는 두 뼈 사이에 관절 주머니로 둘러싸인 공간. 이 속에 윤활액이 차 있어 운동을 원활하게 한다.

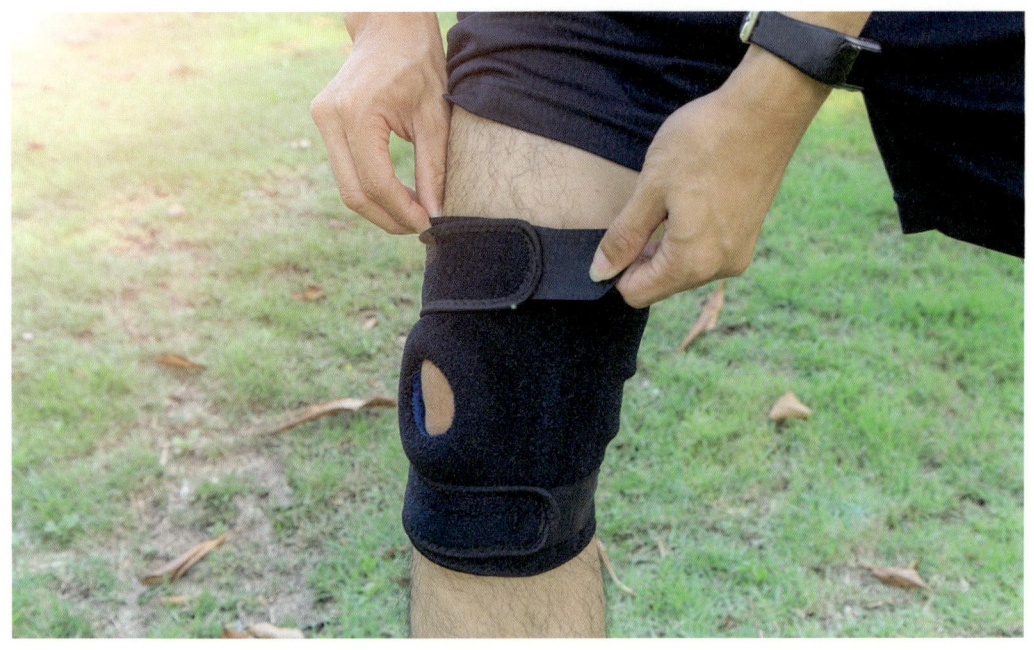

(7) 보호, 안정, 얼음찜질, 압박 및 거상

　보호대를 사용하여 무릎을 지지하고 통증을 완화한다. 안정, 얼음찜질, 압박 및 거상(다리 들기)은 염좌와 같은 연부 조직 손상으로 인한 경미한 무릎 통증을 치료하는 데 도움이 될 수 있다. 보호란 무릎을 더 큰 손상으로부터 보호하는 것을 말한다. 예를 들어, 무릎 손상을 일으킨 활동을 중단하여 무릎을 보호한다. 안정은 더 이상의 손상 위험을 줄이고 조직에 치유될 시간을 준다. 그러나 모든 활동을 멈추는 것은 바람직하지 않다. 이것이 뻣뻣함과 근육 약화로 이어질 수 있기 때문이다. 얼음찜질은 붓기와 염증을 줄일 수 있으며, 수건으로 싸서 손상 첫날에 여러 번 20분 동안 해야 한다. 이때 얼음이 피부에 직접 닿지 않도록 한다. 이로 인해 더 많은 손상을 입을 수 있기 때문이다. 무릎 보호대를 착용하여 압박하면 편안감이 증진될 수 있으며, 보호대 또는 붕대는 견고해야 하지만 너무 조여서는 안 된다. 다리를 올려주는 것은 순환을 촉진하고 붓기를 줄여주며, 이상적으로 무릎은 심장의 높이보다 높아야 한다.

(8) 온열과 한랭

온열과 한랭 치료는 관절염으로 인한 관절 통증의 완화를 위해 추천된다. 온열 치료는 근육을 이완시키고 윤활 작용을 향상시켜 뻣뻣함을 감소시키므로 온수 병이나 따뜻한 패드를 사용한다. 한랭 치료는 수건에 싼 얼음 등을 활용하며 통증, 염증 및 붓기를 줄일 수 있다. 어떤 사람들은 아침에 관절의 가동성(mobility)을 향상시키고 나중에 붓기를 줄이기 위해 열 치료를 할 수도 있다.

(9) 태극권(Tai Chi exercise)

태극권은 명상적 운동의 한 형태이며, 무릎 골관절염이 있는 204명의 참가자를 대상으로, 12주 동안 태극권을 시행한 군에서 표준 물리 치료를 받은 사람들과 비교하여 증상과 삶의 질의 신체적 측면에서 상당한 개선을 보였다고 한다.

2. 무릎 앞뒤 통증

무릎 통증 치료는 문제를 일으키는 원인이 무엇인지에 어느 정도 달려 있다. 그러나 다음과 같은 간단한 방법으로 여러 형태의 무릎 통증 치료에 도움을 줄 수 있다.

(1) 무릎 앞의 통증

무릎 앞 통증은 가장 흔한 통증 중 하나이다. 일반적으로 10대 청소년, 특히 젊은 여성 운동 선수에게 영향을 주며, 그것은 운동하는 사람에게서 나타나는 과사용 증후군 중의 하나이다. 무릎 앞 통증의 대부분은 과사용으로 인한 손상 또는 준비 운동 부족으로 인한 것이다. 통증은 대개 저절로 사라지고, 이후에는 스포츠 활동을 재개할 수 있다. 통증은 다양하지만 다음과 같은 경향을 보여준다.

1 통증은 점차적으로 시작되며 활동과 관련이 있다.
2 "뚝" 소리가 나거나 다른 소리가 난다.

③ 위층에 올라갈 때 또는 오랫동안 앉아 있거나, 쪼그리고 앉거나, 무릎을 꿇은 후에 일어날 때 통증이 발생한다.

앞무릎 통증에 대한 권장 치료 방법은 다음과 같다.
① 해결될 때까지 통증을 유발하는 활동을 중지한다.
② 무릎이 아플 때는 얼음찜질을 한다.
③ 이부프로펜(ibuprofen) 또는 나프록센(naproxen)과 같은 처방전이 불필요한 진통제를 복용한다.
④ 근력강화 운동을 한다.

(2) 무릎 뒤의 통증

무릎 뒤쪽에 오는 통증의 원인은 많다. 일부는 더 흔하고 덜 심각한 반면, 어떤 경우에는 보다 즉각적인 치료가 필요하다. 무릎은 복잡한 관절이며 단순한 일상 활동에서도 많은 영향을 받는다. 무릎 손상은 관절에 가해지는 충격과 긴장을 피함으로써 종종 감소되거나 예방될 수 있다. 무릎 뒤쪽의 통증 치료는 원인에 따라 크게 달라진다. 무릎 뒤쪽의 통증이 발생하면 다음과 같은 사실을 알고 있어야 한다.

① 이러한 종류의 통증에는 여러 가지 원인이 있을 수 있다.
② 무릎 통증에 대한 조기 치료는 종종 손상 부위가 악화되는 것을 방지한다.
③ 어떤 경우에는 통증이 운동 전의 피로감이나 스트레칭으로 인한 것이 아닌 경우가 있다.

무릎 뒤쪽의 통증을 진단하기 위해 의사와 긴밀히 협력하는 것이 중요하다. 일부 원인으로 치료를 완전히 하기 위해 장기간 치료가 필요하기 때문이다. 무릎 뒤쪽의 통증에 대한 가능한 원인은 다음과 같다.

다리 경련 : 다리 경련은 일반적으로 무릎 뒤에 통증을 유발한다. 경련은 근육이 너무 단단해질 때 일어난다. 이 긴장은 근육이 스트레칭 되지 않고 너무 많은 일을 하고 있기

때문일 수 있으며, 그것이 스트레칭 되고 아직도 경련이 지속될 경우에는, 근육의 과사용에 의한 것일 수도 있다. 과사용 증후군은 무릎의 다른 부위에 영향을 줄 수도 있는데, 어떤 사람은 무릎 근처의 허벅지나 종아리에 경련을 느낄 수 있다. 경련(cramp)이 일어날 때의 느낌은 근육의 갑작스럽고 아픈 연축(spasm)•과 유사하다. 통증은 몇 초 또는 몇 분 지속될 수 있으며, 그 정도는 불편감에서 중증까지 다양하다. 다리 경련의 다른 가능한 원인은 다음과 같다.

1. 탈수
2. 파상풍과 같은 감염
3. 간 질환
4. 혈액 속의 과도한 독소
5. 신경 문제
6. 임신 중인 여성도 다리 경련을 경험할 수 있다.

다리 경련을 자주 경험하는 사람들은 규칙적으로 종아리를 스트레칭하면 안정감을 느낄 수 있다. 또한 무릎과 주위 근육에 긴장을 덜어주기 위해, 보행 시 앞발과 뒷발 간의 거리를 짧게 해서 걷는 것이 좋다.

3. 무릎 통증의 원인

골관절염, 류마티스 관절염, 염좌 및 통풍은 무릎 통증의 가장 흔한 원인 중의 하나이다.

(1) 골관절염

골관절염은 장기간의 무릎 통증의 가장 흔한 원인 중 하나이다. 이것은 관절의 마모

• **연축(spasm)** 순간적인 자극으로 근육이 오그라들었다가 이완되어 다시 본래의 상태로 돌아가는 과정.

와 파열로 인한 것으로 생각된다. 대부분 65세 이상의 노인들에게 영향을 주며, 건강한 무릎에서는 관절의 뼈끝을 덮는 연골 때문에 부드럽게 구부러지고 곧게 펴진다. 이 연골에 대한 장기간 손상으로 골관절염이 유발되며, 운동이 제한되고 통증이 점차 증가한다. 체중이 실릴 때 통증이 악화되고, 휴식 시에 완화된다. 통증은 주로 아침에 깨어난 후나, 장시간 관절을 움직여 주지 않은 다음에 일어나며, 관절을 움직여주면 뻣뻣함이 감소된다.

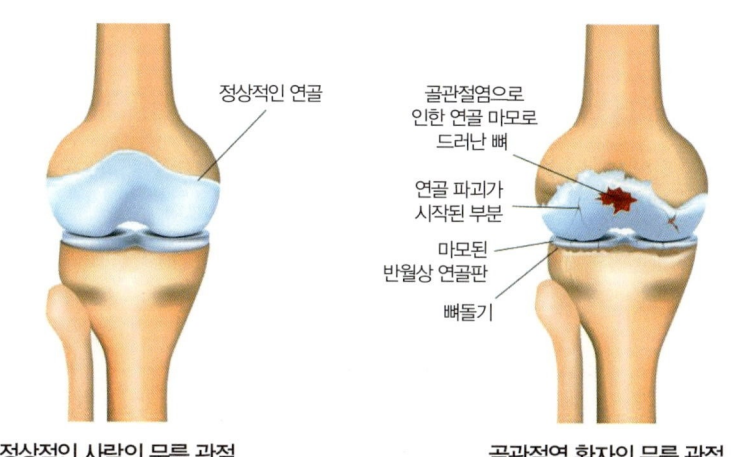

정상적인 사람의 무릎 관절   골관절염 환자의 무릎 관절

(2) 류마티스 관절염

다른 종류의 관절염인 류마티스 관절염도 무릎 통증을 유발할 수 있다. 류마티스 관절염은 무릎이 부어오르는 경향이 있으며, 아픈 관절은 빨갛고, 누르면 아프며, 따뜻하고, 부어오르는 경향이 있다. 통증과 더불어 전형적으로 이른 아침에 좀 더 전반적인 관절의 뻣뻣함을 동반하고 있고, 오후에 피로가 있을 수 있다. 이러한 증상이 있는 무릎 통증은 올바른 진단과 치료를 위해 의사의 주의를 필요로 하며, 류마티스 관절염은 조기에 치료를 받으면 치료의 반응이 매우 좋다.

(3) 염좌, 긴장 및 손상

염좌 및 긴장은 비정상적이거나 증가된 활동, 또는 어색한 비틀기 또는 이동으로 무릎 조직이 늘어날 때 발생한다. 앞에서 설명한(보호, 안정, 얼음찜질, 압박 및 거상으로 며칠 내에 통증이 완화되고, 운동이 개선되며, 몇 주 동안 점진적으로 개선되어야 한다. 염좌는 보통 자체적으로 해결되지만, 일부 문제가 되는 질환은 더 복잡한 치료가 필요할 수 있다. 예를 들어, 반월상연골로 알려진 무릎 관절 내 조직의 패드(pad of tissue) 손상은 수술이 필요할 수 있다.

(4) 통풍

통풍은 관절염의 다른 유형이다. 발적•과 부종을 동반한 심한 무릎 통증이 갑자기 나타나며, 다른 관절에도 영향을 줄 수 있다. 이러한 상태는 약물과 식이 요법, 운동으로 치료를 받을 수 있다.

4. 병원 방문 시기

갑작스러운 외상이나 교통 사고, 낙상으로 인한 명백한 무릎 부상은 즉각적인 치료가 필요할 수 있다. 심한 통증, 깊은 상처, 붓기가 있거나 다리를 사용할 수 없는 사람은 의사에게 무릎 검사를 받아야 된다. 무릎 통증이 오래 동안 지속되고, 점차 악화되고, 일상생활을 방해하는 경우 의사의 검진이 필요하다.

무릎 통증과 함께 관절이 빨갛고, 누르면 아프고, 따뜻하며 부어오른다면 의사의 진단과 치료를 받는 것이 중요하다.

증상이 지속되고 다른 관절 증상이 동반되며 조조경직(아침에 관절이 뻣뻣해짐)과 같은 다른 증상이 있으면, 류마티스 관절염으로 진단될 수 있다. 의사는 질병 자체와 그로 인한 고통에 대해 약물을 처방할 수 있다. 부어오른 무릎이 매우 뜨겁고, 고통스럽고,

---

• **발적** 피부나 점막에 염증이 생겼을 때에 그 부분이 빨갛게 부어오르는 현상.

불쾌한 다른 일반적인 증상이 발생하면, 긴급한 의학적 도움이 필요하다. 무릎은 감염될 수 있으며, 심각한 감염은 위험할 수 있다. 이러한 경우 긴급한 병원 치료가 필요하다. 무릎 통증으로 의학적 도움을 받고 있는 사람들은 상태가 악화되거나 약물 부작용이 발생하면 의사와 상의를 해야 한다.

5. 수술 시기와 수술 방법

비수술적 치료 방법에도 불구하고 더 이상 증상의 호전이 없으며, 관절의 변화가 계속 진행하여 일상생활에 지장이 극심한 경우에는 수술적 치료 방법을 실시하게 된다.

일반적으로 사용되고 있는 수술 방법으로는 관절경을 이용한 관절 내 유리체●의 제거, 활막 절제술, 골극 제거술, 절골술, 관절 성형술 및 관절 고정술 등이 있다.

1. 관절경 : 관절경을 이용하여 관절 내부를 세척하고 유리체 및 활액막을 제거하여 증상을 완화시킬 수 있다. 최소한의 피부 절개로 수술이 가능하고 수술 전후 통증이 적으며 수술 후 회복에 필요한 기간이 비교적 짧다. 그러나 질환의 완전한 치료를 얻기 어려우며 수술의 효과가 지속되는 기간도 환자마다 달라 예측하기 어려운 면이 있다.

2. 절골술 : 절골술은 일반적으로 퇴행성관절염이 중기 이하이거나, 관절의 한 부분에만 발생한 경우 관절의 정렬을 바꾸어 줌으로써 하중이 가해지는 부분을 변경시킬 목적으로 시행된다.

3. 소파관절 성형술, 다발성 천공술 : 연골 아래 골에 미세 출혈을 일으켜 관절 연골의 재형성을 촉진하는 방법으로 중기 이하의 관절염에서 시도된다.

4. 관절 성형술, 관절 고정술 : 보다 심한 관절염에서 고려되는 방법으로, 인공 관절 치환술이 대표적이고 효과적인 방법이다.

● **관절 내 유리체** 관절 내에 떠돌아다니는 물체.

02 허리

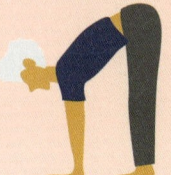

1. 노년에서의 허리 질환

나이가 들어갈수록 몸의 다른 부위와 마찬가지로 허리를 구성하는 구조물의 퇴행 변화가 일어난다. 또 노년에는 근력, 유연성, 민첩성, 균형 감각 등이 떨어지므로 자세가 나빠지고 외부 환경 적응이 떨어져 통증을 달고 살거나 부상을 당하기 쉽다. 노년에 병원을 자주 찾는 허리 질환은 근육 경직, 척추 협착증, 척추 후관절염, 척추 압박골절 등이다. 그러나 이런 질환이 구분하기 쉽게 각각 나타나기보다는 같이 있는 경우가 대부분이다.

(1) 근육 경직

근육 경직에 의한 통증은 노년층에 매우 흔한데, 자세와 일상생활 습관과 주로 관련이 있다. 허리뿐만 아니라, 둔부, 허벅지 바깥쪽까지 같이 굳어 있는 경우가 많고, 손으로 만져 보면 근육이 딱딱하게 굳어 있고, 좀 세게 누르면 심한 통증이 나타난다. 다른 병도 그렇지만 초기에 병원을 찾아 정확한 진단을 받는 것이 좋다. 통증이 한 달 이상이 되면 잘 낫지 않기 때문에 단순 근육통(근막통증증후군)으로 진단받으면 약물 치료, 주사 치료, 물리 치료를 충분히 받고, 급한 통증이 개선되면 전문가의 도움을 받아 바른 자세와 생활 습관에 대한 교육을 받는 것이 중요하다. 자가 운동을 시작하는 것이 중요한데, 운동 경험이 없는 사람의 경우 운동으로 인해 통증이 재발할 수 있으므로 주의해야 한다. 이 경우 운동의 일반적인 원칙은 전신 유산소 운동으로 가볍게 시작하는 것이다. 또 초기에 과도한 목표를 세우는 것은 좋지 않다. 노년층의 초기 운동으로 일반적으로 권할 수 있는 것은 걷기이다. 걸을 때 주의사항은 먼저 바른 자세를 취하는 것이다. 오랫동안 몸이 굳어 처음부터 바른 자세가 되지 않는 경우가 많은데, 전문가의 도움을 받아 바른 자세에 대한 감을 잡는 것도 좋은 방법이다. 또 낙상을 주의해야 하는데, 처음 운동을 시작할 때는 바닥이 고른 곳에서 시작하고, 전용 걷기 신발을 구입하는 것이 좋다. 평소 운동 경험이 부족한 경우 헬스 클럽의 운동 전문가(트레이너)의 지도를 받아 바른 자세, 유연성 운동, 가벼운 근력 운동을 숙지하는 것이 도움이 될 수 있다.

(2) 척추 협착증

척추 협착증은 척추뼈 속에 척추 신경이 내려오는 길이 있는데, 나이가 들어감에 따라 점점 그 길이 좁아져 척추 신경이 눌리거나 자극을 받아 통증이나 저림이 생기고, 점점 걷기가 힘들어지는 질환이다. 척추 협착증의 전형적인 증상은 통증, 저림으로 인해 걷거나 서 있기 어렵다는 것이다. 처음에는 일정 시간 걸은 후에 이런 파행이 나타나지만 점점 증상이 나타나는 거리나 시간이 줄어든다. 허리를 앞으로 숙이거나 그 자리에 바로 앉으면 증상이 감소하는 특징적인 소견도 보여 준다. 통증이 있는 다리의 허벅지 중간을 눌러보면 심한 작열감이 많이 나타나는데, 이는 허벅지 근육 아래의 좌골신경이 예민해져 있기 때문이다. 척추 협착증의 치료는 약물 치료를 우선 실시하는데, 치료 의사는 대부분 통증과 염증 치료를 위해 진통소염제, 그리고 눌리는 신경 부위의 혈액 순환 증가를 위해 말초혈액순환개선제(예 리마프로스트알파덱스)를 처방한다.

물리 치료를 통해 자극을 받아 예민한 근육과 연부조직을 완화시키고, 나쁜 자세와 습관으로 인해 굳은 근육은 이완시키며, 약한 근육을 강화한다. 특히 아래 둔부와 허벅지 뒷부분의 근육의 통증 완화, 유연성 확보가 중요하다. 다음 단계로 근력을 키우는 치료를 하고 보행 훈련을 실시한다. 걸을 때 주의할 점은 반드시 자세를 바르게 하고 걷도록 하고, 파행이 있으면 잠시 쉬면서 운동을 일정 시간 이상 지속하는 것이 중요하다. 그러나 일정 기간 이상 충분한 재활 치료와 운동을 했는데도 불구하고 보행의 어려움이 심하고, 일상생활이 어려우면 수술을 받는 것이 좋다.

(3) 척추 후관절염

척추 후관절염은 척추의 뒤에 위치하는 척추 후관절(그림 ❶)에 생기는 일종의 퇴행성 관절염이다. 척추뼈의 앞부분은 작은 원통(그림 ❷)모양이고, 이 부분은 젤리 같은 물질이 든 주머니 형태의 디스크에 의해 위, 아래 척추뼈와 연결된다.

척추뼈의 뒷부분은 도넛 형태를 이루는데, 이 도넛 형태의 고리 양 외측으로 위, 아래 돌기가 있고, 이 돌기들은 위, 아래 추체의 돌기와 만나면서 관절을 이루는데, 이것이 척추 후관절이다. 그러므로 몸을 굽히고 펴며 비틀 때 항상 이 관절에서는 움직임이 있고, 나쁜 자세로 부적당한 압박, 과도한 작업이나 운동, 나이에 따른 퇴행성 변화 등이 있으면 무릎 관절염처럼 진행하게 된다.

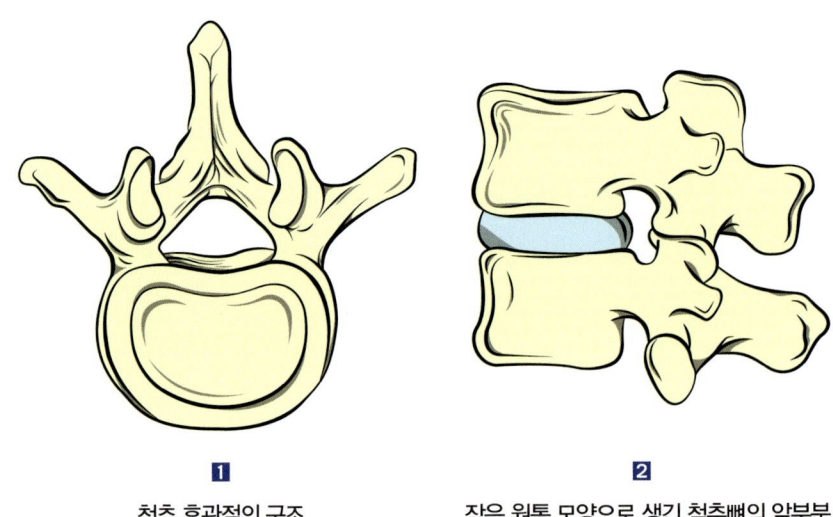

❶
척추 후관절의 구조

❷
작은 원통 모양으로 생긴 척추뼈의 앞부분

이 병의 주된 증상은 통증인데, 원인은 관절 자체의 자극이나 염증 때문이나 관절 위와 주위에 위치하는 근육의 경직과 자극에 의한 통증을 동반한 경우가 많다. 이 병의 특징적인 분별은 허리를 과도하게 신전할 때 통증이 심해지는 것이다. 후관절염 역시 초기에는 일상생활 개선, 약물 치료, 그리고 물리 치료가 효과적이다. 그러나 통증이 한 달 이상 지속되고, 통증으로 인하여 일상생활이나 직업 활동에 부담을 주면 후관절 차단술(facet block)을 실시하는데, 이는 후관절 내로 치료제를 주사하는 방법이다. 일단 통증이 조절되면 생활 습관 개선, 전신 유연성 운동, 전신 유산소 운동(예 걷기), 몸통 주위 근육 강화 운동을 시작하여 재발을 막는 것이 중요하다.

(4) 굽은 등

나이가 들면 굽은 등이 되기 쉬운데, 이는 평소 나쁜 생활 습관, 균형 기능 약화, 디스크 퇴행 변화, 골다공증으로 인한 척추뼈 약화 등의 여러 요소가 작용한다. 굽은 등 상태는 시간이 지남에 따라 각 요소가 서로 영향을 미치며 우선은 등 근육의 과부하 통증을 일으키며 그 다음 목, 둔부, 허벅지로 통증이 확대된다.

치료는 나타나는 근육통이나 관절통에 대한 약물 치료, 주사 치료가 우선이지만 통증이 조절된 이후에는 굽은 등을 개선하기 위한 재활 치료를 강화해야 한다. 관절 수기 치료˙와 근육 유연성 치료를 통해 이미 굳은 등을 펴도록 돕고, 바른 자세 상태를 유지하도록 밸런스 운동, 근육 강화 운동을 하며, 일상생활에서 바른 자세를 유지하도록 교육한다 (예 수시로 거울 앞에서 자신의 자세 관찰하기).

(5) 척추 압박골절

노령층에 가장 조심해야 할 손상의 하나는 낙상 또는 골다공증으로 인한 척추골절이

• **수기 치료** 근골격계 질환의 증상을 개선하기 위한 비수술 치료의 일종. 물리 치료사가 맨손을 이용해 치료하는 방법.

다. 나이가 들어갈수록 낙상으로 척추골절의 가능성이 증가하는데, 그 원인으로는 신체를 바른 자세로 유지하는 근력이 약해지고 비뚤어진 신체를 바로잡는 반사 작용이 느려지기 때문이다. 여기에 보행 능력 장애, 균형 감각 저하, 인지 기능 장애, 부적절하거나 과다한 약물복용 등 다양한 원인이 함께 작용한다. 그리고 골다공증 자체도 척추골절의 큰 원인이 되는데, 이 경우 특별한 외상이 없이 일상 동작 중에도 발생하는 경우가 많다.

노령층에서 일상생활이 어려울 정도로 지속적인 허리 통증을 호소하면 먼저 척추 골절을 의심하고 진단 검사를 실시한다. 골 스캔(bone scan)이나 척추 CT검사가 골절 진단에 도움이 되며, 허리의 다른 병적 문제(예, 협착증 여부)를 같이 판단하려고 할 때 MRI 검사를 바로 실시하기도 한다. 심한 척추골절의 경우 통증으로 인해 움직일 수 없으므로 노인의 경우 급격하게 허약하게 되고 이후 정상적인 일상으로 복귀하는데 시간이 지체될 수 있다. 따라서 통증을 최대한 빨리 치료하고 골절이 악화되지 않는 범주 내에서 재활 치료와 운동을 시작하는 것이 관건이다. 약물 치료는 우선 실시하지만 척추 내측분지 신경차단술(Posterior ramus, medial branch block)도 통증 조절에 매우 도움을 준다. 골다공증이 심하면 부갑상선 호르몬제를 포함한 골다공증 치료제를 투여한다. 보조기는 중간등과 허리의 움직임을 제한 정도로(흉요천추부 보조기) 급성 통증이 사라지는 6~8주 정도 착용하며, 정도에 따라 3개월까지 늘릴 수 있다. 심한 급성기 통증이 개선되면 통증 유발 동작 그리고 구부린 자세 등을 제한하는 일상생활 교육, 몸통 근력 강화 운동을 실시한다.

2. 노년에서의 허리 관리

허리 통증을 완전히 피할 수는 없지만 관리를 하면 통증 빈도를 줄일 수 있다. 노령기에 겪는 문제점들은 심폐 지구력 저하, 균형 감각 저하, 근육 위축, 관절 유연성 부족 등인데, 이런 요소들은 쉽게 피로감을 주고, 활동이나 운동을 재미있게 할 수 없게 하며,

통증을 유발한다. 그러므로 허리나 신체의 다른 부위에 문제가 발생하기 전에 먼저 허리를 포함한 전신 관리를 위한 생활 습관 개선과 운동을, 전문가(재활의학 전문의, 물리치료사, 운동 트레이너)의 도움으로 시작하는 것이 중요하다.

직장에서 책상에 앉아 있는 동안 자세는 허리 건강에 많은 영향을 미친다. 중간 등을 의자 등에 기대고 모니터를 보면서 어깨를 뻗고, 턱을 앞으로 내민 자세는 가장 나쁘다. 모니터의 중간을 눈높이에 맞추고, 모니터 쪽으로 몸 전체를 움직여 앉으며, 중간 등을 과도하게 의자에 의지하지 말고 곧은 자세로 앉는 것이 좋으며, 허리나 등이 피곤해지면 일어서서 가볍게 몸을 풀어주거나 의자에 잠시 기대어 쉬어 준다. 한편, 걸을 때는 항상 자세에 신경을 쓰고 허리 부분을 곧게 하여 걷는다(배꼽 부위를 위로 들어 주면 자연스럽게 허리가 펴진다). 습관적으로 너무 무거운 짐을 들지 않으며, 꼭 들어야 할 경우 완전히 쪼그려 앉은 자세로 짐을 몸에 밀착하여 다리 힘으로 일어서서 허리를 보호한다.

일반적으로 노령층에서 운동은 권장되지만, 심장 혈관 문제, 근육 관절 문제, 소화 장애 등이 운동으로 인하여 대두될 수 있으므로 운동 전에는 반드시 전문의의 도움 또는 상담이 필요하다. 허리 관리를 위한 운동일지라도 바로 허리 운동을 하기보다 유연성 운동, 전신 유산소 운동, 자세 및 근육 불균형 개선 운동, 몸통 근육 강화 운동 순으로 하도록 권장한다. 또 운동도 중요하지만 운동 사이의 주기적인 휴식, 그리고 수분 및 영양 섭취도 필수적이다.

노령층에 권할 수 있는 운동으로 걷기, 고정 자전거 타기, 수중 운동, 태극권 등이 있다. 걷기는 쉽게 할 수 있으며 지구력 향상, 심혈관계 기능 유지, 폐활량 향상, 사지 근력 강화, 체지방 감소, 균형 감각 향상 효과가 있다. 고정 자전거 타기는 무릎 관절염이 심하여 걷기 어려울 때 실시한다.

노령에서 할 수 있는 자가 운동은 다음과 같다.

◀▶ 의자에 앉아 가슴 펴기

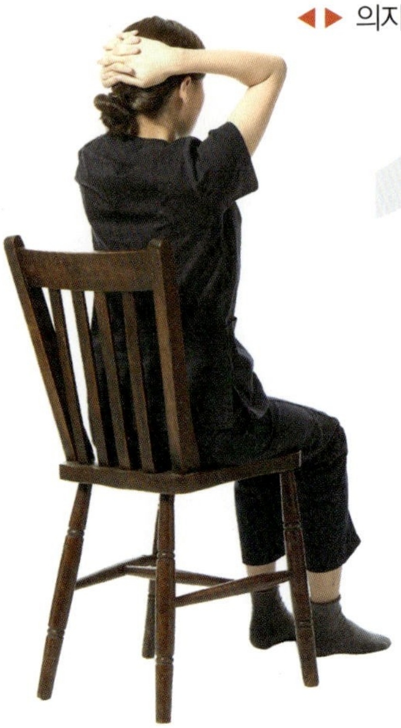

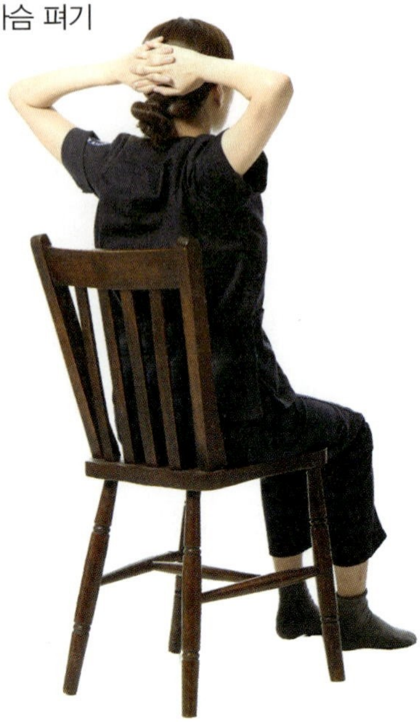

1

▼ 엎드려서 등 펴기

2

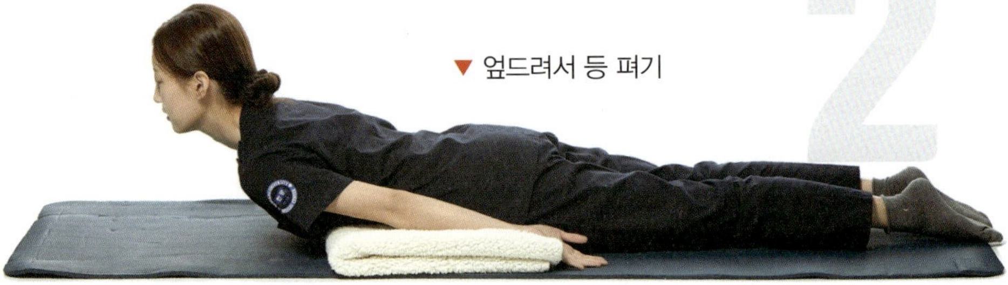

▶ 무릎 꿇고 앉아 상체 앞으로 팔 뻗어 늘리기

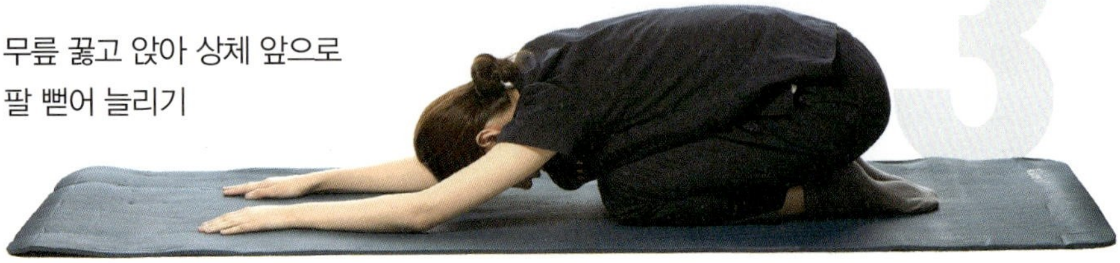

3

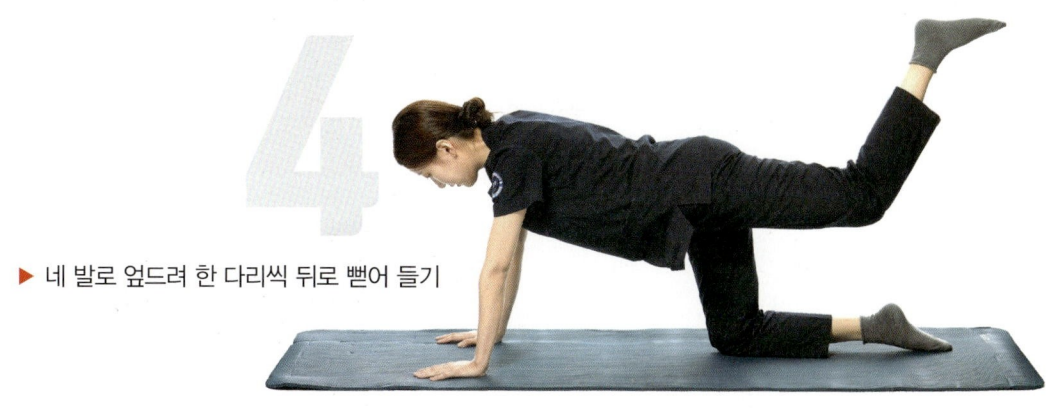

▶ 네 발로 엎드려 한 다리씩 뒤로 뻗어 들기

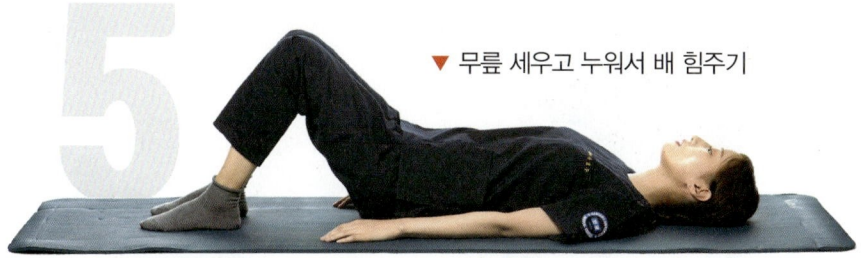

▼ 무릎 세우고 누워서 배 힘주기

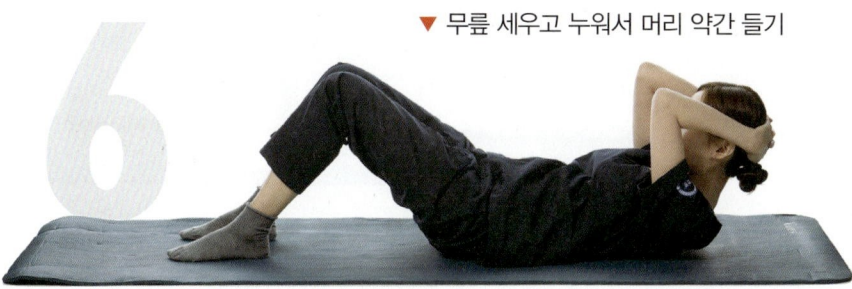

▼ 무릎 세우고 누워서 머리 약간 들기

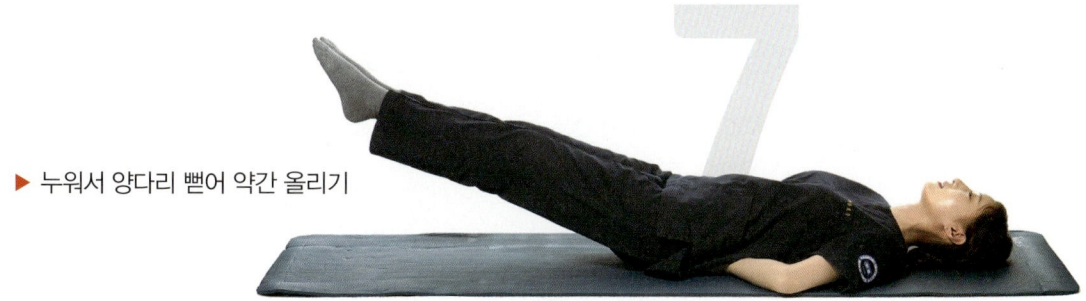

▶ 누워서 양다리 뻗어 약간 올리기

그러나 흉요추에 압박을 가하는 운동은 절대로 피해야 한다.

■ **요추에 압박을 가하는 운동의 예들**

▶ 무릎 세우고 누워서
  상체 들어올리기

◀ 의자에 앉아서 허리 앞으로 숙이기

▶ 누운 상태서 하지를 들어올려 머리 위를 지나기까지
  중간 등 굽히기

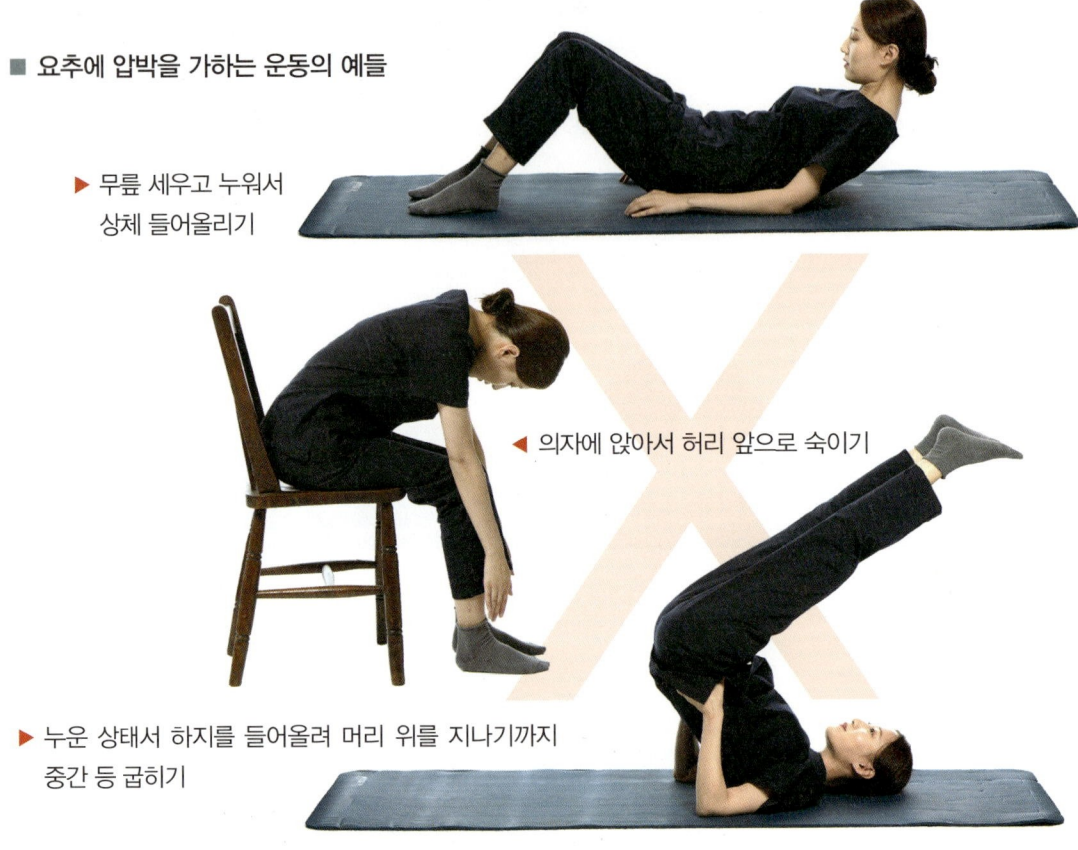

허리 관리를 위한 추천 생활 습관은 다음과 같다.

1. 평소 전신 유산소 운동과 자가 운동을 통해 몸통 근육을 강화한다.

2. 항상 바른 자세를 의식하고, TV, 책상, 의자의 높이를 조절하여 척추 부담을 줄인다.

3. 자신의 체중의 25%보다 무거운 물건을 들지 않는다(예, 체중이 60kg인 경우 15kg 이상 들지 않는다).

4. 평소 자신에게 적합한(이전 사용 시 위장 부담이 크지 않았던) 소염 진통제를 조기에 섭취하고, 비타민 D가 함유된 균형 잡힌 식사를 한다.

5 담배를 끊는다.

6 아침에 일어났을 때 허리가 아프면 침대 문제인지 아니면 전날 과도한 운동 또는 작업 때문인지 원인을 생각해 보고 개선한다.

7 만성 요통이 있는 경우 척추 질환을 전문으로 치료하는 재활의학 전문의와 상의하고 지속적으로 도움을 받아야 한다.

8 스트레스를 많이 받는다면 매일 등과 허리 근육을 풀어주는 운동을 한다.

9 우울증은 허리 통증에 중요한 역할을 하므로 전문의의 도움을 받아야 한다.

10 평소에 하던 운동을 기계적으로 반복하지 말고, 그날 컨디션에 따라 운동 강도와 양을 줄이거나 늘인다.

11 허리 통증이 생기면 가능한 빨리 운동을 정지하고, 통증 부위에 얼음 팩(전용 아이스 팩이 없다면 비닐봉지에 물을 넣고 얼음을 채워 만든다)을 대며, 진통소염제를 복용한다. 그러나 통증이 반복되거나 2주 이상 지속될 경우 의사를 방문한다.

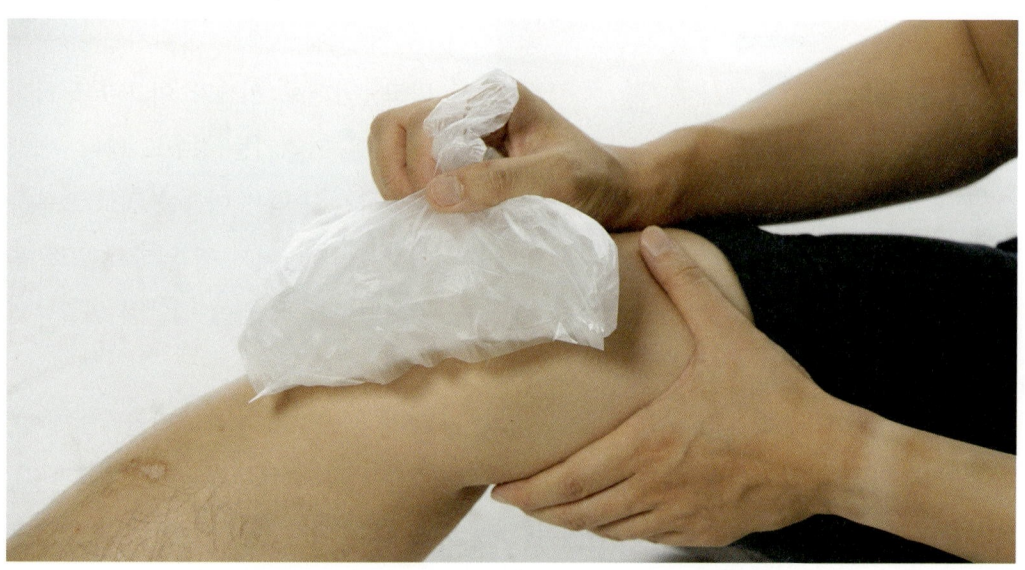

03 어깨

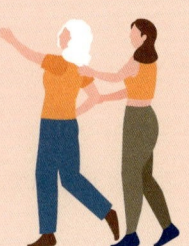

1. 어깨 관절의 구조와 기능

(1) 어깨 관절의 구조

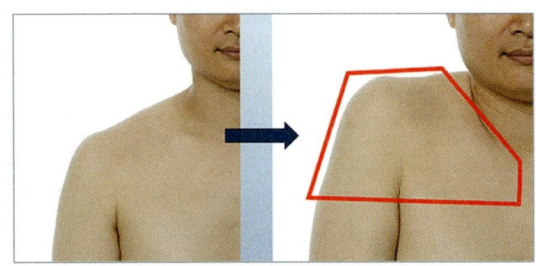

▲ 어깨의 정확한 위치. 어깨를 으쓱거릴 때, 올라가는 부분이 어깨이다.

목과 어깨를 구별하는 것이 쉬울 것 같지만, 일반인들은 목이 아프다고 하면서 어깨를 가리키는 경우도 많고, 반대로 어깨가 아프다고 하면서 목을 가리키는 경우도 많다. 쉽게 구별하는 방법은 어깨를 위로 으쓱하거나 팔을 들어서 귀 옆까지 위로 올렸을 때, 위로 올라오는 부분, 즉 앞쪽의 쇄골과 뒤쪽의 견갑골, 옆에 매달린 위팔뼈의 위쪽 일부를 합쳐서 우리는 어깨라고 부른다 .

의학적으로 어깨는 3개의 뼈와 4개의 관절로 구성된다. 3개의 뼈는 견갑골(=어깨뼈), 쇄골(=빗장뼈), 상완골(=위팔뼈)이고, 4개의 관절은 관절와상완관절(=위팔어깨관절), 견봉쇄골관절, 흉쇄관절, 견갑흉곽관절이다. 관절은 뼈와 뼈가 만나는 부위이고, 근육이 뼈와 뼈를 연결시켜서 관절 부위가 움직이게 한다. 팔을 올리거나 어깨를 움직일 때 4개의 관절이 같이 연동되어 움직이는데, 견갑골의 관절와 상완골의 사이에서 만드는 관절와상완관절, 견갑골의 견봉과 쇄골 사이의 견봉쇄골관절, 흉골과 쇄골 사이의 흉쇄관절, 그리고 마지막 관절은 일반적인 관절 구조를 가지고 있지는 않지만 견갑골과 흉곽과의 사이에서 관절역할을 하기 때문에 견갑흉곽관절로 불린다(그림 1).

▼ 그림 1 어깨 관절의 구조

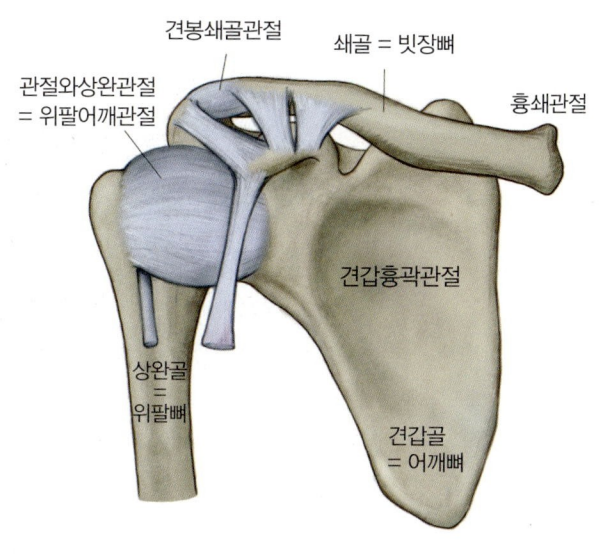

▼ 그림 2 견갑골의 구조

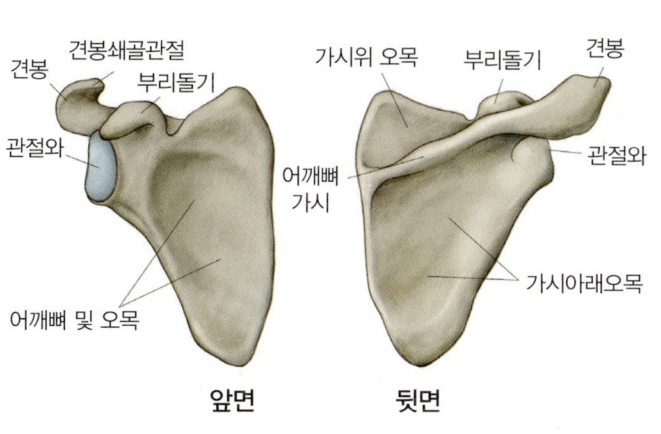

앞면   뒷면

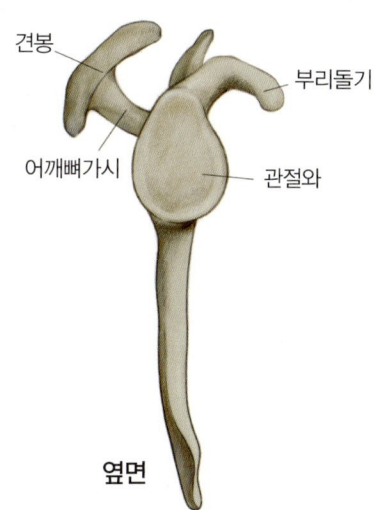

옆면

어깨를 구성하는 뼈 중 가장 중요한 뼈는 견갑골이다. 견갑골은 역삼각형의 납작한 모양이며, 앞면은 견갑하근이 부착되는 부위로 오목(=어깨뼈 밑 오목)하게 들어가 있고, 뒷면은 견갑골극(=어깨뼈가시)에 의해 극상와(=가시위오목)와 극하와(=가시아래오목)로 나눠진다. 견갑골극은 견갑골 위 모서리 바깥쪽으로 뻗어나가 어깨의 천정인 견봉이 된다(그림 2). 상완골은 위팔 속에 있는 뼈이며, 꼭대기는 둥근 공 모양을 하고 있어서 상완골두라고 부르는데, 이 부위는 관절연골로 덮여 있고, 상완골두와 견갑골의 관절와가 만나서 관절와상완관절을 이루게 된다. 상완골두 바로 아래는 목처럼 잘록한 부위가 있어서 상완골 경부라고 하며, 경부 밑에는 두 개의 돌출 부위가 있는데, 바깥쪽의 큰 돌출부를 대결절, 앞쪽 안쪽의 작은 돌출부를 소결절이라고 한다(그림 3).

▼ 그림 3 관절주머니를 벗긴 어깨 관절의 구조

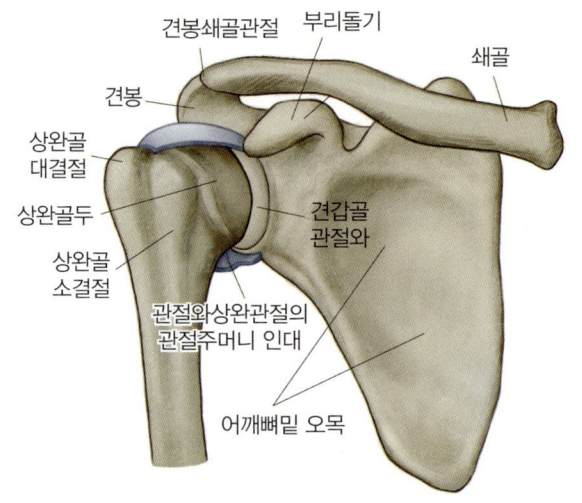

(2) 어깨 관절의 기능

어깨 관절은 우리 몸의 관절 중에서 가동범위가 가장 큰 관절이다(〈표〉). 팔을 앞으로 올리면 굴곡, 뒤로 올리면 신전, 옆으로 올리면 외전, 반대쪽 어깨로 올리면 내전, 팔꿈치를 90도 구부린 상태에서 밖으로 돌리면 외회전, 안으로 돌리면 내회전이다.

⟨표⟩ 팔과 다리의 큰 관절의 운동 범위

관절 부위	운동 방향	정상 범위	관절 부위	운동 방향	정상 범위
어깨 관절 (500도)	굴곡	150도	고관절 (280도)	굴곡	100도
	신전	40도		신전	30도
	외전	150도		외전	40도
	내전	30도		내전	20도
	내회전	40도		내회전	40도
	외회전	90도		외회전	50도
팔꿈치 관절 (310도)	굴곡	150도	무릎 관절 (150도)	굴곡	150도
	신전	0도			
	내회전	80도		신전	0도
	외회전	80도			
손목 관절 (180도)	굴곡	70도	발목 관절 (110도)	굴곡	40도
	신전	60도		신전	20도
	요사위	20도		외반	20도
	척사위	30도		내반	30도

⟨표⟩는 팔과 다리에 있는 큰 관절들의 정상 운동 범위를 적은 것이다. 그러나 실제로 젊은 사람이나 운동 선수들은 이 표에 적힌 범위보다 더 큰 운동 범위를 가지고 있다. 예를 들어 턱걸이를 하려고 철봉에 매달리면 어깨 관절의 굴곡과 외전이 180도까지 되어야 가능하지만, 일상생활에서는 철봉에 매달릴 정도로 팔이 펴져야 하는 일은 없기 때문에, ⟨표⟩에 적힌 굴곡 150도, 신전 40도, 외전 150도, 내전 30도, 내회전 40도, 외회전 90도 정도만 움직여도 일상생활을 하는 데에는 아무런 지장을 느끼지 못한다. 중·노년의 사람들은 팔이 180도까지 올라가지 않는다고 걱정할 필요가 없는 것이다.

어깨 관절이 가동 범위가 크다는 것은 관절이 자유롭게 움직일 수 있다는 것이지만, 반대로 관절이 매우 불안정하다는 것을 의미한다. 많이 움직일 수 있는 대신에 쉽게 탈구가 생길 수 있다. 어떤 원인에 의해서 어깨 관절 주위의 인대나 근육이 손상되면 습관적으로 탈구가 발생할 수도 있다.

　어깨와 팔꿈치, 손목 관절의 기능은 손을 원하는 위치에 가져가기 위해서 필요하고, 손을 자유자재로 사용하기 위해서 존재하는 관절들이다. 어깨 관절이 움직이지 않는다면 머리를 빗거나 목을 닦을 수가 없으며, 선반 위의 물건을 꺼낼 수도 없고, 윗도리를 입을 수도 없기 때문에 다른 사람의 도움을 받아야 할 정도로 불편해진다.

2. 회전근개와 회전근개 질환의 발생기전

(1) 회전근개의 정의

　근육은 관절을 움직이게 하기 위하여 있는 조직이며, 근육은 한쪽 뼈에서 발생하여 관절을 가로질러 반대쪽 뼈에 부착된다. 근육의 한쪽 끝은 기시부, 다른 한쪽은 부착부라고 한다. 근육은 뼈와 연결되는 부위에서는 질기고 단단한 건(=힘줄) 조직으로 변해서 단단하게 뼈에 부착되는데, 근육이 발생하는 부위는 대개 넓은 부위에서 발생하기 때문에 이 부위를 기시부라고 하고, 관절을 건너서 뼈에 부착되는 부위는 좁은 주위로 부착되어서 근육이 수축할 때 힘을 집중시킬 수 있게 한다.

　회전근개는 어깨 관절을 둘러싸는 네 개의 회전근을 말한다. 어깨의 근육은 위팔을 척추와 흉벽에 연결시키며 어깨 관절 운동을 가능하게 한다. 이들 중 극상근, 극하근, 소원형근, 견갑하근은 회전근개(=돌림근띠)를 형성하며, 네 개의 회전근개에서 나오는 건 섬유는 서로 교차하여 얽히면서 관절주머니와 융합되어 상완골 위쪽 부위에 부착한다(그림 4). 그러므로 회전근개는 어깨 관절의 위쪽 부위를 둘러싸고 있으며 한 쪽으로 힘이 가해질 경우 다른 부분으로 잘 전달되어 긴장력이 해소되며 마치 하나의 기관인 것처럼 움직여서 팔의 회전 운동뿐만 아니라 상완골두를 관절와 중심에 위치하도록 하는 중요한 기능을 한다. 극상근은 외전을 담당하고, 극하근과 소원형근은 외회전, 견갑하근은 내회전을 담당한다.

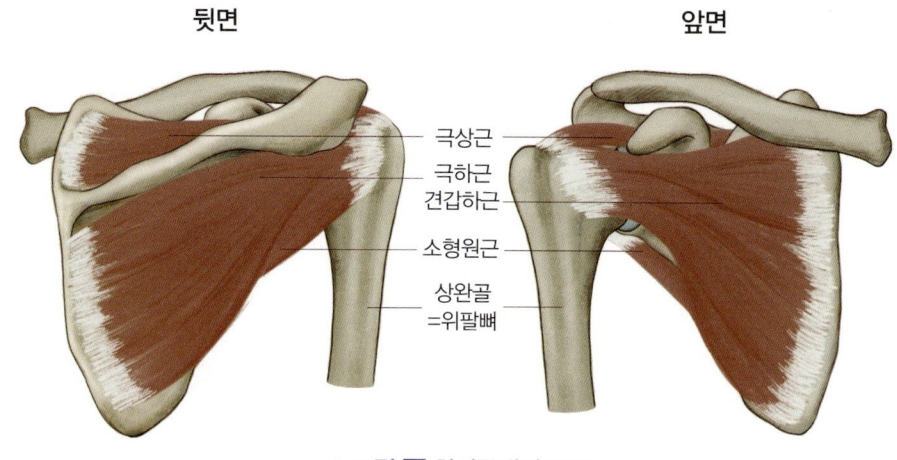

▲ 그림 4 회전근개의 구조

(2) 회전근개 질환의 발생기전

회전근개 질환은 성인에게 발생하는 어깨 통증의 원인으로 매우 흔하다. 어깨충돌증후군, 견봉하 윤활낭염, 극상근 건염, 회전근개 파열 등 회전근개 주변의 윤활낭 및 회전근개 근육 자체에 병이 생겨서 증상이 발생하는 것을 총칭하여 회전근개 질환이라고 한다. 회전근개 질환은 보통 20대의 젊은 연령층에서 시작되며, 어깨 관절을 과도하게 사용하는 경우 어떠한 연령층에서도 병변이 발생할 수 있다. 대부분의 경우 40세 이후에 증상이 나타나서 고령화되면서 파열의 정도가 심해져 완전하게 파열이 일어나는 빈도가 점차 증가한다.

어깨 관절에서 충돌이 생기는 곳은 견갑골의 견봉과 상완골의 대결절이다. 팔꿈치가 어깨 관절보다 높이 올라가면 견봉과 대결절이 부딪칠 수 있다. 견봉과 대결절의 충돌을 막기 위하여 우리 몸은 두 뼈 사이에 물풍선을 만들어 준다. 이 물풍선이 견봉하 윤활낭이고 견봉과 대결절이 충돌하면 윤활낭에 염증이 생겨서 윤활낭이 부풀어 오르게 된다(그림 5). 윤활낭으로 충돌을 줄이지 못하면 대결절에 부착되는 극상건에 염증이 생긴다. 여기서 염증은 세균 감염이 되었다는 것이 아니라 잦은 충돌과 마찰에 의해서 염증이 생긴 것이다. 이런 염증은 국소• 발열과 통증을 동반하기 때문에 어깨가 아파진다. 이런 통증은 어깨를 쉬게 해달라는 우리 몸의 경고이다. 경고를 무시하고 견봉과 대결절이 계속 충돌하면 극상건의 힘줄들이 조금씩 뜯어진다. 극상건에 부분 파열이 시작되는 것이고, 극상건이 회전근개의 하나이므로 회전근개 부분 파열이라고도 한다. 염증과 부분 파열은 더 이상의 충돌만 없다면 저절로 좋아질 수 있다. 그러나 충돌이 계속되면 회복과 염증 및 부분 파열이 반복되는 과정에서 우리 몸은 견봉과 대결절 사이에 석회를 끼워 넣어 견봉과 대결절의 충돌을 막아보려고 노력한다. 충돌이 계속되면 석회는 돌처럼 딱딱해져서 석회화건염이 되기도 한다. 염증과 부분 파열은 충돌이 계속되면 완전 파열로 진행할 수 있다. 극상건의 기시부와 부착부가 완전히 분리되는 것이다.

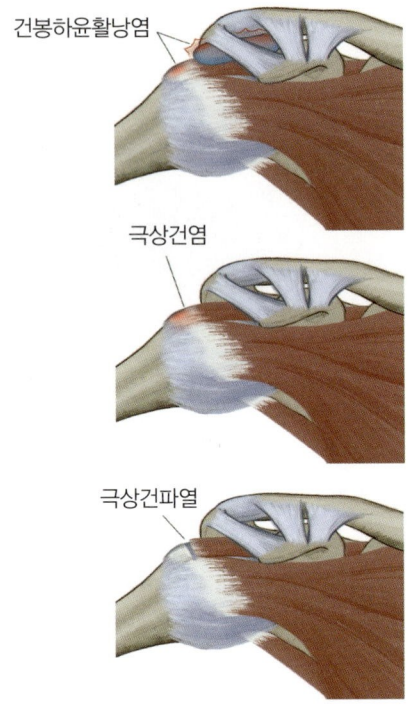

▲ 그림 5 회전근개 질환의 진행 과정

3. 회전근개 질환의 예방과 병의 진행을 막는 방법

회전근개 질환은 예방할 수 있고, 병의 진행도 막을 수 있다. 우리의 생활 방식을 조금만 바꾸면 된다. 손이나 팔꿈치가 어깨보다 높이 올라가는 상황만 조심하면 된다. 견갑골의 견봉과 상완골의 대결절이 충돌하지 않게 하면 된다. 손을 머리 위로 올릴 때 손등이 위로 가게 해서 올리면 견봉과 대결절이 부딪치고, 손바닥이 위로 가게 해서 올

• **국소** 전체 가운데 어느 한 곳.

리면 대결절 대신에 소결절이 견봉 밑으로 들어가서 충돌이 일어나지 않는다. 그래서 손이나 팔꿈치가 어깨보다 높이 올라가는 상황에서는 항상 손바닥이 얼굴을 향하게 해서 올린다.

  어깨가 결린다고 팔을 빙빙 돌리는 동작은 피해야 한다. 정 돌리고 싶으면 손을 어깨에 대고 돌려야 한다. 철봉에 매달릴 때에도 손등을 보면서 매달리지 말고, 손바닥을 보면서 철봉을 잡아야 한다. 어깨 상태가 좋지 않은데 수영을 하고 싶다면, 평영만 하길 권한다. 자유영과 접영, 배영 모두 어깨의 충돌증후군을 만들 수 있다. 오십견을 가진 사람들이 어깨를 돌리는 운동을 할 때에도 꼭 손바닥이 얼굴 쪽을 향하고 있는가를 관찰하면서 운동을 해야 한다. 어깨 근육을 푸는 동작 중에 양손을 깍지 끼고 머리 위로 올려서 손바닥을 손등 쪽으로 뒤집는 동작이 있는데, 이것도 뒤집지 말고 처음 그대로 손바닥이 얼굴을 향하는 쪽으로 유지해야 한다.

  어깨 관절에서 견갑골의 견봉과 상완골의 대결절이 더 이상 충돌하지 않게 노력하면, 염증은 저절로 가라앉고, 극상건의 부분 파열도 저절로 아물게 된다. 석회도 저절로 흡수되는 경우가 있으며, 석회가 있다고 하더라도 더 이상 통증을 일으키지 않으므로 일상생활에 전혀 문제가 되지 않는다. 극상건의 완전 파열은 무거운 물건을 들고 일을 해야 하는 젊은이들에게는 수술을 권하지만, 무거운 물건을 들 일이 없는 노년층에게는 수술을 권하지 않는다. 극상근 대신에 삼각근이 있어서 어깨를 사용하여 일상생활을 하는 데에는 그다지 불편함이 없기 때문이다.

04 목(경추부)

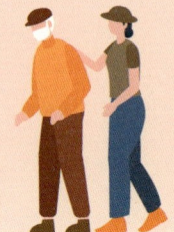

 목은 경추라고 하는 7개의 척추뼈와 5개의 추간판(일명 디스크)으로 이루어져 있다. 1번 경추와 2번 경추는 반지 모양으로 되어 있으며, 치아 돌기˙를 이용해 연결되고, 각 척추뼈는 여러 방향으로 인대로 연결되어 있다. 그 중에 척추뼈의 뒤쪽으로 연결되는 후종 인대˙는 추간판(디스크)을 지지하는 역할을 수행한다. 경추 추간판의 두께는 앞쪽이 뒤쪽보다 두껍기 때문에 경추는 자연스럽게 전방 굴곡을 이루게 된다(C자 형으로 곡선을 이룸).

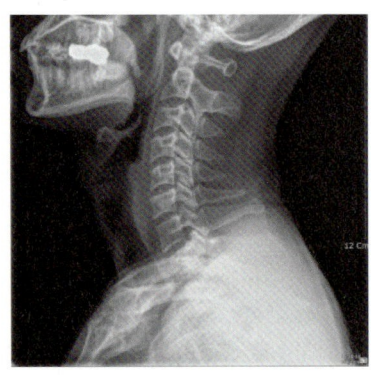

▲ 정상 경추의 C자 곡선

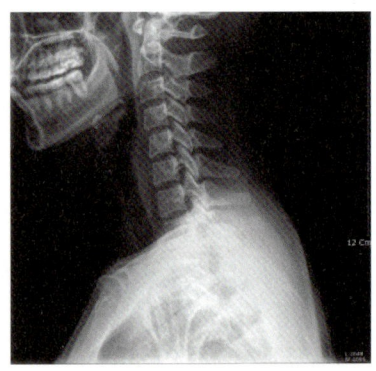

▲ 거북목, 일자목

- **치아 돌기** 둘째 목뼈인 중쇠뼈의 몸통에서 위쪽으로 치아처럼 돌출한 부분.
- **후종 인대** 척추뼈 몸통과 척추 사이 원반의 뒷면을 따라 붙어 있는 인대.

추간판은 섬유륜•이 안쪽에 속질핵•을 감싸고 있으면서 수분이 충분하면 말랑말랑한 재질의 형태로 이루어져 있어 평소에는 충격을 흡수해 주는 완충 역할을 수행한다. 하지만 목에 하중을 주는 자세나 동작, 일을 하거나 운동을 하면 수분이 빠져 나가는 퇴행성 변화가 진행되면서 딱딱해지는 성질을 가지고, 계속되는 압력이나 충격으로 인해 섬유륜에 균열이 가거나 뒤쪽으로 밀고 나가는 현상이 나타나는데 이것이 추간판탈출증(디스크 탈출)이다.

추간판이 탈출되면 목에서 팔로 내려가는 신경이 눌리거나 주변에 염증 반응이 일어나 자극하는 부위에 따라 여러 가지 증상이 나타난다. 목에서 시작되는 말초신경은 양측으로 8개씩 존재하며, 위에서부터 1번~8번 순으로 구성된다. 어깨와 손끝까지 운동 및 감각을 지배하는 신경은 주로 경추 5번, 6번, 7번, 8번 신경근(뿌리)이다.

추간판이 탈출되거나 경추를 둘러싸고 있는 인대가 두꺼워지거나 퇴행성 관절이 경추 사이 관절에 발생되면 신경이 지나가는 공간이 줄어 들게 되는데 이것이 척추관협착증이다. 신경이 지나가는 공간이 좁아지면 그 위치에 따라 어깨나 팔꿈치, 날갯죽지, 목 주변, 손끝까지 증상이 나타나게 되는데(저리고, 시리고, 땡기고, 먹먹하고, 찌릿찌릿하고 우리하게 아픈 증상 등) 특히 목을 뒤로 젖히는 자세를 취할 때 해당하는 증상이 악화된다면 신경 공간을 더욱 좁아지게 하는 자세가 유도되어 나타나므로, 척추관협착증이 의심되거나 진단을 받은 환자들은 목을 뒤로 젖히는 동작은 하지 말아야 한다.

목 부위 통증이 나타난다고 모두 추간판탈출증이나 척추관협착증에 의한 증상이라고 생각하면 안 된다. 제일 많은 것은 근육 통증이다. 특히 근육이 뭉치는 위치에 존재하는 통증 유발점은 활성화되었을 때 나타나는 증상이 마치 두통이나, 치통, 추간판탈출증에 의한 신경 증상, 어지러움, 메스꺼움, 귀에서 소리 나는 이명, 눈이 빠질 것 같이 아픈 통증, 구토까지 다양한 증상으로 나타나기 때문에 정확한 진단에 의한 치료를 진

- **섬유륜** 추 사이 원반의 바깥 부분을 고리처럼 이루는 섬유 연골과 섬유 조직.
- **속질핵** 간판의 부드러운 섬유 연골 중심부.

행하는 것이 좋다. 통증 유발점에 의해 급성으로 통증이 발생되면 응급실로 목을 잡고 움직이기 힘들다고 병원에 내원하는 환자들도 많이 있다. 이럴 때 급성 증상을 조절하기 위해 통증 유발점 주사 치료를 시행할 수 있다. 차가운 공기를 이용한 스프레이를 사용하여 스트레칭을 유도하고 정확한 통증 유발점의 위치를 찾아 주사 치료를 시행하는 것은 재활의학과 전문의나 해당 통증 관련 교육을 이수한 의사와 상의해야 한다.

교통 사고나 스포츠 외상으로 인해 발생될 수 있는 목 부위의 염좌는 근육이나 인대가 과도하게 자극이 되어 발생되는 것으로 근육 통증이 대표적인 증상으로 발현된다. 교통 사고 환자의 1/3이 사고 24시간 이내에 목통증이 발생하며, 교통 사고와 연관된 경추 염좌 및 좌상은 자동차의 밀도가 높은 대도시 지역에서 더 흔하다. 여자 혹은 30대에서 50대 연령의 인구에게 발생률이 높다. 대부분의 경우 영상 검사나 다른 일반적인 검사에서 정상으로 나타나며, 초기 치료는 통증과 염증을 조절하는 약물 치료와 물리 치료를 기본으로 시행한다. 마사지, 찜질, 전기치료, 초음파 치료와 같은 물리 요법과 목을 보호하는 보호대를 사용할 수 있다. 목 보호대는 잠잘 때의 통증을 줄이고, 추가적인 손상의 진행을 감소시키는 데 도움이 되지만 24시간 착용하게 되면 오히려 근육이 약해지는 현상을 유도할 수 있으므로, 착용 시간을 조절하는 것이 좋다. 또한 자세 교정과 기능적인 결손을 회복시키기 위한 회복 프로그램에는 균형 및 자세 교육, 스트레칭, 유연성 운동 등이 포함된다.

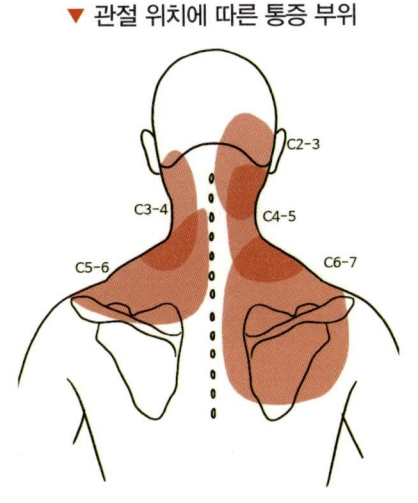

▼ 관절 위치에 따른 통증 부위

목통증을 유발하는 원인 중 경추 관절에서 기인한 통증도 흔히 관찰할 수 있다. 가장 잘 침범되는 관절은 경추 2~3번간(36%), 경추 5~6번간(35%), 경추 6~7번간(17%) 순이다. 이런 경추 관절의 통증은 손상 후 만성 목통증의 주원인이다. 관절 부위에 따라 환자들이 느끼는 통증 위치가 다르게 나타난다.

환자는 머리 위로 팔을 뻗치는 동작이나 물건을 머리 위로 드는 동작, 목을 뒤로 젖히고 회전하는 동작이 힘들어, 운전이나 영화를 보거나 빗질과 같은 활동에 방해를 받을 수 있다. 급성기에는 통증 조절과 항염증에 중점을 두어 치료가 진행된다. 소염 진통제는 통증과 염증을 조절하는 약물로 가장 기본으로 사용하는 약물이다. 물리 치료 중 한랭 치료는 급성 통증 조절과 항염증 효과가 우수해서 초기에는 열 치료보다 선호된다. 초기 하루에 3회~4회, 20분 정도 적용하며, 혈관 수축을 시키고 통증과 염증 물질의 방출을 감소시키는 효과를 기대한다.

목통증을 감별하기 위한 영상 의학적 검사의 종류에는 일반적인 X선 검사, 컴퓨터 단층 촬영(CT), 자기공명영상 검사(MRI) 등이 있으며, 컴퓨터 단층 촬영은 뼈나 관절의 상태를 볼 때 유용하며, 자기공명영상 검사는 추간판이나 신경 공간 등을 확인하여 추간판 탈출증이나 척추관협착증의 정도를 평가할 때 사용한다. 신경이 압박되거나 자극을 받아 나타나는 증상의 객관적인 평가를 위해 근전도 검사(EMG)•를 시행하게 되며, 이 결과에 따라 수술적인 치료 여부나 손상의 정도 및 시기, 예후를 예측할 때 도움을 받는다.

추간판탈출증이나 척추관협착증 등의 증상을 조절하고 유지하기 위한 보존적인 치료 방법은 해당 증상을 조절할 수 있는 약물 치료 및 물리 치료를 시행할 수 있으며 손을 이용하여 구조물의 조절을 유도하는 치료 방법인 도수 치료는 적응증을 잘 적용하여 시행할 때 적절한 효과를 기대할 수 있으므로 전문의와 상담하여 시행해야 한다. 통증을 적극적으로 치료하는 방법 중에 주사 치료 방법이 있는데 흔히 신경 치료, 통증 클리닉 주사, 뼈 주사, 척추 시술이라고 통칭하는 것이며, 목적은 염증 반응을 줄여 동반되는 통증을 조절하기 위해 국소 마취제 및 강력한 소염제인 스테로이드 등을 이용하여 시행한다. 주사 기법이나 재료 사용 여부에 따라 보험 적용 여부 및 비용 차이가 있으므로 전문의와 상담하여 본인 몸 상태에 가장 적절한 치료 방법을 선택하는 것이 좋다. 이러한 보존적인 치료가 3개월 이상 진행되었는데도 치료 효과를 기대할 수 없을 때에는 수

• 근전도 검사(EMG) 말초 신경, 근육의 상태를 알기 위해 근육의 전기적 활성 상태를 검사하는 방법.

술적인 치료를 고려할 수 있다.

  이 모든 상황은 외상이 아닌 경우 본인의 생활 습관이나 자세 등이 가장 큰 원인이 된다. 그래서 초기 치료 단계 중 환자 교육, 생활 습관 개선 및 적절한 운동 교육이 필수적이다. 반복적이고 무거운 물건을 드는 일을 피해야 하고, 목을 함부로 뒤로 젖히거나 통증이 있는 쪽으로 돌리거나 옆으로 젖히는 동작은 하지 말아야 한다. 심한 통증으로 인해 일상생활 동작이 방해되는 경우에는 추가되는 활동이나 적극적인 운동은 꼭 제한한다.

  재활 치료는 환자의 신체적 장애뿐 아니라 손상에 대한 정신적 및 행동학적 영향까지 고려해서 시행한다. 기능적 회복은 생역학적 회복, 신체의 조건화, 근력 강화를 포함하며, 손상의 재생을 촉진하고 재발을 예방한다. 척추의 유연성, 자세의 재교육 및 컨디션의 회복을 통해 경추의 안정화 훈련을 진행한다. 정상 운동 범위와 좋은 자세는 나쁜 움직임으로 인해 목 주변 조직에 반복적인 미세 손상이 가해지는 것을 예방할 수 있다.

  스트레칭은 통증이 없는 범위에서 경추의 운동 범위를 확보하는 것으로 시작하며, 점차적으로 증상이 사라질 때까지 운동 범위를 늘려 가도록 한다. 경추 강화 운동은 관절의 움직임을 최소화하면서 경추의 굴곡근, 신전근, 회전근과 측방굴곡근의 등척성 운동●으로 시작한다. 먼저 누워서 시작하고 점차적으로 앉은 자세에서 선 자세로 진행한다. 또한 날갯죽지와 팔의 컨디션 회복을 위해 목 부위와 함께 운동을 시행한다.

  평균 여명의 증가로 인해 목 부위에도 퇴행성 변화가 진행되는 경추증성척수증●이 중년기 이후에 중추신경계인 척수에 병변을 유발시킨다(척수병증). 평균 발생연령은 50세 이상이고 남자에게 주로 발생하며, 척수공동증●과 척수 종양과 같은 질환을 감별해야 한다. 대부분 나이가 들어감에 따라 척추의 추간판(디스크), 인대 및 뼈 조직의 변화가 일어나고, 하나의 부위나 여러 부위를 침범하여 척추의 변형이 일어나고, 혈관부전 등

- **등척성 운동** 근육이 수축하지만 근육의 길이나 움직임에는 변함이 없는 운동.
- **경추증성척수증** 경추의 퇴행성 구조 변화에 의한 척수 압박으로 발생하는 경추부 척수 기능 장애를 말한다.
- **척수공동증** 척수 및 연수의 중앙부에 공동이 생기는 원인불명의 병.

을 유발하여 허혈(혈액 순환의 제한)을 초래한다.

증상은 보통 서서히 시작하며, 같은 중추신경계로 구분되는 뇌졸중과 같이 상하지 위약과 함께 저림증과 이상감각, 방광기능의 이상, 손 움직임 둔화 등을 호소하는데, 호프만 징후•, 증가된 심부건 반사•와 바빈스키 징후• 등의 상부 운동 신경 징후도 나타난다. 초기에는 보행 양상이 정상이지만 점차적으로 어려워져 불가능하게 되며, 영상 검사를 시행하면 척수증 병변이 보이거나 추간판탈출증이 심하게 있을 때, 인대가 두꺼워지고 뼈가 생성되는 것처럼 진행하는 후종인대골화증•이 겹쳐져 척수를 압박하는 경우가 관찰된다. 재활 치료는 능동적 경추 관절운동은 반드시 피해야하며, 경추를 움직이지 않으면서 중립 자세에서 정적인 경추 운동을 안전하게 시행하여 신경계통에 손상을 주지 않고, 경추 주위 근육의 위축을 예방하는 방법을 사용한다. 또한 약해진 상하지 근육의 적극적 근력 강화와 균형 훈련을 시행해야 한다. 하지만 근본적으로는 수술 치료가 필요할 수 있는데 수술 목적은 문제가 되는 골극 등의 전방 구조물을 제거하거나 석회화된 후종 인대를 제거하여 후방을 감압시켜 척수에 대한 공간을 확보해 주어야 한다.

목통증은 허리 통증과 함께 감기 증상 다음으로 병원을 찾는 환자가 가장 많이 호소하는 증상이다. 증상은 하나일지라도 여러 종류의 척추 구조물들이 서로 증상이 겹쳐질 수도 혹은 가릴 수도 있다. 그러므로 정확한 진단은 효과적인 치료의 기본 조건이기 때문에 전문의와 꼭 상의해서 진행해야 하며, 성공적인 치료 중재는 통증과 염증을 조절하는 것에만 목표를 두는 것이 아니라 자세와 생활 습관 교육, 치료 목적 및 예후에 대한 환자 교육이 꼭 포함되어야 한다.

- **호프만 징후** 잠복 테타니('칼슘 경직'의 전 용어)에서, 삼차 신경을 약하게 자극할 때 일어나는 심한 통증.
- **심부건 반사** 관절과 힘줄 주위의 피부밑 조직에 있는 뻗침 수용기를 자극할 때 자동으로 일어나는 운동 반응.
- **바빈스키 징후** 발바닥의 바깥쪽을 비비면 엄지발가락은 위로 치켜지고 다른 발가락은 부채꼴로 벌어지는 반사 현상.
- **후종인대골화증** 척추 후면에 세로로 달리는 인대에 골화가 일어나 척수가 압박을 받음으로써 발생하는 신경 증상.

05 인공 관절 치환술 후 재활

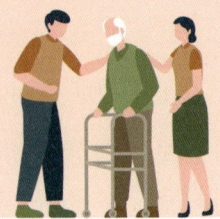

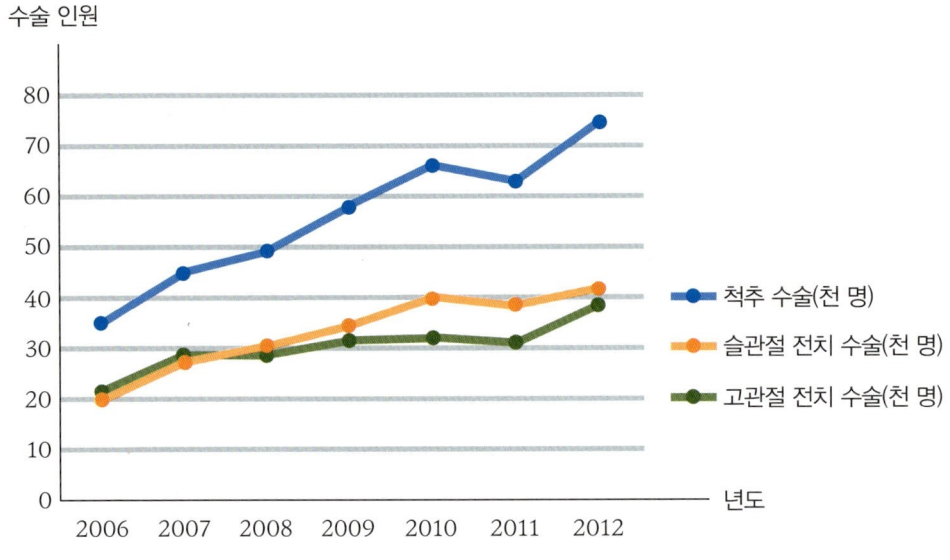

〈표〉 65세 이상 인구의 연도별 수술 인원

　인구 고령화로 퇴행성 관절염 및 골다공증으로 인한 골절 등으로 인해 어깨, 고관절, 무릎의 인공 관절 성형술이 증가하고 있다. 2006년에서 2012년까지의 통계청 자료를 보면 6년간 65세 이상 노인 인구는 455만 명에서 570만 명으로 약 131% 증가하였으며, 고관절 인공 관절 치환술은 200%, 슬관절 인공 관절 치환술은 160%, 척추 수술은

211%가 증가한 것으로 나타난다. 이는 인공 관절 치환술과 척추 수술이 노령 인구 증가로 인해 증가하고 있음을 의미한다(〈표〉). 고령 인구에서는 수술 후 기능 저하가 쉽게 발생할 수 있어 노령 인구에서 인공 관절 및 척추 수술 후 기능 저하의 예방 및 기능 호전을 위한 재활 프로그램이 점차 중요해지고 있다. 이에 견관절•, 고관절 및 슬관절의 인공 관절 성형술과 척추 수술 후의 재활 치료 방법은 다음과 같다.

1. 견관절 전치환술의 재활

견관절 전치환술의 재활에 대해서는 2012년 제시된 SICSeG(Italian Society of Shoulder and Elbow Surgery) 가이드 라인을 중심으로 재활 치료 방침을 기술하였다. 수술 직후 1단계 재활 치료의 가장 중요한 사항은 수술한 견관절의 안정성을 유지하고, 연부 조직의 회복을 유도하는 것이다. 이를 위해 수술 1주 차에는 내회전과 30도 이상의 외회전을 피하며, 약 4~6주간 보조기를 착용한다.

(1) 수술 초기 재활

수동적 관절 가동 범위 운동 및 능동 보조 운동(active assisted mobilization)은 수술 1일 이후부터 시작하며, 이때 관절 가동 범위는 통증이 없는 범위 내에서 진자 운동(pendulum exercise) 및 지렛대 운동(pulley exercise)을 시작한다. 이 시기에 운동 전 열 전기 치료 및 운동 후 한랭 치료는 견관절 주변 근육의 이완 및 통증 완화에 도움을 줄 수 있다. 완관절• 및 주관절•의 구축 및 위약을 막기 위해 일시적으로 보조기를 풀고 완관절 및 주관절 운동을 시행하는 것은 제한하지 않는다.

• **견관절** 팔뼈와 어깨뼈 사이의 관절.
• **완관절** 손목관절.
• **주관절** 팔꿈치의 관절.

(2) 2단계 재활 치료

수술 4~6주 사이에 시작하며, 수동 관절 범위의 증가 및 근위축 방지를 목적으로 한다. 가벼운 정도의 자가 신전 운동●은 수술 후 3주경에 시작하나, 통상 신전 운동(stretching exercise)은 6주 이후에 시작한다. 통상 수술 후 3~4주경부터 등척성 근력 운동을 시작하며 이때 굴곡, 외전, 신전 운동을 시행한다. 단, 등척성 회전 운동은 6주 이후에 시작하며, 통증이 없는 범위 내에서만 시행한다. 이 시기에 중요한 재활 과정 중 하나는 작업 치료이다. 수술 후 3주경부터 시작하며, 수부●의 기능적 회복을 목적으로 시행한다.

(3) 3단계 재활 치료

완전한 근력의 회복 및 일상생활으로의 복귀를 목적으로 한다. 근력 강화 운동은 탄성 밴드나 아령을 통해 이루어지며, 견관절 수술 이후 노인 환자에게 등속성 근력 강화 운동을 시행하는 것에는 다양한 이견이 있다. 근력 강화 운동은 견관절의 안정화를 위해서 바로 누운 자세에서 0.5~2kg 정도의 가벼운 무게로 시작하며, 점차적으로 자세를 앉은 자세, 그리고 서 있는 자세로 바꿔 가며 진행한다. 하루에 10회 2세트 시행을 권고하며, 통증이 발생하지 않는 범위 내에서 시행한다. 특히 견관절 전치환술에서는 견갑하근(subscapularis)의 강화 운동에 특별한 주의가 필요하다. 일상생활으로의 복귀는 시 수술 후 4~6주까지 무거운 물건을 드는 것은 피하며, 6주 이후 가벼운 기능적인 활동을 시작하지만, 3kg 이상의 물건을 드는 것은 피해야 한다. 운전은 통상 3개월 이후에 시행하는 것을 권한다. 중등도 강도의 운동은 통상 수술 후 6개월 이후에 시작한다.

● **신전 운동** 신체를 늘여서 펼쳐 근육을 이완하고 유연성을 높이기 위한 운동.

● **수부** 골수(骨髓)가 있는 곳. 뼈를 말한다.

2. 고관절 성형술 이후의 재활

(1) 고관절 성형술 환자의 초기 관리

수술 시 사용한 술기의 방법에 따라 관절 가동 영역의 제한이 달라진다. 일반적으로 많이 사용하는 후방 및 측방 접근법의 경우 90도 이상의 굴곡은 제한되며, 내회전과 내전은 몸의 정중앙을 넘어가지 않도록 주의해야 한다. 전방 접근법을 시행한 경우 과신전, 외회전, 내전에 주의해야 한다. 또한, 재성형술을 시행하는 경우 모든 방향에 대해서 불안정성이 증가하기 때문에 지나친 내회전이나 외회전은 후방 또는 전방 탈구를 유발할 수 있으니 주의해야 한다. 이러한 관절 가동 범위의 제한 사항 및 일상생활 동작 훈련은 치료를 통해 효과적으로 시행될 수 있다. 지나친 고관절 굴곡을 방지하기 위하여 변기나 의자의 높이를 높여 주는 보조 좌석을 처방하거나, 침대에서도 지나친 내전이나 내회전을 막기 위해 보조기를 사용하여 무릎 사이에 베개를 끼워 준다.

(2) 체중 부하 운동 및 보행 훈련

고관절 성형술 후 치료에서 필수적인 요소는 체중 부하 정도를 결정하는 것이다. 체중 부하 방법에는 부하 정도에 따라 부하를 전혀 하지 않는 방법(non-weight bearing), 발 끝만 닿는 방법(toe-touch), 발 전체를 디디되 일부분만 부하하는 방법(partial), 견딜 수 있는 만큼의 체중 부하(WBAT : weight bearing as tolerated), 체중을 모두 싣는 방법(full weight bearing) 등 5가지 방법으로 나눌 수 있다. 수술 후 체중 부하 정도는 보형물의 종류, 고정 방법, 뼈의 상태에 따라 달라지는데, 기본적으로 골접합 시멘트(cemented prosthesis)를 이용한 치환물을 사용한 경우 수술 후 즉시 체중 부하가 가능하다. 수술 후 흔히 사용되는 목발(crutch)을 사용한 보행을 통해 체중 부하를 감소시킬 수 있으며, 이에 대한 최근 연구에서 3점식 보행 시 17%가량, 2, 4점식 보행 시에는 약 12~13%가량의 체중 부하가 감소된다고 보고하였다.

골접합 시멘트를 사용하지 않았거나 재성형술을 한 경우는 6~8주 동안은 부분 부하 내지는 발끝 보행(toe-touch) 정도만 체중 부하를 하도록 한다. 그러나 골접합 시멘트를 사용하지 않은 경우의 체중 부하에 대해서는 논란의 여지가 있다. 조기 또는 즉시 체중 부하를 허용하는 병원도 있으며 이에 대한 연구는 계속되고 있다. 고관절 성형술 후 보행은 환자의 통증 정도에 따라 시작 시점이 다르지만 통상 평행봉을 붙잡거나 보행기(walker)를 이용하여 점차 환측 다리에 체중 부하를 늘려가면서 보행 훈련을 하게 된다. 보행의 안정성, 환자의 근력, 체중 부하 정도의 증가에 따라 목발 또는 바퀴 달린 보행기, 지팡이 등을 이용하여 보행 훈련을 진행하며, 안정적인 보행이 가능하면 보조 도구의 도움 없이 자가 보행을 시행한다.

(3) 고관절 주변 근육 강화 운동

고관절 성형술 이후 고관절 신전근, 굴곡근, 외전근을 대상으로 능동적(active) 및 능동적 보조(active assistive) 운동과 등척성(isometric) 운동을 조기에 시행한다. 이때 부동(immobilization)으로 인한 근위축을 예방하기 위해 대퇴사두근 강화 운동, 발목굴곡근, 신전근 강화 운동을 같이 병행한다. 그러나 격렬한 저항 운동은 피하는 것이 좋다. 실내 자전거는 관절가동과 근력 강화의 병행이 가능하면서 고관절에 가해지는 힘이 적어 권장된다.

■ 고관절 성형 후 주의해야 할 자세와 동작

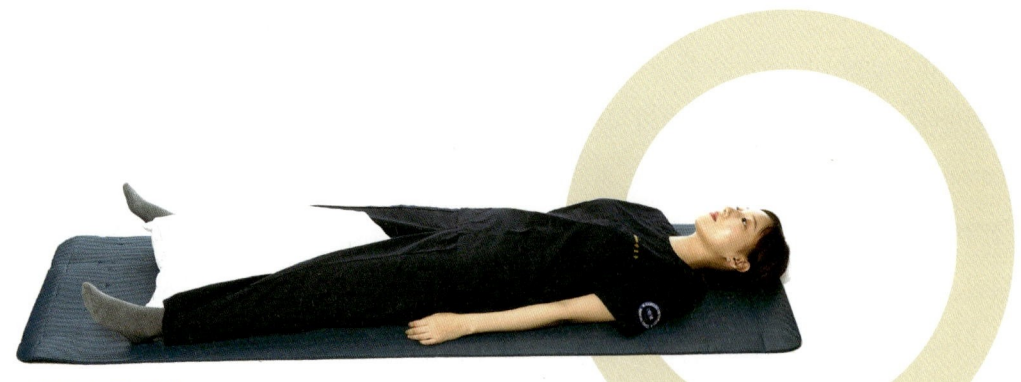

▲ **바로 누운 자세**
바로 누워서 양다리 사이에 베개 등을 끼워 넣어 약간 벌려 놓은 상태를 유지시킨다.

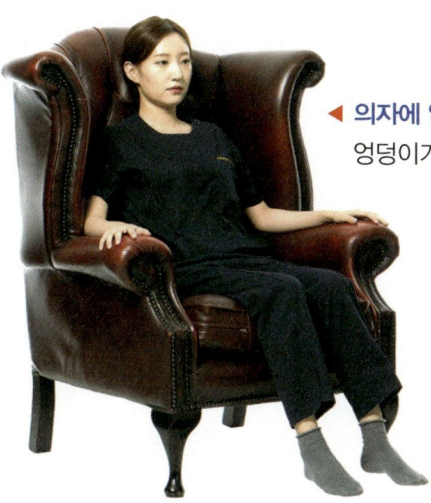

◀ **의자에 앉는 방법**
엉덩이가 깊숙이 들어가는 의자를 피한다.

▼▶ **바르지 못한 자세**
수술받은 쪽의 고관절을 90도 이상 구부리면 위험하다.

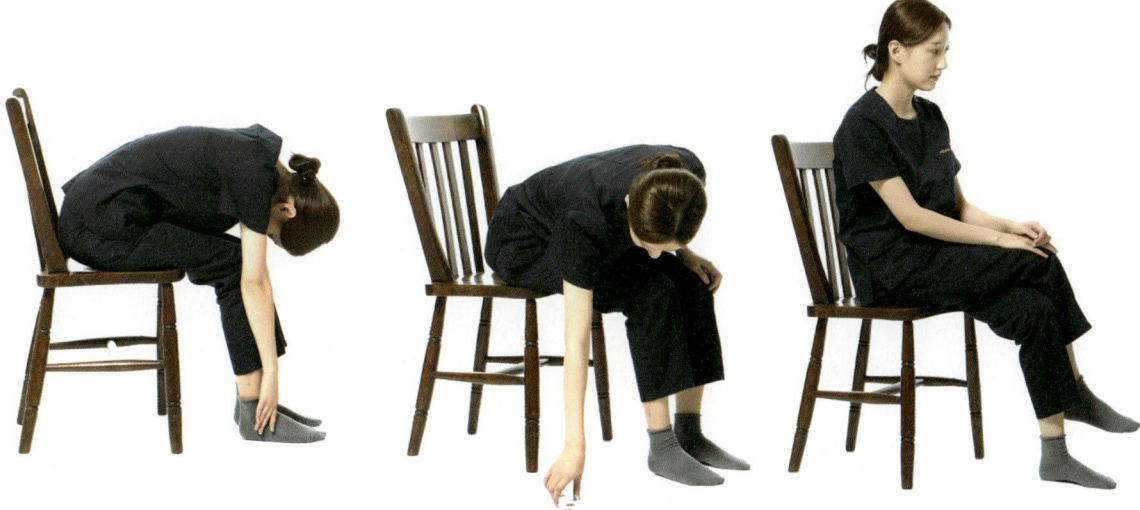

05. 인공 관절 치환술 후 재활

3. 슬관절 성형술 이후의 재활

(1) 수술 전 재활

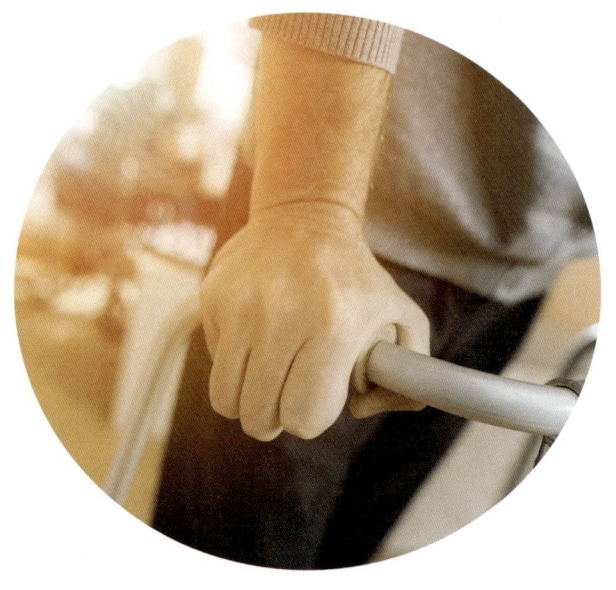

수술 전 재활의 중요한 부분 중 하나는 환자의 수술 전 통증, 관절 가동 범위, 슬내반● 등의 관절 변형, 무릎 주변 근육의 근력 약화 및 위축, 그리고 보행 상태를 평가하여 향후 수술 후 재활 과정에 참고로 사용하는 것이다. 또한 재활 치료 중 문제가 될 수 있는 뇌 혈관계 질환 및 심장 질환, 비만도 등도 중요한 점검 사항이다.

최근에는 수술 후 환자가 재활 치료를 쉽게 따라오게 하기 위해 다양한 치료 방법이 활용되고 있다. 수술 전 환자 상태에 대한 평가 및 수술 후 재활 방법에 대한 교육을 시행하는 형태의 소극적 수술 전 재활 치료부터, 슬관절 성형술이 예정되어 있는 환자를 대상으로 3~8주 가량 의료 기관 또는 집에서 다리의 유연성 운동, 대퇴사두근 강화 운동뿐 아니라 상지 근력 운동까지 연구 방법에 따라 다양한 신체 기능 향상 운동을 시행하는 수술 전 재활 프로토콜이 존재한다.

이러한 수술 전 재활 치료의 장기적인 효과에 대해서는 아직 이견이 있지만, 수술 직전 기능 향상은 확인된 바 있으며, 수술 후 예후 및 기능에 대한 효과적인 수술 전 재활 프로토콜을 개발하기 위해서는 추가적인 연구가 필요하다.

● **슬내반** 두 발끝이 안쪽으로 휜 다리. 또는 두 발끝을 안쪽으로 향하게 하고 걷는 사람.

(2) 수술 후 초기 재활

수술 후 초기 재활의 목표는 합병증을 예방하고, 통증과 부종을 줄이며, 관절 가동 범위를 회복하여 조기에 일상생활로 복귀할 수 있도록 돕는 것이다.

인공 관절 성형술 후 흔한 통증의 원인은 부정렬(malalignment)이다. 이외에 감별해야 할 주요 합병증으로는 수술 부위 감염과 심부정맥 혈전증 등이 있다. 특히, 심부정맥 혈전증을 재활 과정에서 예방하기 위한 노력으로 수술 전 환자 교육 및 지속적 운동(continuous passive motion, CPM) 등에 대한 시도들이 있었으나, 효과가 없는 것으로 나타났다. 수술 후 초기 재활 치료는 수술 2주 내지 3주까지 진행한다. 발목 펌프 운동(ankle pump), 발뒤꿈치 지지(heel prop), 발뒤꿈치 미끄러짐 운동(heel slides), 하지 직거상 운동(straight leg raising), 대퇴 강화 운동(quadriceps sets), 반대쪽 다리로 무릎 굽히기(flexion assisted with opposite leg), 앉은 자세에서 무릎 굽히기(seated unsupported leg flexion) 등이 대표적인 초기 재활 운동이다.

보행 훈련은 보행기를 사용하여 앉은 자세에서 서는 것을 연습하고, 선 채로 몸의 균형을 잡는 것부터 시작한다. 안정적으로 몸통의 균형을 잡고 서 있을 수 있으면, 천천히

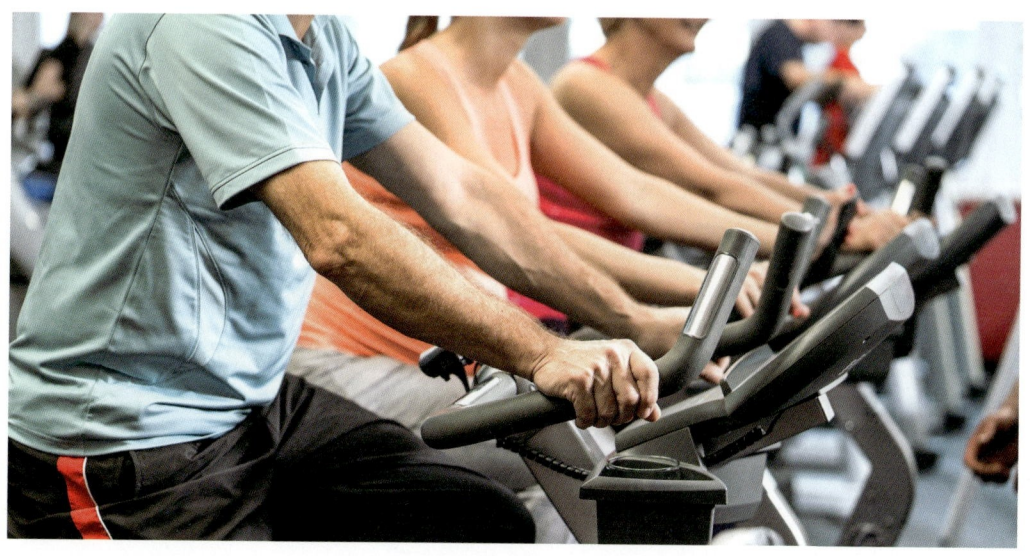

걷는 훈련을 시작한다. 보행 시 보행기를 내디딘 후 건측 다리, 환측 다리 순서로 진행한다.

양측 다리를 모두 수술한 경우에는 특별한 원칙은 없으나 통상 덜 아픈 다리를 먼저 내디딘다. 보행기를 사용한 보행이 안정화되면, 지팡이를 이용한 보행 연습을 시작한다.

계단을 오르내리는 훈련 시에는 낙상의 위험이 있어, 난간을 잡고 이동하도록 하며, 올라갈 때는 건측 무릎부터 올라가고 내려갈 때는 환측 무릎부터 내디딘다. 수술 직후 지속적 수동 운동(Continuous Passive Motion, CPM)을 사용하는 것은 이견이 있다. 저비용이고 조기에 슬관절의 굴곡을 촉진하는 방법이기는 하지만 장단기적으로 뚜렷한 장점이 확립되지 못했다. 최근의 코크란• 리뷰(Cochrane review)에 따르면, 지속적 수동운동을 시행하는 것이 능동적 슬관절 관절 범위의 증가, 통증 감소, 기능, 삶의 질 등에는 임상적인 의미가 없는 것으로 나타났다. 그러나 지속적 수동 운동이 마취하 관절 도수 교정(manipulation under anesthesia)의 위험을 낮춰 준다고 보고 하였다. 지속적 수동 운동이 가장 효과적인 경우는 퇴원 후 심한 통증으로 인해 능동적인 관절 운동을 하지 못하는 환자에게 적용할 때이다.

(3) 기능 회복기 재활 운동

수술 후 3주에서 12주까지의 시기로서 이 시기에는 다양한 동작의 운동이 가능하다. 다리의 근력 강화와 균형 유지 기능을 높이기 위해 뒤꿈치 들어올리기(heel raising), 대표적인 닫힌 사슬 운동인 약간 쪼그리기(mini-squat ting) 운동, 무릎 관절의 유연성을 기르고 균형 기능을 향상시키는 런지 운동(lunge) 그리고 실내 자전거 타기 등이 권장된다.

• 코크란 코크란은 의학과 관련된 비정부/비영리 단체이다.

(4) 슬관절 성형 후 일상생활 동작 훈련

관절 가동 및 보행과 함께 수술 후 일상생활 동작 수행은 중요한 재활 과정이다. 수술 후 통증과 슬관절의 관절 범위 제한 및 체중 부하의 어려움으로 기본적인 일상생활 활동에 제한을 갖게 된다.

대개 슬관절 성형술 후 통증이 감소하고, 기능이 회복되면서, 독립적 일상생활 동작이 가능해진다. 초기 재활 동안 통증과 제한된 관절 운동 범위로 인한 일상생활 동작 수행의 어려움과 두려움이 많다. 변기에 앉기, 하의 입고 벗기 등의 동작을 수행하면서 점차 신체 활동에 대한 자신감을 갖도록 한다.

06 부동 증후군

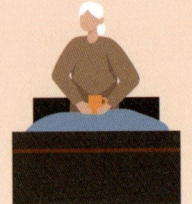

1. 부동 증후군의 정의

부동 증후군이란, 노인에서 흔히 나타나는 증상으로 기력이 갈수록 쇠하고, 기력이 쇠하니 움직임이 줄어들고, 움직임이 줄어드니 밥맛이 없고 기력이 더 쇠하고, 계속 누워 있게 되고, 점점 전신의 기능이 떨어져서 발생하는 모든 합병증과 위약을 포함한 증후군이다.

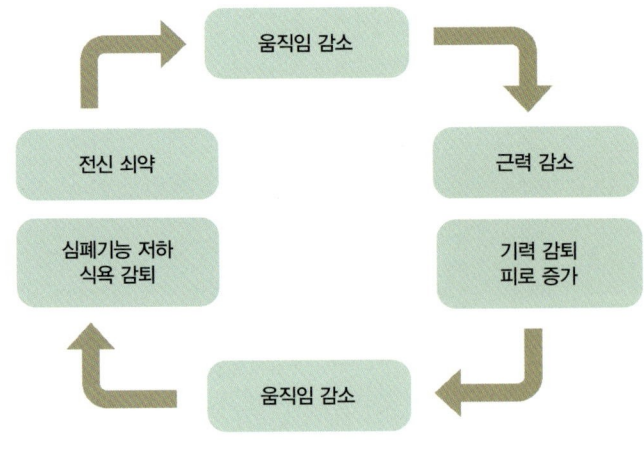

▲ 쇠약의 발생기전

(1) 부동 증후군과 침상 안정

침상 안정은 1950년대 외상 환자를 회복시키기 위해 고안된 개념이다. 골절이나 외상이 심한 환자의 경우, 침상 안정을 통해 손상된 부위의 빠른 회복이 가능해지기 때문이다. 반면 손상되지 않은 부위에 대한 단점이 발견되기 시작한다. 멀쩡한 부위의 근육이 빠지고, 뼈가 약해지고, 관절이 굳기 시작하는 것이다. 특히 이러한 현상은 원래 건강했던 사람에 비해 질병을 앓고 있는 사람이나, 노인들에게서 두드러지게 나타났다. 따라서 건강했던 사람은 침상 안정이 끝난 이후 빠르게 회복하는 반면, 노인들은 영구적인 기능 손상에 시달리게 된다. 침상 안정, 불용, 몸을 쓰지 않으면서 나타나는 몸의 변화는 다음과 같은 경우가 있다.

- **근골격계** : 관절의 구축●이 발생하며, 근육량이 감소하고, 근력이 떨어지며, 골다공증이 생긴다. 근육량의 감소는 하루 이틀 정도로 나타나지는 않으나, 3일 이상이 되면 두드러진다. 보통 10일을 누워 있으면 50% 정도의 근육량이 감소한다고 알려져 있다. 특히 문제되는 것은 속발성, 즉 밥을 먹는 것과 같은 상지 근육은 비교적 유지가 잘 되는 반면, 중력을 이기는 하지 근력이나 척추기립근과 같은 근육의 소실이 심하다는 점이다. 결국 근력은 일주일당 15% 정도씩 떨어지게 돼서, 한 달을 누워 있게 된다면 1/3에서 반 정도의 근력 감소가 발생한다.

- **심폐** : 체액이 다리와 등 쪽으로 재분배된다. 다리가 잘 부으며, 앉거나 일어날 때 어지럽다. 심폐 지구력이 감소하고, 피가 굳으며, 흡입으로 인한 폐렴이 발생한다. 심박수가 늘어나는 대신 한 번에 뿜어내는 혈액의 양이 감소한다. 따라서 조금만 운동해도 심박수가 많이 늘어나서 지구력이 급격하게 감소한다. 대략 3주간 침상

●**구축** 수동적(다른 사람이나 기계 또는 외부의 힘에 의하여 이루어지는) 관절 운동이 비정상적으로 제한되는 경우를 말한다.

안정을 했다고 하면 유산소 운동 능력이 50% 감소한다. 침상 안정 없이 누워 있기만 해도 폐활량이 7% 감소하기 때문에 장기간 누워 있게 되면 폐기능은 지속적으로 나빠진다. 또한 누워 있는 상태에서 식사를 하게 되면 기도로 음식물이 넘어갈 가능성이 높아진다.

- **소화기** : 소변이 잘 안 나오며, 요로 결석이 발생하며, 요로 감염이 생긴다. 식욕이 떨어지기도 하며, 장운동이 떨어져서 변비가 발생한다.

- **내분비** : 전해질 균형이 깨지며, 초기 당뇨가 발생한다.

- **인지 기능** : 지남력•이 떨어지며, 주위 환경의 변화를 못 참는다. 불안해지고, 우울해지며, 균형 능력이 떨어진다.

위와 같은 몸의 변화는 불용으로 인해 하나의 결과가 발생하면 그 결과가 다른 결과를 일으키고, 그 다른 결과가 또 다른 나쁜 결과로 이어지는 폭발력이 있다. 예를 들어 몸을 쓰지 않으면 근력이 떨어지고, 근력이 떨어지면 뼈가 약해지고, 뼈가 약해지면 체내 칼슘이 증가하고, 체내 칼슘이 증가하면 요로 결석이 증가하는데, 요로 결석이 증가하는 다른 원인으로는 몸을 쓰지 않아서 소변량이 감소하고, 소변의 배출이 줄어드는데, 소변으로 배출되는 칼슘이 증가하면 요로 결석이 증가하는 것과 같은 이치이다.

2. 부동 증후군을 예방하는 운동 방법

중력에 저항하는 하지 근력과 척추기립근의 근육이 가장 먼저 약해지므로 이를 보완하기 위한 운동이 필요하다.

• **지남력** 시간과 장소, 상황이나 환경 따위를 올바로 인식하는 능력.

(1) 침상에 누워 있는 노인

- **악력기 운동** : 걷기 위해서는 앉을 수 있어야 한다. 앉기 위해서는 복근 운동이 필요하나, 어차피 침상에 누워 있는 노인이 복근만으로는 일어나 앉을 수 없다. 침대 난간을 잡고 일어나는 것이 그나마 가능한 방법이며, 이를 위해 수부• 악력을 유지할 수 있게 악력기 혹은 작은 탱탱볼, 혹은 호두 2개를 돌리는 운동을 한다.

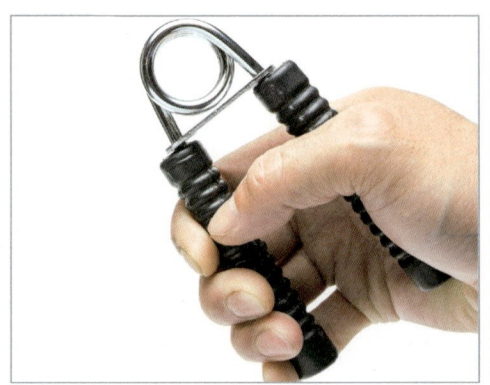 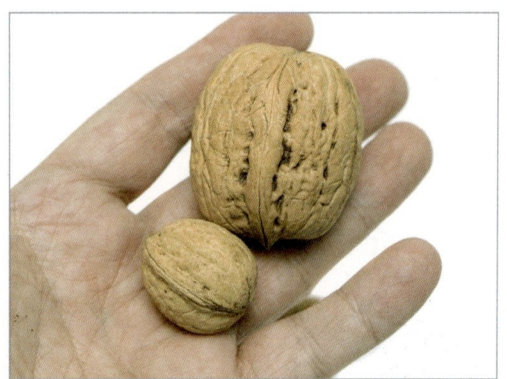

- **엉덩이를 들어 올리는 브릿지 운동** : 걷기 위해서는 일어날 수 있어야 한다. 앉은 자세에서 일어나기 위해서는 엉덩이 근육이 가장 중요하다. 엉덩이 근육을 강화시키기 위해 가장 좋은 운동은 브릿지 운동이다.

(2) 앉아만 있으려는 노인

어지러워서, 넘어질까 두려워서, 힘들어서 등으로 잘 걷지 않으려는 노인들이 많다. 중이의 문제일 수도 있고, 파킨슨병이 있을 수도 있으며, 만성폐쇄성 호흡기 질환이 있을 수 있다. 이런 뚜렷한 병 없이 걷기를 힘들어 하는 노인인 경우도 있다.

• **수부** 손.

- **자전거 운동** : 부동 증후군의 예방의 기본은 하체 근력과 유산소와 균형 능력이다. 하체 근력과 유산소 능력을 올리기 위해 자전거 운동을 하도록 하자. 실외 자전거는 노인들에게 좋지 않으므로 실내 좌식 자전거를 권한다.

- **유연성 운동** : 유연성이 떨어지는 경우 골절이나, 통증이 유발되는 경우가 많다. 대부분의 노인들은 소파에 앉아서 혹은 바닥에 앉아서 텔레비전을 시청하게 된다. 이 자세는 고관절의 과굴곡, 척추의 굴곡, 어깨의 내회전 굴곡구축●으로 이어진다. 앉아 있는 시간만큼 몸이 굳어 들어간다. 이를 회복하기 위해 허리에 두 손 짚고 하늘 보기 자세와 하늘 향해 두 팔 벌린 나무 자세를 각각 15초씩 유지하도록 하는 유연성 운동을 1시간에 한 번씩 해야 한다.

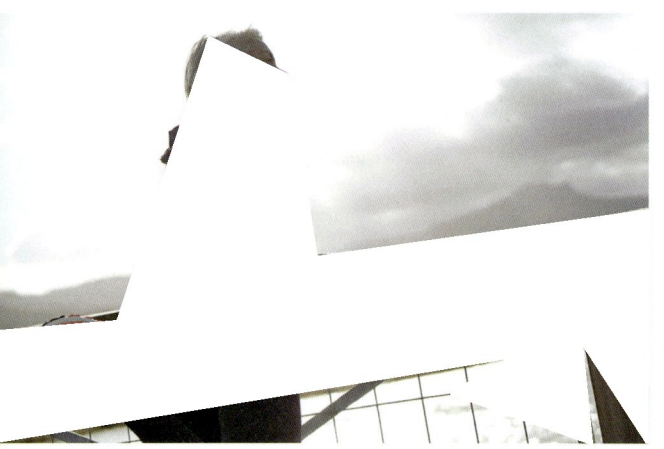 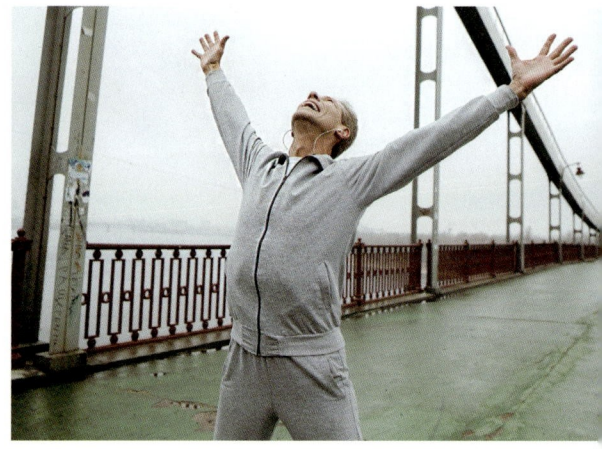

- **게임 운동** : 닌텐도 위핏이나, 엑스박스 키넥트와 같이 전신 운동과 결부된 게임들이 출시되어 있으니 가족과 함께 이런 게임을 통한 운동을 하는 것도 권할만 하다. 특히 인지 기능이 떨어지는 분들에게 고스톱과 같은 정적인 게임보다는 몸을 움직일 수 있는 동적인 게임이 좋다.

● **굴곡구축** 관절이 굴곡위에서 구축한 것을 말한다.

- **실외 운동** : 집 밖 활동이 가능해지면 불용·부동 증후군으로 이어질 가능성은 떨어진다. 다만 기왕 집 밖 활동을 한다면, 집단으로 재미와 운동 효과를 느낄 수 있는 태극권이나 사교 댄스가 적당하다. 아쿠아 워킹(aqua walking) 같은 경우도 여건이 받쳐 준다면 좋은 운동이다. 등산이나 테니스와 같이 강한 충격이 가해질 수 있는 운동은 피하는 것이 좋다. 배드민턴이나 탁구는 저강도로 한다면 무난한 운동이다. 다시 말해서 승부욕이 강한 분들에게는 적당하지 않다.

3. 부동 증후군을 예방하는 자세

(1) 침상에 누워 있는 노인

- **하루 30분씩 3회 엎드려 있기 자세** : 똑바로 누워 있으면 척추기립근이 매우 빠른 속도로 약해진다. 그나마 척추기립근과 신전근을 자극할 수 있는 자세가 엎드려 있기 자세이다. 엎드려 있기 운동은 하지 관절의 굴곡구축도 예방할 수 있다.

- **앉아서 식사하기** : 누운 상태의 식사는 폐렴으로 바로 이어진다. 힘들어도 반드시 허리를 꼿꼿이 하고, 턱은 당긴 상태로 식사한다. 식사가 끝난 후 30분 간은 그대로 앉아 있도록 해야 한다. 척추기립근의 강화와 위역류로 인한 흡입성 폐렴을 예방할 수 있다.

(2) 앉아만 있으려는 노인

- **의자** : 너무 푹신한 소파는 좋지 않다. 가급적이면 딱딱한 의자에 앉으며, 안마 의자는 푹신하지 않기 때문에 나쁘지 않다.

- **걷는 자세** : 대부분의 노인들은 등이 구부정하게 걷게 된다. 자연적으로 굽어지는 척추 자세와 바닥을 보고 걷게 되는 보행의 습관 때문이다. 육사 생도와 같이, 국군의 날 행진하는 병사와 같이 다리를 쭉 뻗고 먼 곳을 바라 보고 걸으라는 잔소리를 항상 할 준비를 하도록 하자.

chapter 5

진료실에서 못다 한 건강한 노년 생활 이야기

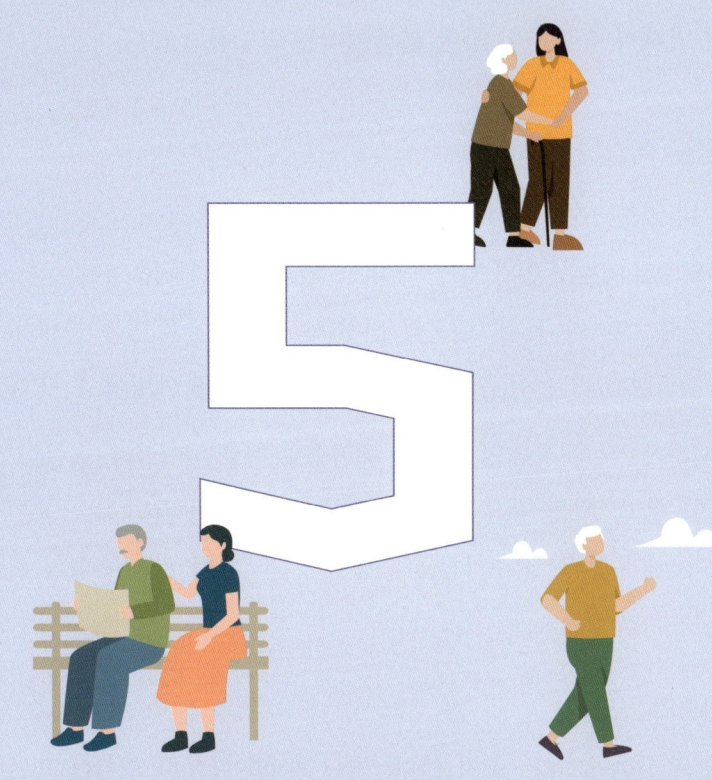

노인 정신 건강 증진을 위한 방법

01. 우울증 극복 실천 방법
02. 치매 예방 활동 방법
03. 노인 학대 예방

01 우울증 극복 실천 방법

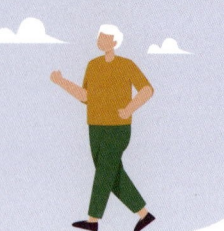

1. 우울증의 정의

　우울한 기분 또는 우울증은 어떤 사건에 대해 개인이 느끼는 스트레스로 인한 기분 증상을 의미한다. 기분 증상에 동반하여 불안, 환청, 망각 등의 정신병적 증상, 두통, 어지러움, 소화기 장애, 피로, 통증, 호흡곤란, 무력감, 손발 저림 등의 신체 증상이 나타나기도 한다. 우울증은 정상적인 노화 과정이 아니다. 잠시 발생하는 우울한 기분이 아니며, 적어도 몇 주간에 걸쳐 지속되며 이로 인해 정상적인 활동을 어렵게 만든다. 우울증은 환자의 정상적인 기능 수행을 방해하고, 신체 질환을 악화시켜서 병원을 더 자주 방문하게 하고 환자와 주변 사람에게 고통을 준다.

　신체 질환이 나빠지면 우울 증상도 심해지는 경우가 많으며, 우울 증상이 심할수록 신체 질환의 회복 속도도 늦어지게 된다. 우울증은 환자의 기저 질환을 악화시킬 뿐만 아니라 질병이 없던 건강한 사람도 아프게 한다. 이로 인해 사람들은 우울증이 없을 때, 누렸던 즐거움을 더 이상 느끼지 못하게 되고, 기억이나 집중력에도 영향을 받게 된다. 우울증의 증상으로는 슬픔, 죄책감, 죽음이나 자살에 대한 집착, 허무감, 무력감 등 우울에 따른 정서적 증상뿐 아니라 질병 망상, 빈곤 망상, 허무 망상의 정신병적 증상도 흔히 동반된다.

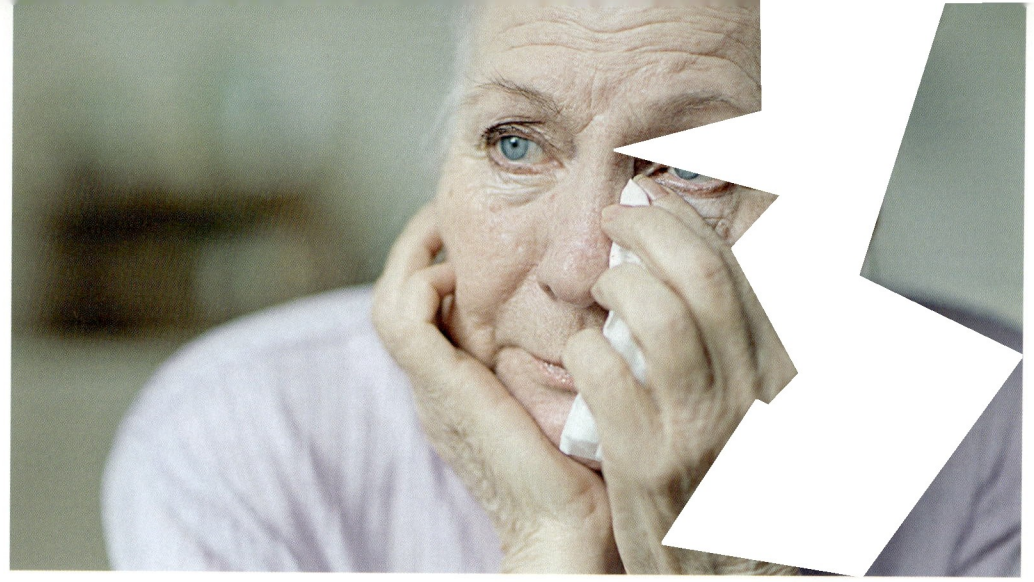

▲ 은퇴, 이사, 경제적 어려움, 건강 상태의 악화, 외로움 등은 우울증을 일으킬 수 있는 원인이 될 수 있다.

　많은 노인들은 사랑하는 사람들과 친구들을 잃는 경험을 하게 된다. 그 외, 주요한 인생의 변화, 예를 들면 은퇴, 이사, 경제적 어려움, 건강 상태의 악화, 외로움 등을 경험하게 되는데 이런 변화는 우울증을 일으킬 수 있는 원인이다. 혹자는 그렇기 때문에 노인은 우울한 것이 당연하다고 하는데 틀린 이야기이다. 사별이나 인생의 중요한 변화로 인한 스트레스가 우울증을 유발한다고 해서 우울증이 이런 변화에 따른 필수 불가결한, 즉, 피할 수 없는 결과는 아니기 때문이다. 예를 들어, 사랑하는 사람을 잃은 후 애도할 수 있지만, 그 기간이 2개월이 넘어서도 지속된다면 이 경우 그 사람은 우울증에 대한 평가를 해야 한다. 특별한 외부 요인이 없어도 스트레스나 기능 저하 및 손실로 인해 종종 우울증이 발생하게 된다. 자아의 강도나 인생의 성취도가 우울증을 막아 주지는 못한다.

　노인 우울증 환자는 우울증의 특징적인 증상을 주로 호소하기보다 통증, 불편감, 두통, 변비, 쇠약, 요통 등의 신체 증상을 먼저 호소하는 경우가 상대적으로 많으며, 우울감 이외의 다른 기분 상태(혼란, 초조, 불안, 과민) 등을 더 많이 호소하는 경향이 있다. 특히 미국이나 유럽에 비해 한국을 비롯한 동아시아 노인 환자들은 우울증과 관련된 신체 증상을 호소하는 경우가 빈번하다. 하지만 젊은 성인의 경우, 수면 장애, 식욕 저하, 그리고 피로 등의 신체 증상을 우울증의 증상으로 고려하는 반면, 노인에서는 정상적인 노화의 과정이나 이미 지나간 내과 질환으로 생각하고 우울증을 의심하지 않는 경우가 흔하므로 이에 대한 주의가 필요하다.

치매나 연령과 관련된 기억상실(age associated memory loss)과 같이 기억, 집중력의 저하를 호소하는 경우가 있는데 이와 같이 치매 증상과 유사하게 나타나는 경우를 가성 치매(pseudodementia)라고 한다. 인지 기능 검사에서 치매 증상과 유사한 소견을 보이며, 기억력과 집중력 저하 등의 인지 기능 저하가 주로 관찰된다. 노인 우울증은 노인들이 흔히 경험하는 노화 현상 혹은 스트레스에 의한 단순한 심리적 변화 정도로 치부되는 경우가 종종 있다. 이런 이유로 노인 우울증 환자는 진단되지 않고 치료받지 못하고 방치되는 경우가 있다.

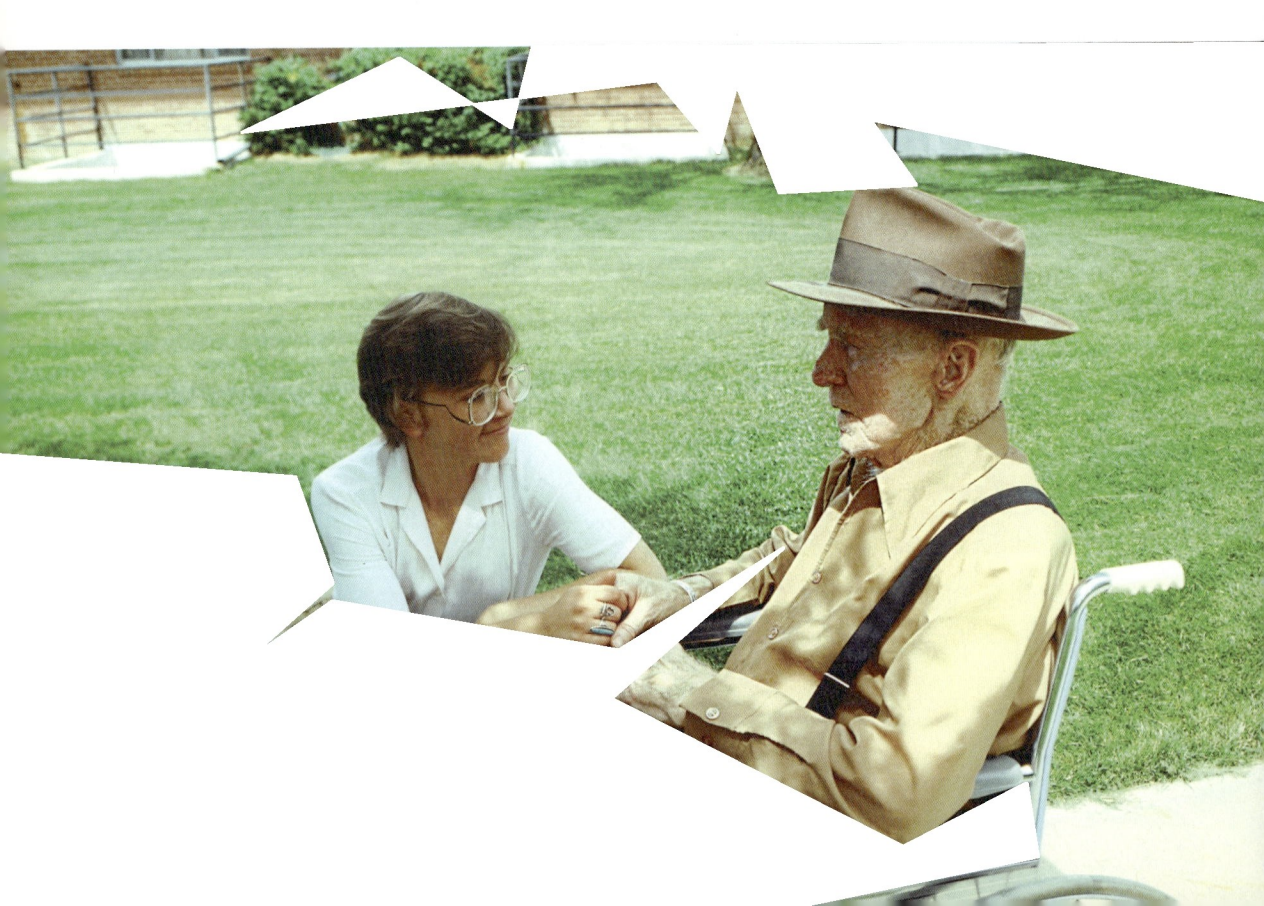

2. 우울증 극복 방법

우울증을 극복하는 방법은 크게 두 가지, 비약물적 방법과 약물적 방법으로 나눌 수 있다. 우울증은 앞서 언급했던 여러 가지 사건으로 인한 스트레스가 체내의 호르몬 및 신경 전달 물질의 변화로 인해 나타나는 기분 장애이다. 그러므로 이런 변화를 정상으로 돌려놓기 위해서는 우울증의 정도에 따라 약물 복용이 필요하다. 흔히 걱정하는 문제가 한 번 항우울제를 복용하면 중간에 끊지 못하고 계속 복용해야 되는 것 아닌가라는 건데 그렇지 않다. 비약물적 방법과 병행하면서 증상이 호전되면 복용을 중단할 수 있다.

세계보건기구(WHO, World Health Organization)와 영국 국립 보건 임상연구원(National Institute for Health and Care)의 권고에서도 운동은 우울증 표준 치료에 포함되어 있다. 이외에도 우리나라를 포함한 여러 권위 있는 기관과 지침에서 가벼운 또는 중간 정도의 우울증 환자에게 운동은 약물 치료와 동등한 효과를 보이므로 반드시 포함되어야 한다고 제안하였다. 일부 기관에서는 더 심한 우울증에 해당하는 재발성 또는 심한 정도의 우울증에서도 운동을 보조 치료로 권고하였다. 이와 같이 운동은 우울증 극복에 도움이 된다는 정도가 아니라 효과가 과학적으로 입증되어 있으므로 반드시 시행해야 하며, 환자 또는 의료진이 운동을 우울증 치료에 포함시키지 않는 경우에는 적절한 치료를 받거나 시행하지 않는 것으로 봐야 할 것이다.

운동이 우울증에 미치는 효과는 약간의 힘든 운동을 하고 난 후에 상쾌한 기분을 느껴 본 적이 있다면 이해할 수 있다. 운동이 우울증 치료에 효과가 있는 이유는 운동 후에 소위 엔도르핀, 도파민, 세로토닌, 노르에피네프린 등의 신경 전달 물질이나 호르몬에 변화가 발생하기 때문이다. 이런 변화는 우울증 약으로 인한 변화와 동일한 점도 있지만 차이점도 있다. 운동은 우울증 약과 달리 뇌 구조물의 부피 변화를 가져온다. 이러한 변화로 인해 우울한 기분이 개선되는 것 외에 기억 능력이 일부 향상되는 효과도 동반한다. 또한 우울증 약은 복용 후, 수 주에 걸쳐 효과가 나타나는 데 비해 운동은 우울증 약과 달리 시행 즉시 효과가 나타난다. 이외에도 동기 부여, 자신감, 그리고 다른 사람과의 교류를 통해 얻는 긍정적인 효과도 운동으로 얻을 수 있는 부분이다.

3. 우울증 극복을 위한 운동 방법

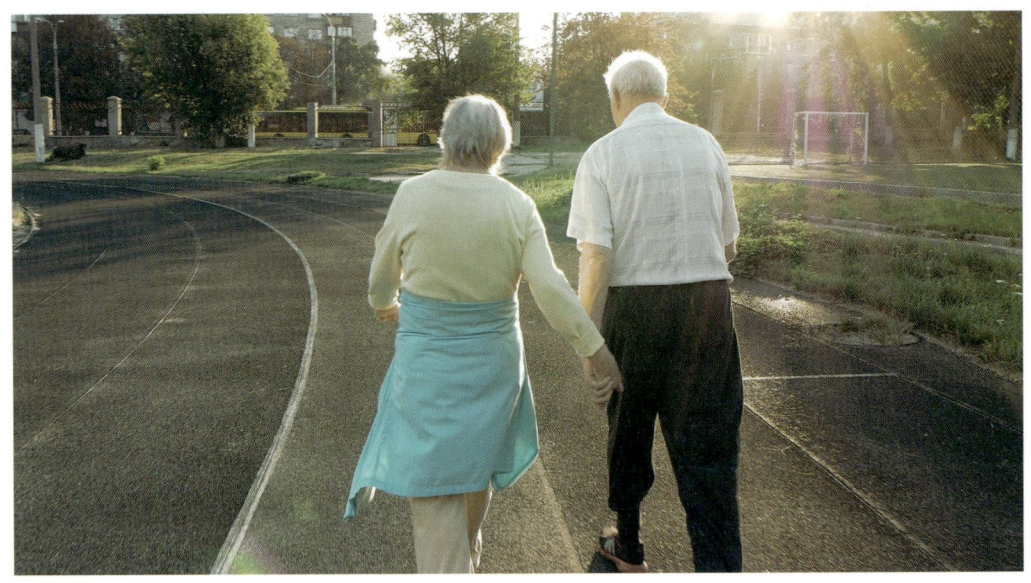

운동은 누구나 잘 안다고 생각하지만 막상 무엇인지 물어보면 답하기가 쉽지 않다. 그래서 어렵게 생각하는 경우가 종종 있는데 그렇지 않다. 운동은 특별한 장비와 시간이 필요한 활동을 의미하지 않으며, 일상생활, 집안 활동, 걷기 등과 같이 일반적인 신체 활동이 포함되며, 휴식에 비해 에너지 소비가 많은 활동을 의미한다.

운동을 할 때 항상 고려해야 할 것은 횟수, 시간과 강도이다. 즉, '얼마나 반복할 것인가', '얼마나 지속할 것인가', 그리고 '얼마나 강하게 할 것인가'이다. 우울증을 극복하기 위해서 앞서 언급한 항목 - 종류, 횟수, 시간, 강도 -에 대해서 명확하게 정의된 바는 현재까지 없다. 하지만 앞서 언급한 요소들은 운동 치료 또는 운동을 할 때 항상 고려되는 중요한 부분이다.

(1) 운동 종류

운동 종류의 경우, 유산소 운동(걷기, 달리기, 자전거 타기 등)과 무산소 운동 (근력 강화 운동)으로 나눌 수 있다. 두 가지 운동 중에서 어떤 운동이 우울증을 극복하는 데 더 도움이 된다고 알려진 바는 없으며, 두 가지 운동 모두 동등하게 도움이 되는 것으로 알려져 있다.

(2) 운동 횟수 및 시간

운동 횟수 및 시간에 대해서는 다양한 의견이 있다. 주당 몇 번 하는 것이 좋은가에 대해서는 주 2회부터 5회까지 다양하게 제시되어 있지만, 일반적으로 주 3회 이상을 권장하고 있다. 주 3회 운동하는 것과 주 5회 운동하는 것이 차이가 없다는 의견도 있다. 최근에는 주중에 나눠서 하는 것과 주말에 몰아서 하는 것의 차이도 크지 않다는 의견도 있다. 하지만 횟수와 관련해서 현실적으로 가장 중요한 점은 주 1회라도 하는 것이 아예 하지 않는 것보다 낫다는 것이다. 주 1회라도 시작하고 꾸준히 유지하면서 횟수를 늘려나가는 것이 가장 중요하겠다. 한 번 할 때 최소한 얼마 동안 해야 되는지가 횟수 다음으로 궁금한 사항일 것이다. 대부분 지침에서 회당 30분에서 60분으로 권고하고 있지만, 우울증을 극복하기 위해서 회당 운동 시간이 어느 정도 되어야 효과적인지에 대해서는 명확하게 알려진 바가 없다. 일부 연구에서는 45분에서 60분이 가장 효과적이라고 제시하고 있다.

(3) 운동 강도

운동 강도와 관련하여 무게를 살펴 보면, 개인마다 들 수 있는 무게는 각자 다른데, 이 무게를 평가하기 위해서는 개인이 한 번에 들 수 있는 무게를 측정하게 되고, 그 무게를 최대하 중량이라고 부른다. 예를 들어, A라는 사람이 80kg의 무게를 한 번에 들 수 있다면 A의 최대하 중량은 80kg이 된다. 이 최대하 중량은 운동 강도를 표현하는데 필수적인 개념이며 앞서 설명한 운동 유형 중 무산소 운동(근력 강화 운동)을 할 때 반드시 확인되어야 할 요소이다. 우울증을 극복하기 위해서 운동 강도는 어느 정도 되어야 하는지에 대해서는 마찬가지로 명확하게 내려진 결론은 없다. 하지만 운동 강도는 최대하 중량의 50%~85%가 되어야 하며, 최대하 중량에 가까울수록 우울증을 경감시키는 효과는 크다. 또한 반복 횟수는 총 24회를 시행하되, 한 번에 8회를 시행하고, 이를 세 차례 반복하는 것을 권유한다. 이 때 강도는 최대하 중량의 80%로 권고한다. 만약 최대하 중량이 낮아진다면, 반복 횟수를 늘리는 것이 필요하다.

(4) 운동 기간

앞서 언급한 바와 같이 운동이 끝난 즉시 우울한 느낌이 해소되는 것을 경험할 수 있지만, 우울증을 해소시키는 효과는 수 주에서 수 개월 동안 누적되어 점점 더 커지게 된다. 이러한 효과가 극대화되는 시점은 운동 시작 후 최소 4주에서 10주 이상으로 보고 있으며, 일반적으로 권고되는 기간은 10주에서 12주이다.

4. 정리

지금까지 우울증에 대해서 살펴보고 이를 극복하는 방안에 대해서 운동을 중심으로 알아보았다. 우울증은 다양한 원인에 의해 발생하는 체내의 호르몬 및 신경 전달 물질의 변화로 인해 발생한다. 우울증을 극복하는 방안은 약물적 치료와 비약물적 치료가 있으며, 우울증의 원인을 이해한다면 약물적 치료의 중요성에 대해서도 이해할 수 있을 것이다. 비약물적 치료의 대표적인 방법은 운동이다. 운동은 주 3회 이상, 30분 이상, 4주 이상 꾸준히 하면 우울증의 상태에 따라 약물적 치료와 동등한 또는 추가적인 효과를 얻을 수 있다. 하지만 운동과 관련된 가장 중요한 사항은 스스로가 할 수 있는 만큼의 횟수와 강도로 시작해서 꾸준히 지속하는 것이다.

02 치매 예방 활동

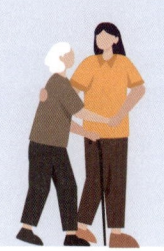

1. 치매 예방 생활 습관

(1) 스트레스를 줄이고, 우울증을 예방하기

스트레스에 대한 뇌의 반응은 스트레스 호르몬인 코티졸(cortisol) 수준의 상승으로 대표된다. 스트레스로 인한 지속적인 코티졸 수준의 상승은 노화와 관련하여 골다공증, 혈관 질환, 치매를 유발하게 된다. 우울증 또한 지속적인 코티졸 수준의 상승과 관련이 있다. 우울증 또는 우울증의 징후는 일상 활동의 수행력을 감소시키고, 골다공증의 위험 요소가 되며, 심혈관 질환, 인지 기능 감소로 결국에는 치매를 유발하게 된다. 코티졸 수준이 높으면서 우울증의 증상이 있는 환자는 인지 기능이 감소하게 된다. 또한 우울증 징후가 증가하면 할수록 인지기능의 감소가 더 커지게 된다. 따라서 우울증, 스트레스 감소 및 자기 효능감 향상을 위해 노력하는 것이 치매 예방에 도움이 된다.

(2) 혈압 조절 잘 하기

고혈압은 뇌혈류 장애를 초래하여 뇌졸중을 유발하고, 뇌졸중으로 인한 뇌세포의 파괴와 혈관이 좁아지면서 더욱 심화되는 뇌혈류 장애는 결국 치매에 걸릴 확률을 높인다. 또한 연구 결과, 혈관성 치매는 물론 치매에 있어 또 하나의 중요 원인 질환인 알츠하이머병 역시 고혈압 환자에서 그 발생 빈도가 높은 것으로 밝혀졌다. 고혈압 예방 지침은 아래와 같다.

1. 일일 염분 섭취량을 5g(티스푼 2개)으로 줄여 저염식을 한다.
2. 평소 정기적인 혈압 측정을 통해 자신의 혈압을 확인하고, 혈압이 높으면 의사에게 진료를 받는다.
3. 하루 30분 중, 저강도의 운동을 주 3회 이상 한다.

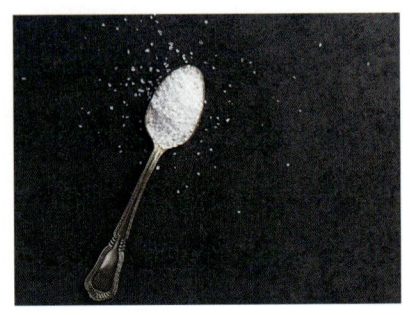

(3) 적정 체중을 유지하기

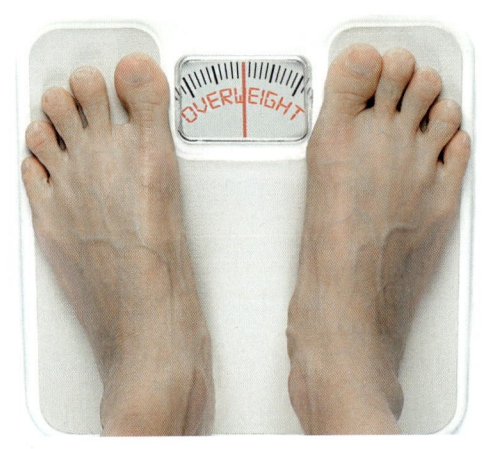

부적절한 체중 관리는 다양한 질병을 유발하는데, 특히 알츠하이머병 및 치매를 유발하는 것으로 알려져 있다. 복부 비만을 예방하기 위해서는 에너지 소비에 필수적인 물을 하루에 2리터 이상 마시며, 지방 연소에 효과적인 비타민과 무기질, 섬유질이 함유된 야채, 채소, 김치 등을 섭취하도록 한다. 따라서 치매 발병 예방을 위해 연령과 성별에 맞는 건강한 체중에 맞춰 체중 감량 전략을 수립해야 한다. 이를 위해 규칙적인 생활 습관을 유지하고 최소 주 3일 이상 꾸준한 운동을 실천하며, 균형 잡힌 식사를 하는 것이 바람직하다.

(4) 음주는 적당히 하기

음주는 뇌 기능에 영향을 미친다. 장기간의 과음은 뇌신경 세포의 세포막 손상을 통해 뇌신경 세포의 소실을 유발하여 치매 발생을 촉진한다. 성인은 연령이 10년 지남에 따라 뇌 용적이 약 1.9%가량 줄어든다. 즉, 소량의 음주가 심장에는 이로울 수 있으나 뇌에는 해롭다고 할 수 있다. 한편, 만성 알코올 중독의 경우 비타민 B1 결핍에 의한 뇌 손상이 일어나기도 하므로 일일 알코올 섭취량을 50g(소주 5잔, 맥주 3병) 이내로 줄이는 것이 좋다.

(5) 콜레스테롤 조절하기

혈중 과도한 콜레스테롤은 동맥경화를 일으켜 혈류의 흐름을 방해하고, 특히 뇌로 가는 혈액 공급을 감소시켜 치매를 일으키게 된다. 반면 몸에 좋은 고밀도지단백콜레스테롤(HDL-C)•이 저하된 중년 성인들에게 알츠하이머병 및 치매의 발병 위험이 높은 기억력 감소가 높게 나타난다. 콜레스테롤의 조절을 위한 지침은 아래와 같다.

1 콜레스테롤이 많이 함유된 계란 노른자, 새우, 게, 오징어, 버터 등의 섭취를 피한다.
2 식물성 섬유소가 많은 콩, 과일, 야채류를 많이 섭취한다.

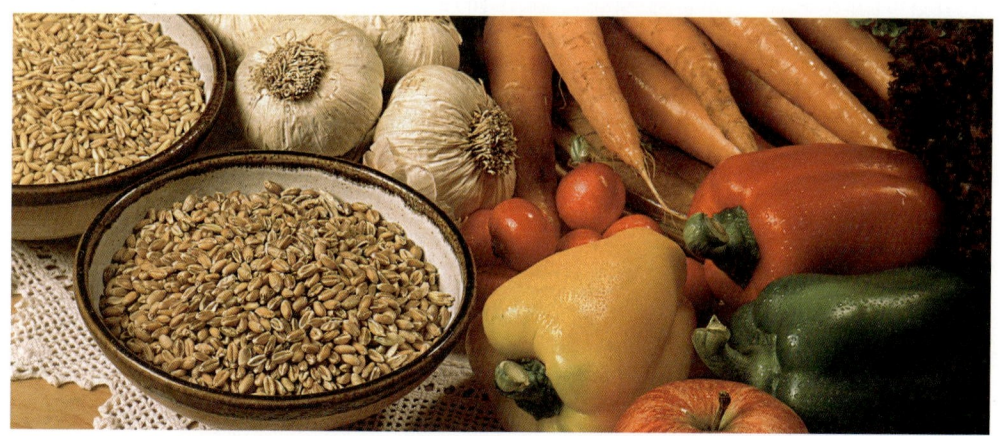

3 탄수화물과 알코올 섭취를 줄인다.
4 콜레스테롤이 높을 경우 의사의 처방에 따라 약물을 복용한다.

• **고밀도지단백콜레스테롤(HDL-C)** 혈장 지질 단백질의 하나로, 말초 조직의 지질을 간으로 운반하며, 좋은 콜레스테롤이라고 불린다.

(6) 혈당 조절하기

당뇨병이란 췌장에서 분비되는 인슐린의 부족이나 세포에서의 인슐린 저항으로 탄수화물, 지방, 단백질 대사에 이상이 생겨 발생하는 만성적이고 지속적인 병을 말한다. 당뇨는 심혈관 질환 및 뇌졸중을 유발하여 혈관성 치매의 발병률을 높인다. 한편 혈당 자체만으로도 인지 기능에 영향을 미친다는 연구 결과가 있다. 따라서 당뇨병을 앓고, 만성적으로 혈당이 높을 경우 인지 기능이 저하될 위험이 높기 때문에 당화혈색소•를 낮추어 인지 기능 저하를 막아야 한다. 이에 대한 예방 방법은 아래와 같다.

1. 적절한 체중, 즉 체질량 지수(체중(kg)/신장(m^2))를 $25kg/m^2$으로 유지한다.
2. 저, 중강도의 운동을 주 3~5일, 30분 이상 한다.

(7) 금연하기

흡연은 중년의 기억력 저하를 일으키는 원인으로, 흡연으로 인해 중년기에 인지 장애를 가진 사람은 다른 사람보다 치매가 빨리 발생할 가능성이 있다. 한편, 흡연은 심혈관 질환의 직접적인 원인이 되며, 특히 동맥경화를 일으키는 주범으로 뇌혈관성 치매를 일으키고, 흡연자는 비흡연자에 비해 치매에 걸릴 확률이 2배 높아진다. 따라서 치매 예방을 위해 흡연을 절대 금지한다.

2. 치매 예방 식습관

(1) 알맞은 영양분 섭취하기

혈액 속의 당분 농도인 혈당치는 기억력과 기분 모두에 영향을 미친다. 혈당치가 너무 떨어지면 신경이 예민해지고, 새로운 정보를 학습하는데 어려워지고 심하면 혼수 상태에 빠지기도 한다. 반면, 우리의 뇌는 혈당치가 너무 높아도 기능을 제대로 하지 못한

• 당화혈색소 적혈구에 정상적으로 존재하는 혈색소에 당이 결합된 형태. 혈당이 높게 유지되면 당화혈색소 수치도 높아진다.

다. 특히 청량 음료나 가공 식품에 다량 포함되어 있는 단당류를 많이 섭취하면 뇌세포 손상, 조기 노화, 치매 등 퇴행성 뇌질환의 발생을 촉진하게 된다. 원활한 뇌 기능과 좋은 기분을 위해 혈당치를 정상으로 유지하도록 노력해야 하며, 뇌세포를 손상시킬 수 있는 지나친 당분 섭취를 줄이는 것이 필요하다.

(2) 좋은 지방을 섭취하고 나쁜 지방의 섭취를 피하기

현재까지의 일관된 연구 결과는 지방 섭취를 줄일수록 알츠하이머병의 위험이 낮아진다는 것이었다. 그러나 극단적인 지방 제한은 뇌의 성장에 중요한 역할을 하는 콜레스테롤의 감소로 인해 오히려 역효과를 일으킬 수 있다. 따라서 지나친 제한보다는 몸에 좋은 지방을 섭취하고 나쁜 지방을 피하는 것이 중요하다.

오메가3는 좋은 지방이라 불리며 DHA, EPA, 리놀레산 등이 여기에 속한다. DHA와 EPA는 각종 해산물과 등 푸른 생선에 많이 함유되어 있으며, 리놀레산은 푸른 잎 채소, 견과류, 아마씨•를 통해 섭취할 수 있다. 그 외 단불포화지방이 풍부한 올리브유도 뇌혈관 질환 예방과 기억력 증진에 도움이 된다.

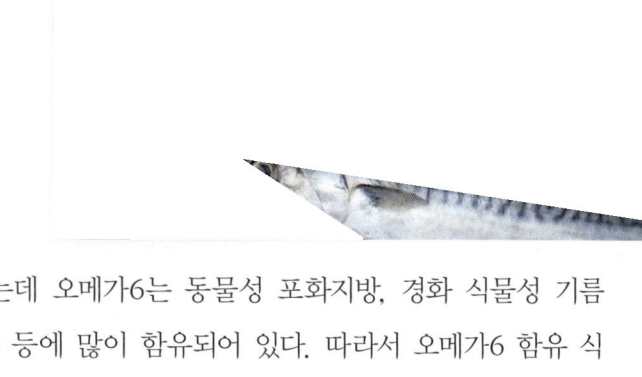

오메가6는 나쁜 지방이라 불리는데 오메가6는 동물성 포화지방, 경화 식물성 기름(옥수수, 홍화씨, 해바라기씨 기름) 등에 많이 함유되어 있다. 따라서 오메가6 함유 식품을 피하고 오메가3가 함유된 식품을 섭취하는 것이 좋겠다.

• **아마씨** 아마과의 한해살이풀인 아마의 씨앗. 아마씨는 '아마인'이라고도 하여 기름을 짜거나 약재로 사용된다.

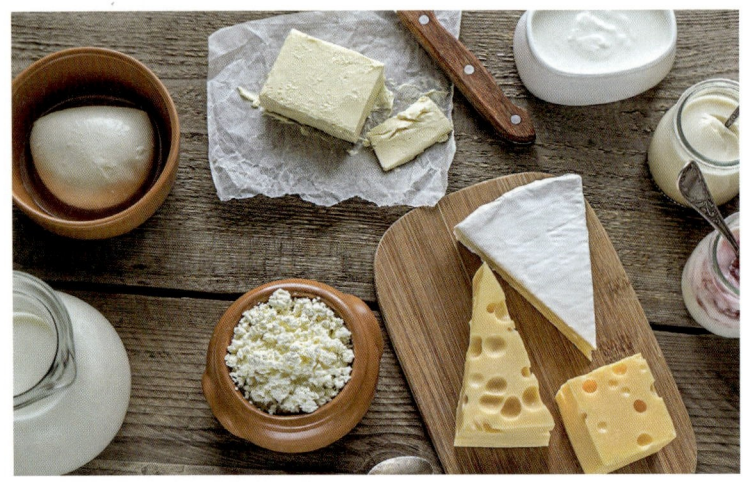

◀ 오메가6는 육류, 우유, 버터, 치즈 등 동물성 포화지방에 많이 함유되어 있다.

(3) 비타민 적절히 섭취하기

기억력이 감퇴된 환자들은 혈중 비타민 B12, 엽산 농도를 체크해 보는 것이 필수적이다. 비타민 B12나 엽산의 결핍이 기억력을 퇴화시킬 수 있기 때문이다.

1. 비타민 B1은 뇌의 유일한 에너지원인 포도당을 연소시키는 작용을 하여 생선, 살코기, 우유, 닭고기, 현미 등에 풍부하다. 비타민 B2 역시 뇌의 대사 활동에 필수 요소로서 기억력 감퇴를 예방하는 작용을 하며, 쇠고기, 돼지고기, 콩류, 견과류, 간 등에 많다.
2. 비타민 E는 뇌 세포막의 지방을 산화 시키는 유해 산소(유리기)를 막아 주는 항산화 작용에 중요한 역할을 한다. 따라서 결핍될 경우 유해 산소로 인해 신경 세포의 정상적 기능에 장애가 발생한다.
3. 비타민 C도 비타민 E와 같이 유해 산소를 중화시키는 항산화 효과를 가지므로 충분한 섭취가 필요하다.
4. 비타민 D의 결핍은 노인들에게 낙상 및 우울한 기분을 유발하게 된다.

따라서 비타민이 풍부한 식품을 섭취하고, 그렇지 못할 경우 종합 비타민제를 통해 부족한 비타민을 보충한다.

(4) 뇌에 좋은 항산화 식품 섭취하기

몸에서 발생되는 활성 산소는 뇌세포를 손상시키는 유해한 작용을 하는 산소이다. 따라서 활성 산소의 작용을 억제할 항산화 효과가 있는 식품을 섭취하는 것은 치매 예방에 도움이 된다. 과일과 채소는 대표적인 항산화 식품이다. 또한 자두, 건포도, 블루베리, 검은 딸기, 시금치, 케일, 브로콜리, 근대 등 색이 짙은 과일과 채소가 높은 항산화 효과가 있는 것으로 밝혀져 있다.

(5) 지나친 카페인 섭취를 피하기

카페인은 피로를 몰아내고 긴장과 주의력을 높이며 단기적으로 학습 및 회상 능력을 강화시켜 준다. 그러나 뇌의 기능을 증진시키는 데 도움을 주는 카페인은 오전과 한낮에 한 잔씩 정도(카페인 100~200mg)이다. 이보다 더 많이 섭취해 뇌를 자극하는 것은 이득이 없다. 오히려 부작용으로 과민성, 불면증을 야기하며, 금단 시 두통, 피로, 집중력 저하, 우울증을 초래할 수 있다.

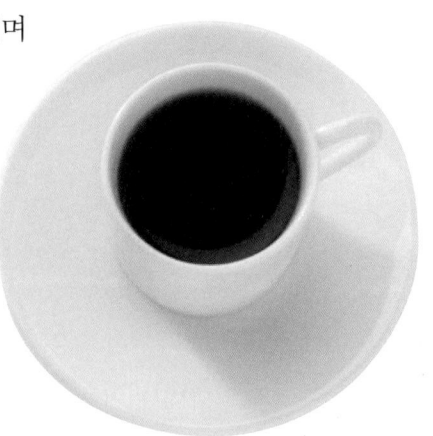

03 노인 학대 예방

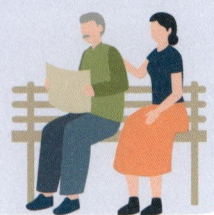

　우리나라에서도 고령화 사회로 진입하면서 노인 삶의 질 향상이 사회적 과제로 대두되었으며, 나아가 노인 인권의 확보 차원에서 노인 학대의 문제가 사회적 이슈로 부각되었다. 그러나 노인 학대는 가정 내에서 주로 발생하고 있으며, 학대 피해 노인은 학대 사실이 밝혀질 경우 자녀에 대한 사회적 비난이나 처벌의 우려 때문에 학대 사실을 은폐하는 경우가 많다. 따라서 노인 학대는 그 심각성이 사실대로 밝혀져 있지 않으며, 그 실태조차 제대로 파악되어 있지 않다. 하지만 의학의 발전 등으로 인해 노인의 수명이 늘어나면서 가족들의 노인 부양 부담도 같이 커지고 있고, 경제적 어려움과 부모 부양에 대한 인식이 바뀌면서 세대 간의 갈등까지 나타나 노인 학대는 앞으로 더욱 증가할 것으로 예상된다. 이어지는 내용은 노인 학대 정의, 현황 등과 함께 예방 방법 등에 관한 것이다.

1. 노인 학대에 대한 이해

(1) 노인 학대의 정의

　「노인복지법」에서 노인 학대에 관한 개념을 최초로 정의한 것은 노인 학대에 관한 규정을 처음으로 도입한 2004년 1월 29일 개정(법률 제7152호, 2004.7.30. 시행)이었다.

동법 제1조의2 제4호에서는 노인학대의 정의는 "노인에 대하여 신체적·정신적·성적 폭력 및 경제적 착취 또는 가혹행위를 하거나 유기 또는 방임을 하는 것을 말한다."라고 규정하였다. 그러다가 2007년 1월 3일 개정(법률 제8200호, 2007.7.4. 시행)에서 노인 학대 문제의 심각성에 대한 국민의 인식을 높이기 위하여 노인 학대 개념에 '정서적 학대'를 추가하여 노인 학대는 신체적·정신적·정서적·성적 폭력 및 경제적 착취 또는 가혹행위를 하거나 유기 또는 방임을 하는 것을 말한다."(제1조의2 제4호)로 정의함으로써 노인 학대의 유형을 확대하였다.

(2) 노인 학대의 유형

노인 학대 대응 정책을 실천하는 노인보호전문 기관의 업무 지침에 의하면 노인 학대는 학대 행태적 분류와 학대 발생 공간에 따른 분류 방식으로 유형화된다. 노인 학대 행태에 따른 유형화는 노인 학대를 신체적 학대, 정서적 학대, 성적 학대, 경제적 학대, 방임, 자기방임, 유기로 분류한다.

학대 발생 공간에 따른 유형 분류에서는 학대를 가정 학대와 시설 학대, 기타 학대로 구분한다. 가정 학대는 '노인과 동일 가구에서 생활하고 있는 노인의 가족 구성원인 배우자, 성인 자녀뿐만 아니라 노인과 동일 가구에서 생활하지 않는 부양 의무자 등, 그 밖에 친족에 의한 학대'로 정의된다. 시설 학대는 '노인에게 비용(무료 포함)을 받고 제공하는 요양원 및 양로원 등의 시설에서 발생하는 학대로서 시설 관련 종사자 등에 의해서 발생하는 학대'로 정의되며, 기타는 '가정 및 시설 외의 공간 및 기타 학대 행위자에 의해 발생하는 학대'로 정의된다.

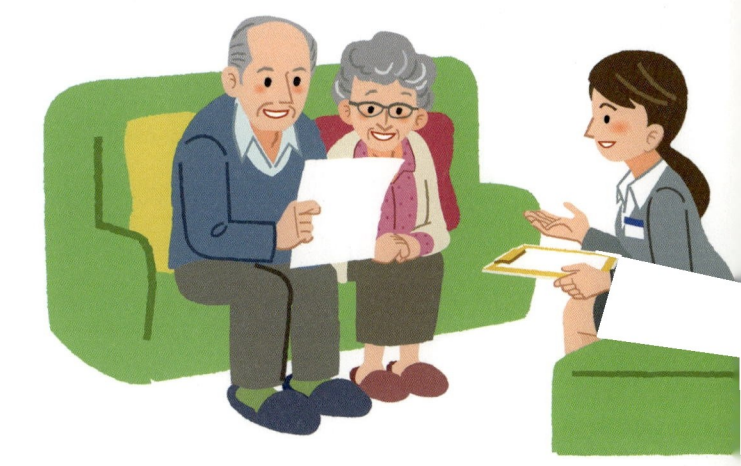

(3) 노인 학대의 현황

노인 학대에 정확하게 대응하기 위해서는 그 규모를 파악하는 일이 우선시되어야 한다. 하지만 노인 학대는 겉으로 잘 드러나지 않는 특성상 피해 규모를 정확히 파악하고 개입하는 것은 쉽지 않으며 몇몇 연구를 통해 대략적인 규모를 추정하고 있다. 기존 연구에서 추정되는 노인의 학대 경험률은 9.9~14.6%로 나타난다. 학대 행위 유형에서는 정서적 학대 경험률이 가장 높으며 방임, 신체적 학대, 경제적 학대의 순으로 나타난다.

다양한 실태 조사에서 나타나는 노인 학대 경험률은 10% 내외지만, 실제 노인 학대로 신고되고, 판정되는 사례는 매우 적은 수준이다. 2017년 노인 학대 현황 보고서에 의하면 2017년 노인학대로 신고된 사례는 13,309건이며 이 중 노인 학대로 판정된 사례는 4622건으로 나타났다. 노인 학대 공식 통계가 산출된 2005년을 기준으로 보면 노인 학대 신고 건수는 3,549건에서 13,309건으로 3배 이상 증가하였다.

노인 학대 신고 접수와 판정 건수가 계속적으로 증가하는 것과 함께 노인 학대 행위 특성, 발생 장소, 피해 노인과 행위자 간의 관계 등에서도 노인 학대의 특성은 변화하고 있다. 노인보호전문기관에 신고를 받은 학대 사례 건수를 보면 2013년에는 접수 건수 전체 10,162건 중에서 학대 사례로 판정된 것은 3,520건으로 34.6%이었지만, 2017년에는 전체 13,309건 중에서 학대 사례로 판정된 것은 4,622건으로 34.7%이었다. 유형별 비율은 2017년 노인 학대 신고 사례의 학대 중 가장 큰 비율은 정서적 학대로 42.0%이며, 신체적 학대 36.4%, 방임 8.9%, 경제적 학대 5.6 %, 자기방임● 4%로 나타났다. 이는 2005년 학대 신고 유형의 정서적 학대 43.1%, 방임 23.4%, 신체적 학대 19.1%와 비교하면 정서적 학대와 방임은 감소하였으나 신체적 학대는 증가한 것이다. 또한 지난 10년간의 노인 학대 유형의 가장 큰 특징은 방임의 증가로, 2005년 1.0%에서 2017년 8.9%로 크게 증가한 것을 볼 수 있다.

● **자기방임** 스스로가 의식주 제공 및 의료 처치 등 최소한의 자기보호에 관련된 행위를 의도적으로 포기 또는 관리하지 않는 것.

노인 학대 발생 장소를 보면 가정에서 대부분 (80% 이상) 차지하고 있고, 그 다음으로 생활시설(노인주거복지시설과 노인의료복지시설)에서 많이 발생하며, 기타 공공장소, 병원, 이용시설(노인여가복지시설과 재가노인복지시설)의 순으로 나타났다. 다만, 노인복지시설의 경우에 이용시설에서의 학대 발생은 줄어들었지만, 생활시설에서는 2016년 238건에서 2017년 327건으로 37.4%나 증가한 것으로 나타났다.

(4) 노인 학대의 원인

노인보호전문기관에서는 학대의 원인을 학대 행위자 원인과 가족 - 환경 원인으로 나누어 살펴보고 있다. 학대 행위자의 관점에서 원인을 살펴보면 개인의 내적 문제가 33.8%로 가장 높고, 외적 문제는 19.3%이다. 개인의 내적 문제는 분노, 고집스러운 성격, 자신감 결여, 지나친 경계, 사회적 반응의 결핍, 적대적 행위, 충동적 성격, 폭력적 성격, 사회적 고립, 정서적 욕구불만 등의 성격 문제를 포함한다. 개인의 외적 문제는 학대 행위자의 이혼, 재혼, 부부 갈등, 스트레스, 실직 등을 포함한다. 이밖에 학대 피해

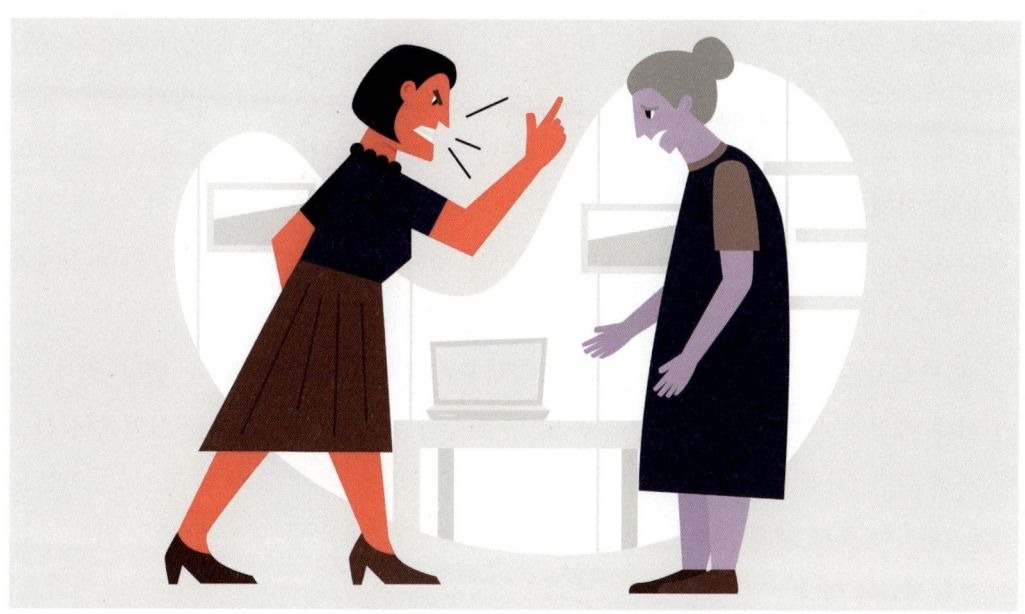

노인을 부양해야 하는 데서 발생하는 의무감과 책임감 때문에 느끼는 정신적·경제적인 부양 부담이 11.1%, 경제적 의존성 11.1%, 학대 행위자의 정신적 문제로 인해 학대 피해 노인에게 의존하게 되는 정신적 의존성(예: 정신질환, 우울증) 9.4%, 알코올 및 약물 사용 장애 9.3%, 학대 행위자의 신체적 질환, 장애 등 건강상의 문제로 인해 학대 피해 노인에게 의존하게 되는 신체적 의존성 4.2%, 과거 학대 받은 경험이 1.8%이다.

한편, 가족 – 환경 원인의 측면에서 발생 원인을 분석한 결과 피해자와 학대행위자 간 갈등이 54.3%이다. 부모 부양 문제, 재산 문제 등에 대한 학대 피해 노인 자녀간, 형제간, 친족간 갈등 등 여러 사람이 갈등의 대상이 될 수 있는 가족 구성원과의 갈등이 25.3%, 가족의 경제적 어려움이 20.4%이다.

2. 노인 학대 예방 및 대응 현황

2004년 1월 29일 「노인복지법」의 개정(법률 제7152호, 2004.7.30. 시행)에서 노인보호전문기관에 관한 규정을 처음 도입하였으며, 2011년 6월 7일 「노인복지법」 개정(법률 제10785호, 2011.12.8. 시행)에서는 노인보호전문기관간의 연계 체계를 구축하고 노인 학대를 예방하기 위하여 노인 인권보호 관련 정책 제안, 노인 학대 예방의 홍보, 교육 자료 제작 및 보급 등의 업무를 담당하는 중앙노인보호전문기관과 노인 학대 신고전화 운영 및 사례 접수 등의 업무를 담당하는 지역노인보호전문기관을 각각 설치하게 하고(제39조의5), 그 업무에 대해 상세하게 규정하고 있다. 한편 이러한 서비스 기관 설치와 더불어 노인 학대 신고, 상담을 위한 전화를 운영 중이다.

노인보호전문기관의 사업 내용으로 노인 학대 신고 접수(1588–1389), 현장 조사, 노인 학대 개입에 따른 전문서비스 제공 및 연계(상담), 노인보호전문기관 사업 전산시스템 체계 확립 (사례 관리 및 현황파악), 노인 학대 예방을 위한 교육 및 홍보, 노인보조전문기관사업 협력 체계 구축, 노인에 대한 사회적 인식 개선 및 권익 향상을 위한 교육으로 구성되어 있다.

(1) 시설 생활 노인의 학대 예방

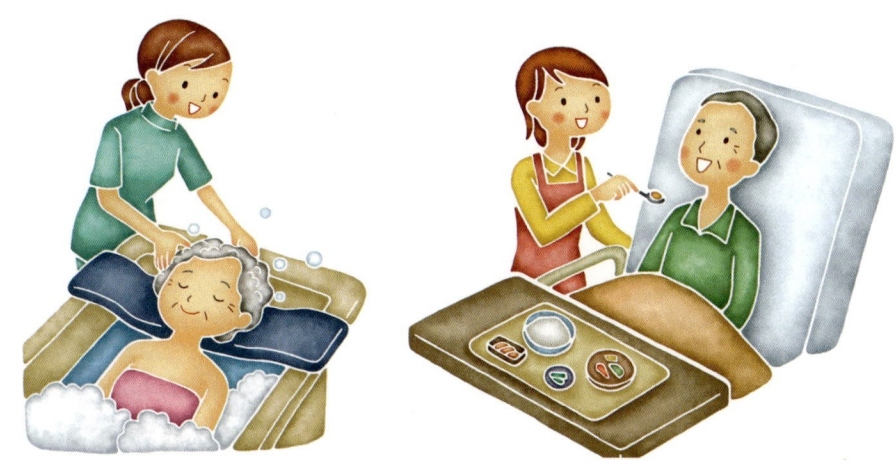

1. 시설은 노인 학대에 대한 명확한 기준을 설정하여 시설 운영 규정에 학대 행위의 예방과 해결을 위한 규정을 명문화하고 철저한 교육과 지도 감독을 실시해야 한다.
2. 시설은 시설 내에 노인 학대에 해당하는 구체적 행위를 공시하여 노인과 종사자 모두가 노인 학대에 대한 정확한 이해를 갖출 수 있게 하여야 한다.
3. 시설은 학대 예방을 위하여 종사자와 시설에서 생활하는 노인들에게 인권 교육 자료를 보급하고 노인 인권 및 학대와 관련된 외부강사 초빙 등의 교육을 연 1회 이상 정기적으로 실시한다.
4. 종사자는 동료 종사자의 노인에 대한 학대 행위를 목격하였을 경우, 해당 시설이나 노인 학대 관련 기관에 신속히 신고하고, 제반 법률 규정이나 윤리 기준에 따라 조치를 취해야 한다.
5. 치료나 요양의 목적 이외에 노인의 뜻에 반하는 어떠한 노동 행위도 강요해서는 안 된다.
6. 종사자는 어떠한 이유로도 노인에게 언어적으로 협박, 무시하거나 조롱, 욕설을 하여서는 안 되며, 항상 존대어를 사용하여야 한다.
7. 종사자는 노인에게 수치심을 느끼거나 자존심을 상하게 하는 말을 해서는 안 된다.

8 종사자는 목욕이나 기저귀 교환 시 노인의 성적 수치심을 느끼지 않도록 세심히 배려해야 한다.

9 종사자는 노인의 잔존 능력을 유지시키기 위해 최선의 서비스를 제공하도록 노력해야 한다.

(2) 노인 학대 예방 수칙

1 어떠한 경우에도 어르신을 학대할 권리는 아무도 없다.

2 어르신 본인이 건강을 유지하도록 끊임없이 노력해야 한다.

3 자녀와의 관계뿐만 아니라 사회적 관계에 관심을 가지고 참여해야 한다.

4 학대받은 것이 자신의 잘못이라 지적하고 숨기기보다는 주변사람에게 도움을 청해야 한다.

(3) 학대 사례의 발견과 신고

1 시설은 노인 학대를 사전에 예방하기 위하여 시설에 생활하는 노인 대표, 가족을 1인 이상 참여시켜 노인의 요구와 불만을 청취하고 신속히 처리하여야 한다.

2 모든 시설 종사자는 종사자 또는 노인에 의해 이루어지는 학대 행위를 목격하거나 증상을 보이는 사실을 목격하였거나, 학대 우려나 위험이 있다고 판단되는 경우 즉시 담당 상급자, 해당 관계 공무원, 보건보직부 콜센터(전화 129), 노인 보호전문 기관(1577-1389), 경찰 등에 신고하여야 한다.

3 촉탁의, 기타 의료진은 학대가 확실한 경우 이를 노인 학대 관련 기관에 신고하여야 하다

4 학대 사례에 대한 응급 조치와 안전 조치가 신속히 이루어져야 한다(심각한 상처, 생명이 위급한 사례, 건강 상태 등).

5 시설은 업무 일지, 별도의 상담 일지에 대한 상담 기록과 내용, 서비스를 기록으로 유지하여야 한다.

6 신고 내용은 피해 노인의 이름, 성별, 나이, 주소, 전화 번호, 노인의 학대 상황과 입은 상처나 피해에 대한 설명을 포함해야 한다.

7 신고자의 비밀 보장 : 노인보호전문 기관 및 상담원은 신고자의 개인 정보에 대한 비밀을 보장하며, 신고인이 원하는 경우 사례에 대한 결과를 제공 받을 수 있다. (노인 복지법 제 39조의 6 제3항)

(4) 금지 행위(노인복지법 제39조의 9) 및 처벌 규정

노인복지법, 가정폭력범죄의 처벌 등에 관한 특례법, 형법 적용이 가능하다.

1 노인의 신체에 폭행을 가하거나 상해를 입히는 행위
　▶ 7년 이하의 징역 또는 2000만 원 이하 벌금

2 노인에게 성적 수치심을 주는 성폭력, 성희롱 등의 행위

3 자신의 보호, 감독을 받는 노인을 유기하거나 의식주를 포함한 기본적 보호 및 치료를 소홀히 하는 방임 행위

4 노인에게 구걸을 하게 하거나 노인을 이용하여 구걸을 하는 행위
　▶ 5년 이하의 징역 또는 1500만 원 이하 벌금

5 노인을 위하여 증여 또는 급여된 금품을 그 목적 외에 용도에 사용하는 행위
　▶ 3년 이하의 징역 또는 1000만 원 이하 벌금

6 신고인의 신분 보호 및 신원 노출 금지 의무 위반
　▶ 1년 이하의 징역 또는 300만 원 이하 벌금

7 노인 학대 신고 의무자로서 노인 학대를 신고하지 아니한 자
　▶ 300만 원 이하 과태료

8 현장 조사를 거부하거나 업무를 방해한 자
　▶ 200만 원 이하 과태료

(5) 노인 학대 대응 방법

1 노인 개인 차원의 대응 방안
- 노인 학대를 유발하는 노인의 특성과 관련된 요인 중에서 인구 사회학적 변인은 통제가 불가능하므로 실제로 노인 학대의 예방과 감소를 목적으로 하여 개입 가능한 부분은 노인의 의존성이다.
- 노인 스스로 의존성을 줄이고 자립 능력을 기르기 위한 노력이 이루어져야 한다.
- 노인 스스로가 존경받을 수 있도록 행동하고 가족이나 사회활동에 적극적으로 참여하는 것이 바람직하다.
- 노인 학대에 대한 교육을 통하여 노인 학대를 정확히 이해해야 한다.
- 가족의 부당한 처우를 당연시하고, 은폐하기보다는 이를 외부에 노출시켜 적극적인 원조 요청을 할 수 있도록 노인들의 인식을 변화시키려는 노력이 필요하다.

2 가족 차원의 대응 방안
- 가족에 대해서는 학교 교육이나 사회 교육 프로그램을 통해서 노인과 동거하는 가족들이 노년기 특성 및 노인의 심리적 특성에 대해서 이해할 수 있는 기회를 부여해 나가야 할 것이다.
- 개인적인 성격이나 스트레스가 원인이라면 이에 대한 상담이나 치료 프로그램을 통해서 개선할 수 있게 해야 한다.
- 직업이 없거나 경제적 곤란을 겪는 경우는 이에 대한 서비스를 모색해 주는 것이 필요하다.
- 노인 학대의 가해자는 주로 직계 가족, 특히 아들과 며느리, 딸 등이며, 부양자인 동시에 가해자인 이들은 부양 스트레스를 경험하고 이러한 스트레스를 견뎌 내기 힘든 상황에서 학대를 하는 것으로 나타나고 있다.
- 부양 부담 경감을 위한 부양 수당 제도의 도입, 노인 장기 요양이 필요한 노인을 위한 사업의 확대 및 활성화 그리고 재가 노인 복지 사업의 다양화 등 가족 지원 서비스가 강화되어야 한다.

3 사회적 차원의 대응 방안

- 노인 학대에 대한 적극적인 사회적 대응 방안이 강구되지 않고 있는 이유 중의 하나는 노인 학대에 대한 일반인의 기준이 매우 높다는 것이다.
- 노인 학대의 문제가 단순히 개인이나 가족의 문제가 아니라 사회 전체의 문제로 인식할 수 있는 사회적 의식의 전환이 이루어져야 할 것이다.
- 우리나라에서 2004년 노인 복지법 개정을 통하여 노인 학대의 금지, 노인 학대 예방을 위한 긴급 전화의 설치, 노인 보호전문기관의 설치, 노인 학대 신고 및 응급 조치의 의무, 보조인의 선임 등의 노인 학대 관련 조항을 신설하였다.
- 노인 복지법을 준수하고 실천하여 우리 사회에 노인이 학대받는 일이 없도록 하여야 할 것이다.

chapter 6

진료실에서 못다 한 건강한 노년 생활 이야기

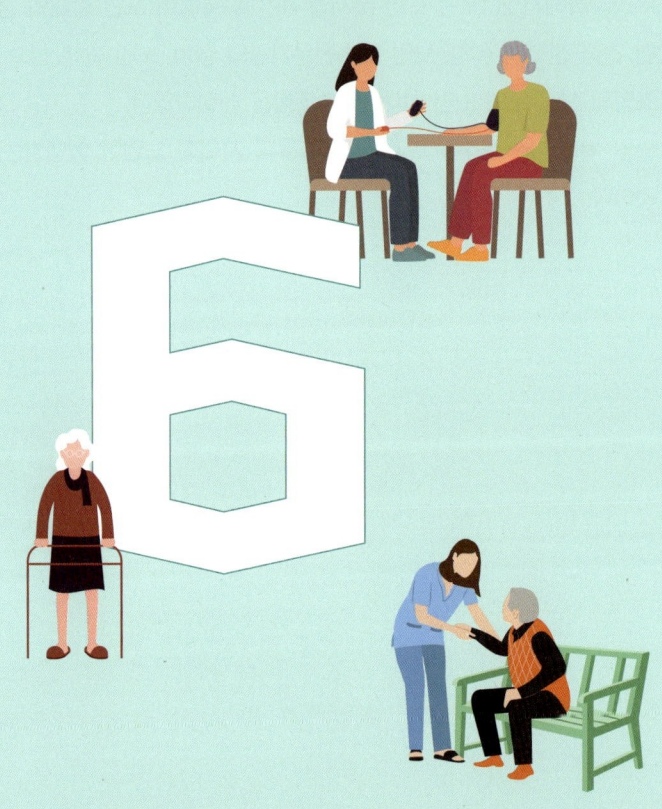

만성 질환의 관리

01. 고혈압
02. 당뇨병
03. 당뇨 환자의 피부 관리
04. 골다공증
05. 근감소증

01 고혈압

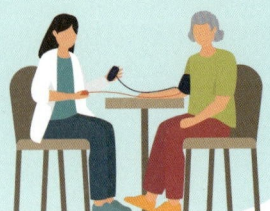

1. 고혈압의 정의

고혈압이란 수축기 혈압이 140mmHg 이상이거나 이완기 혈압이 90mmHg 이상일 때를 말한다. 고혈압은 뇌졸중이나 관상동맥 질환 등의 심장과 뇌혈관 질환을 일으키는 위험 요인이며, 혈압이 높아질수록 사망 가능성이 높아진다. 즉, 고혈압 환자의 혈압을 낮추면 고혈압으로 인한 심장과 뇌혈관 질환이 생길 확률이 줄어들고, 이와 동반된 합병증이나 사망을 줄일 수 있다. 일반적으로 고혈압은 밖으로 드러나는 증상이 없으므

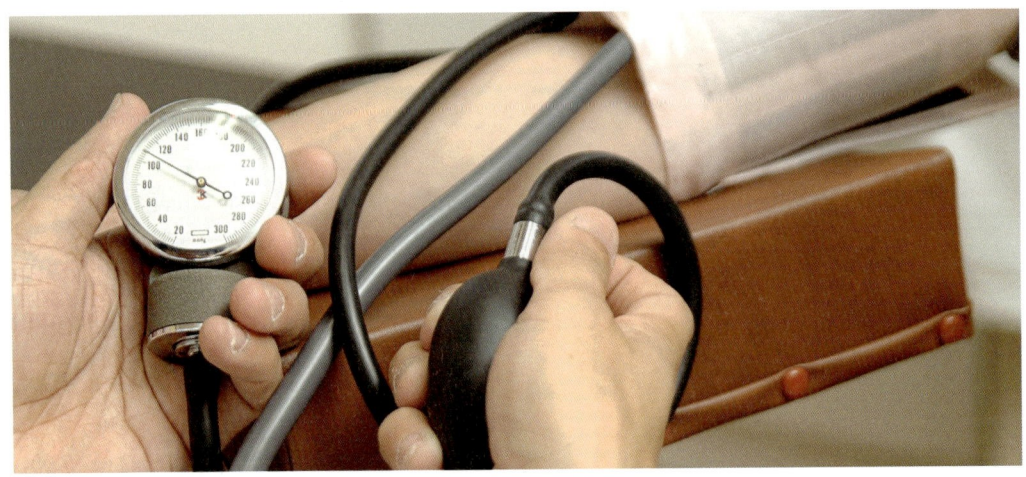

로, 혈압을 측정해 보지 않으면, 혈압이 높은지 알 수 없다. 또한 고혈압으로 진단이 되더라도 치료가 필요한지 의문을 가지게 된다. 합병증이 생길 때까지 증상이 없어서 진단이 되지 않기 때문에 고혈압을 '침묵의 살인자'라고 부르기도 한다.

2. 고혈압의 위험 요인

(1) 조절할 수 없는 위험 요인

- **나이** : 나이가 들수록 고혈압의 발생 위험도 증가한다.
- **가족력** : 가족 중에 고혈압 환자가 있는 사람은 그렇지 않은 사람에 비해 고혈압이 발생할 확률이 높다.

(2) 조절할 수 있는 위험 요인

- **비만** : 몸무게가 증가할수록 고혈압이 생길 가능성이 높다.
- **신체 활동 감소** : 신체 활동이 적은 사람일수록 고혈압이 생길 가능성이 높다.
- **흡연** : 흡연은 고혈압이 생길 가능성을 증가시키고, 이에 따른 합병증 발생을 증가시킬 가능성이 높다.
- **염분 섭취** : 음식을 짜게 먹으면, 혈관 안에 체액이 증가되어 혈압을 높인다.
- **스트레스** : 통증으로 인한 스트레스나 정신적 스트레스가 혈압을 높일 수 있다.
- **수면 무호흡증** : 수면 무호흡증은 치료하지 않을 경우 고혈압이 발생할 수 있다.

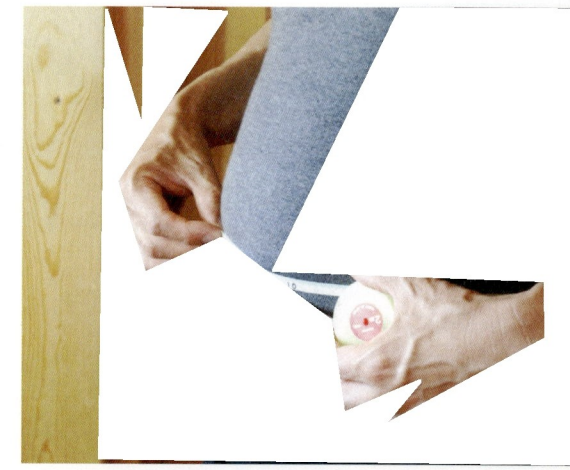

3. 고혈압 치료 방법

(1) 고혈압을 치료해야 하는 이유

고혈압을 치료하지 않으면 심장에 피를 공급하는 관상 동맥이 막혀 사망할 수 있고, 뇌경색(뇌혈관이 막힘), 뇌출혈(뇌에서 피가 남), 대동맥류가 찢어짐으로 인한 사망 등이 증가한다. 또한, 사망하지 않더라도 뇌경색이나 뇌출혈에 의한 합병증, 심장 기능 저하에 의한 합병증, 고혈압성 혈관 변성에 의한 콩팥 기능 장애와 눈의 혈관 이상 등이 생기는데 이런 합병증이 생기면, 이전처럼 일상생활을 영위하기는 어렵다.

예전에 노인의 경우에는 고혈압을 치료할 필요가 없다는 생각도 있었지만, 많은 임상 연구들에서 노인에서도 고혈압 치료를 하지 않으면, 사망률과 다른 질환 발생률이 증가되는 것을 밝혔다. 따라서 노인의 고혈압은 치료가 반드시 필요하다.

체력이 많이 떨어진 노인의 경우, 기립성 저혈압(누워 있다가 앉거나, 앉아 있다가 일어날 때 혈압이 떨어짐)이나 어지러움에 의해 넘어지는 경우가 있다. 그래서 고혈압을 치료하여, 혈압이 떨어지면 기립성 저혈압, 어지러움이 악화될 것이라고 믿는 경우가 있다. 그러나, 오히려 고혈압 치료를 하지 않는 경우보다 고혈압 치료를 적절히 하여 혈압을 정상 수준으로 조절하는 경우에 이러한 위험은 감소된다. 따라서 어지러움으로 넘어지는 것이 걱정이 되어 고혈압을 치료하지 않는 것은 잘못된 생각이다.

• **대동맥류** 혈관벽이 부풀어 돋기나 풍선 형태로 변형되는 질병.

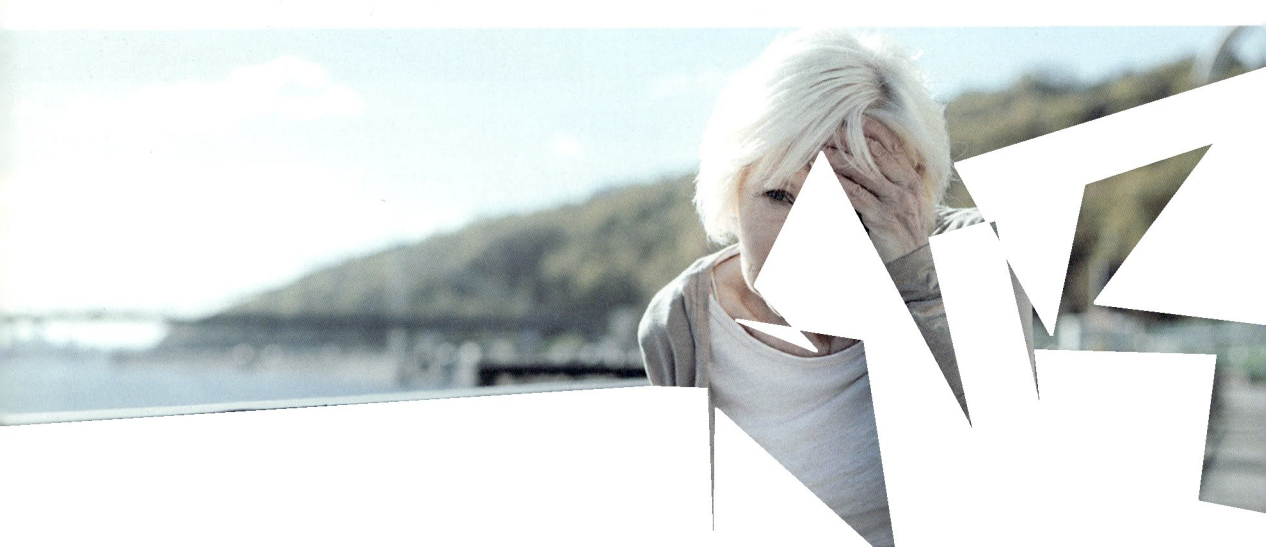

(2) 고혈압의 비약물적 치료

생활 습관 교정과 위험 요인의 교정이 비약물적 치료에 근간이다.

- **규칙적인 운동** : 규칙적인 운동은 고혈압의 발생을 예방하는 효과가 있고, 고혈압 환자에서도 혈압을 감소시키는 치료 효과가 있다.
- **금연** : 흡연을 하면 혈압이 상승하며, 이러한 흡연의 영향은 노인 환자에서 더 크다. 흡연은 혈압을 직접적으로 상승시키고 동맥 경화증*을 촉진시켜 다른 혈관 관련 질환이 걸릴 위험을 높인다. 고혈압이 있는 사람은 꼭 금연해야 한다.
- **식이요법-소금, 지방 섭취 줄이기** : 경증 고혈압 환자에서 소금 섭취를 줄이면, 혈압이 감소된다. 우리나라는 소금 섭취량이 많고, 노인은 미각이 둔화되어, 요리를 할 때 간을 짜게 하는 경향이 있다. 따라서 적정량의 소금을 사용하고 국물은 먹지 않는 습관을 가지는 것이 좋다. 지방 섭취를 줄이는 것은 혈압을 직접적으로 낮추지는 않지만, 전체적인 심장 혈관 질환 감소에 도움이 된다. 식이요법으로 표준 체중을 유지하는 것이 많은 도움이 된다.

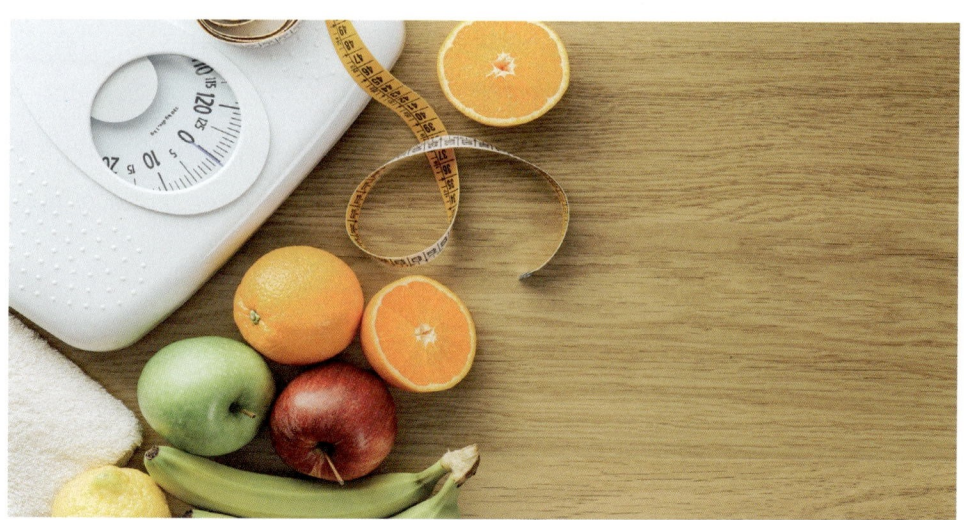

- **동맥 경화증** 동맥의 벽이 두꺼워지고 굳어져서 탄력을 잃는 질환.

- **절주** : 음주는 혈압을 상승시키는 효과가 있다. 노인의 경우, 허용되는 양은 소주, 맥주 1잔 이하, 1주일에 2회 이내로 권장된다.

(3) 고혈압의 약물 치료

다른 질환이 없는 경우, 노인에서는 고혈압의 첫 치료약은 보통 이뇨제나 칼슘 채널 차단제, 안지오텐신 전환효소 저해제, 안지오텐신 II 수용체 차단제 등을 사용하게 된다. 진단 받을 때 혈압이 너무 높거나 한 가지 약으로 조절되지 않을 경우 약을 두 개 이상 복용해야 한다.

일부의 경우에는 혈압이 잘 조절되면 약을 줄이거나 끊을 수 있는 경우도 있지만, 대부분 환자에서 고혈압 약은 장기간 유지하는 것이 필요하다. 증상이 없는 상태에서 약을 먹게 되고, 약을 복용하면 혈압이 조절되기 때문에 환자가 임의로 약을 중단하는 경우가 있다. 약 복용을 중단하면 혈압은 다시 상승되나 환자는 이를 느끼지 못하는 상태로 동맥경화증 등의 혈관의 변화는 진행된다. 따라서 고혈압 약은 반드시 의사와 상의를 해서 조절해야 한다.

위에서 언급한 혈압약의 부작용을 살펴보면, 이뇨제는 저나트륨 혈증, 칼슘 채널 차단제는 변비, 안지오텐신 전환효소 저해제는 마른 기침을 일으키는 경우가 있다. 안지오텐신 전환효소 저해제와 안지오텐신 II 수용체 차단제는 칼륨 농도가 증가되기도 한다.

노인에서 이러한 약물 부작용이 더 쉽게 발생하기 때문에, 약의 부작용을 담당 의사나 약사에게 확인하시고, 부작용이 의심되면 상의가 필요하다.

02 당뇨병

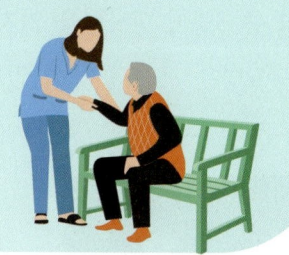

1. 당뇨병의 정의

당뇨병은 혈액 안에 포도당(혈당)이 높아서 소변으로 포도당이 나오는 증상에서 비롯된 병명이다. 포도당은 음식물 중 탄수화물의 기본 성분으로 탄수화물이 위장 안에서 소화 효소에 의해 포도당으로 분해된 뒤 혈액으로 흡수된다. 이렇게 흡수된 포도당이 몸을 구성하는 세포에서 사용되기 위해서는 인슐린이라는 호르몬을 필요로 한다. 췌장의 주요 구성 성분 중 하나인 베타세포에서 분비되는 인슐린은 혈액 안의 포도당이 세포 속에 들어가서 에너지로 사용될 수 있도록 통로를 열어준다. 즉 인슐린이 있어야 혈액 속의 포도당이 세포로 전달되는 것이다. 인슐린이 혈액 속의 포도당을 세포로 전달하면, 식사 후 올라간 혈당을 낮추게 된다. 만약 인슐린이 부족하거나 제대로 작용하지 못하게 되면, 혈액 속 포도당은 이를 필요로 하는 세포 속으로 들어가지 못해 에너지로 이용되지 못하고 혈액 속에 쌓이게 된다. 이렇게 쌓인 포도당은 소변으로 나오게 되며, 이런 병의 상태를 '당뇨병'이라고 정의한다.

우리나라의 경우 과거에는 당뇨병을 부자들의 병이라고 일컬었다. 하지만 최근 들어 사회 경제적인 발전의 결과 과식, 운동 부족, 스트레스가 증가하였고 이로 인하여 당뇨병 인구가 증가했다. 2016년 국민 건강 영양 조사의 통계 자료를 보면 우리나라의 30세 이상 성인 7명 중 한 명이 당뇨병을 가지고 있다(유병률 14.4%). 특히 65세 이상 성인은 10명 중 3명이 당뇨병을 가지고 있을 만큼 고령 인구에서 환자 수가 급증하고 있다. 초기 당뇨병은 자각 증상이 없는 경우가 많기 때문에 당뇨병 환자 중에서 절반 가까운 사람들은 본인이 당뇨병 환자임을 모르고 지낸다.

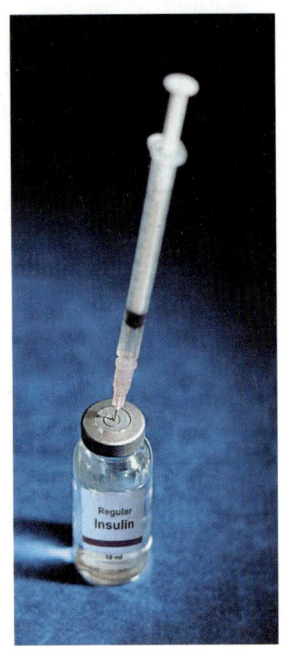

당뇨병은 원인에 따라 1형 당뇨병, 2형 당뇨병, 임신성 당뇨병이나 유전자 변이 등 다른 질환에 동반하여 발생된 당뇨병 등 4가지로 분류할 수 있다. 당뇨병의 대부분을 차지하는 2형 당뇨병은 마른 체형이며, 발생 후 조기에 췌장의 인슐린 분비량이 떨어지는 경우와 비만에 의한 인슐린 저항성을 인슐린 과다분비에 의해 보상하는 경우 등으로 나눌 수 있어 당뇨병의 원인은 개개인에 따라 크게 차이가 있다고 생각된다. 인슐린 저항성이란 혈당을 낮추는 인슐린의 기능이 떨어져 세포 속으로 혈당이 효과적으로 들어가지 못하는 상황을 뜻한다. 인슐린 저항성이 있는 경우, 세포 속으로 포도당을 전달하기 위해 췌장은 평소보다 더 많은 인슐린을 만들어 내고, 이로 인해 췌장 안에서 인슐린을 만들어 내는 베타세포는 지치게 된다. 과도하게 지친 베타세포는 결국 과반수 이상이 줄어 들게 되고 결국 인슐린 분비량이 감소하게 된다. 인슐린 저항성은 혈당 조절 상태 악화 이외에도 고혈압이나 고지혈증은 물론 심장병, 당뇨병 등까지 초래할 수 있다. 이렇듯 당뇨병은 고혈당 자체 문제만이 아니라 심혈관 및 뇌혈관 질환 등 각종 만성 합병증의 직·간접적 원인으로 잘 알려져 있어 세심한 관리가 요구된다.

2. 당뇨병의 증상

당뇨병으로 인해 혈당이 높아지면 소변으로 당이 빠져 나가게 되는데, 이때 포도당이

다량의 물을 끌고 나가기 때문에 소변의 양이 많아지게 된다. 따라서 몸 속의 수분이 모자라 갈증이 심해지고 물을 많이 마시게 된다. 또한, 우리가 섭취한 음식물에 포함된 영양소들이 체내에서 에너지원으로 쓰이지 못하고 소변으로 빠져 나가게 되므로 공복감은 심해지고 점점 더 먹으려 한다. 이러한 다음(多飮), 다식(多食), 다뇨(多尿) 등의 3대 증상

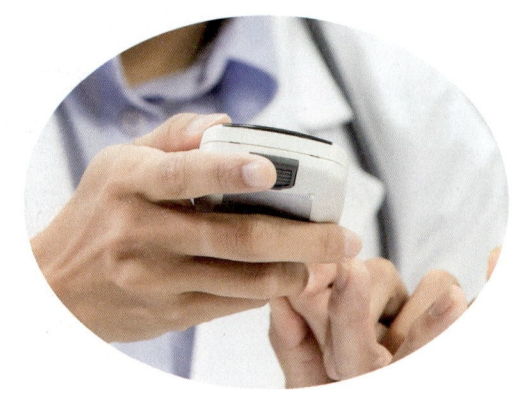

▲ 혈당측정기로 포도당 수치를 측정하는 모습.

이외에도 여러 증상이 있을 수 있고 특별한 증상이 없을 수도 있어, 자신이 당뇨병인지 모르고 지내다가 뒤늦게 진단받는 경우도 많다.

당뇨병의 진단은 혈당 수치를 측정하여 진단하게 되는데 요당(소변에서 측정되는 포도당)검사 결과 양성이 나오거나 혈액 속의 포도당 수치를 측정한다. 당뇨병의 진단에 있어 포도당 수치의 기준은 공복 혈당치 126mg/dL 이상, 식후 2시간 혈당치 200mg/dL 이상을 기준으로 하며, 경구당부하검사˙를 시행하여 아침 공복 상태에서 혈액을 채취하고 포도당을 75g 경구 투여한 뒤 30분 간격으로 총 5회 혈당 수치를 측정하여 당뇨병을 진단한다. 또한 당화혈색소를 측정할 수 있는데, 이는 지난 2~3개월간의 평균 혈당을 추정하는 검사로 6.5% 이상이면 지난 2~3개월 동안 혈액 속 포도당 수치가 정상 범위 보다 높았다는 것을 뜻한다.

3. 당뇨병의 관리 방법

당뇨병 관리의 기본은 혈액 속 포도당 수치를 정상범위 내에서 유지하도록 관리하는

- **경구당부하검사** 포도당 용액을 마신 후 혈당이 증가함에 따라 신체가 얼마나 잘 대처하는가를 확인하는 검사법.

것이다. 바람직한 혈액 속 포도당 수치를 지키는 것이 심장마비, 뇌졸중, 신부전, 망막증, 신경합병증 등과 같은 만성 합병증을 예방하는 매우 중요한 습관이다. 바람직한 혈당 조절 목표는 식전, 식후 2시간, 당화혈색소를 기준으로 하며, 일반적으로 식전 혈당 80~130mg/dL, 식후 2시간 혈당 180mg/dL 미만, 당화혈색소 6.5% 미만으로 한다. 최근의 당뇨병 치료 원칙은 단순한 혈당의 조절보다는 심혈관 질환을 포함한 합병증의 치료에 주안점을 두고 있으며 합병증 위험도의 예측과 함께 인슐린을 포함한 여러 가지 약제들의 조기 복합 처방을 권장하고 있다. 또한 혈당 조절 이외에도 고혈압 및 고지혈증 등의 동반 질환에 대한 관리도 반드시 필요하다.

당뇨병은 완치가 되지 않으며 지속적인 치료 및 관리를 통해 조절을 필요로 하는 질환으로 약제 복용과 더불어 일상생활에서 다음의 사항들을 반드시 지켜야 한다.

1 항상 규칙적인 생활을 유지한다.
- 약 복용시간, 인슐린 주사 맞는 시간, 식사 시간 및 식사량을 일정하게 지키는 것이 중요하다.

2 표준 체중 조절을 위해 식이 요법과 운동 요법을 철저히 해야 한다.
- 최소 주 3회 이상 시행하고, 1회 운동 최소 30분 이상을 심박동수가 평소보다 조금 빨라지고 땀이 조금 날 정도의 강도로 시행한다.

3 규칙적으로 병원을 방문하여 진료를 받는다.
- 정기적으로 혈당 검사를 하여 혈당 정도와 앞으로의 치료 방법에 대해 의사와 함께 계속 의논해야 한다.
- 합병증 검사는 만성 합병증을 조기에 발견하고 예방하기 위해서 1년에 한 번씩 시행함이 원칙이다.

4 의사의 처방을 받지 않은 약물은 함부로 복용하지 않는다.
- 약물 중에는 인슐린과 상호 작용하여 혈당치를 떨어뜨리거나 오히려 높여 주는 약물이 있기 때문에 검증되지 않은 약물 및 건강 보조 식품은 절대로 복용하지 않는다.

03 당뇨 환자의 피부 관리

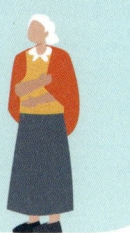

1. 당뇨와 피부

당뇨병은 성인에서 흔히 볼 수 있는 내분비계• 질환의 하나로 전체 인구의 8.3%에 영향을 미치는 것으로 보고 되고 있으며 발생 빈도가 매년 증가하는 추세에 있다. 당뇨 환자의 수명 연장 등으로 당뇨병의 합병증이 증가하고 또한 당뇨로 인한 피부 증상도 더불어 증가하고 있는데 최근 보고에 따르면 전체 당뇨 환자 중 79.2%에서 피부 증상이 나타난다고 한다. 당뇨 환자에서 발생되는 피부 증상은 매우 많고 다양한데 이러한 피부 증상의 발생 원인은 다양한 인자가 연관되어 있으며 당뇨에 의한 생화학, 대사, 혈관, 신경, 면역계 장애 등의 복잡한 상호 작용으로 일어나는 것으로 생각된다. 당뇨로 인한 피부 증상은 당뇨병의 질병 초기나 후기 중 언제든지 발병할 수 있고 당뇨병의 첫 징후로도 나타날 수도 있어 조기 진단에 도움을 주기도 한다.

당뇨 환자 750명을 대상으로 한 연구 결과에 따르면 당뇨 환자들의 피부 질환은 피부 감염(47.5%), 건조증(26.4%), 염증성 피부 질환(20.7%)이 가장 많았다. 2형 당뇨병이 있는 사람은 1형 당뇨병에 걸린 사람보다 피부 증세가 나타날 가능성이 더 높았다. 또 다

• **내분비계** 직접 또는 간접적인 신경지배를 받으며 혈액을 통해 호르몬을 표적기관으로 운반해 기능을 수행하는 생체기능 조절계의 일종.

른 457명의 당뇨 환자를 대상한 연구에서는 1형 당뇨병이 있는 환자와 2형 당뇨병이 있는 환자의 피부 증상을 비교하였는데 1형 당뇨 환자에게 가장 빈번하게 관찰된 피부 병변은 백반증, 건선, 건조증인 반면 2형 당뇨 환자에서는 감염과 당뇨병성 피부병증으로 각각 전체 환자의 20.6%, 12.5%에서 관찰되었다. 이러한 피부 질환은 혈당 조절이 잘 되는 환자들보다 잘 조절되지 않는 환자에서 발생률이 높았다.

이렇듯 당뇨병 환자에게서 나타날 수 있는 피부 질환은 다양한데 원인에 따라 크게 구분지으면 감염으로 인한 피부 질환, 당뇨병에 흔히 관련된 피부 질환, 당뇨 합병증으로 인한 피부 질환으로 나눌 수 있다. 이들 중 몇 가지 대표적인 질환에 대해서 알아보겠다.

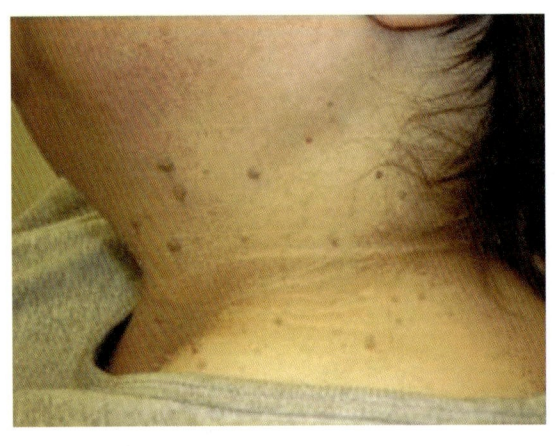

(1) 흑색가시세포증

흑색가시세포증은 당뇨병의 피부 증상 중 가장 쉽게 인식할 수 있는 피부 증상이다. 비만한 성인 환자의 74%에서 발견되며 이 피부 증상으로 고인슐린혈증의 존재를 예측할 수 있다. 목, 겨드랑이, 사타구니 부위에 주로 나타나며 과색소 침착이 일어난 피부 주름이 벨벳처럼 두꺼워진다. 그 외의 원인으로 악성 종양과 관련하여 발생하거나, 약물에 의해 발생할 수도 있다. 흑색가시세포증의 치료를 위해서는 유발 원인을 파악하여 원인을 치료 및 제거하는 것이 중요하다. 특히 체중을 줄이는 것이 치료에 도움이 되며 레티노이드 제제를 사용할 수 있다.

(2) 지방 생괴사

지방 생괴사는 정확한 병인이 밝혀져 있지 않으나 당뇨 환자의 약 0.3~1.6%에서 발생하며, 당뇨병과 관련이 있는 것으로 간주되고 있다. 지방 생괴사의 평균 발병 연령은 30세이고, 남자보다 여자에서 발생률이 3배 정도 높다. 주로 하지 전경부에 불규칙하고 통증이 없는 둥근 병변으로 발생하며 붉거나 보라색 주변부로 둘러싸인 황색 위축 중심부를 가진다. 이러한 병변은 비특이적으로 발생하기도 하지만 외상과 연관되어 생기

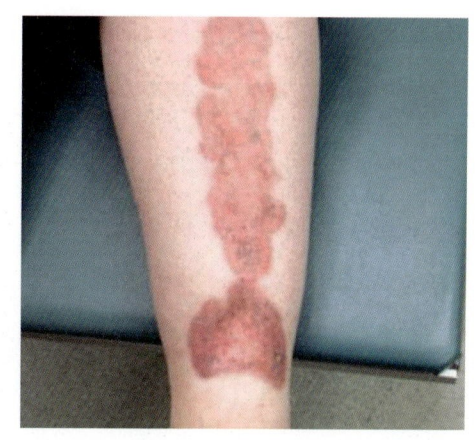

는 경우도 있다. 지방 생괴사는 양성 병변이나 미관상 좋지 않아 환자들에게 스트레스를 줄 수 있다. 이에 대한 치료로써 국소 스테로이드를 사용할 수 있으나 아직까지 확실한 치료법은 없는 상태이다.

(3) 발진황색종증

발진황색종증은 1~4mm의 무증상 황적색 구진*이 엉덩이, 팔꿈치 무릎 부위에 발생한다. 일반적으로 고지혈증을 동반하며 당뇨 첫 증상으로 나타날 수 있다. 병변은 수주일 내로 자연히 사라지는 경향이 있으

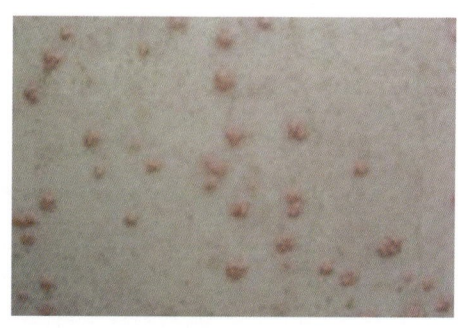

나 피부 병변이 나타났을 시 고지혈증 검사를 시행해보는 것이 중요하다. 치료는 장기간 식이나 약물을 통해 기저 지질 장애를 정상화시키는 것이 필요하며 대부분 흉터를 남기지 않는다. 단기 치료 방법으로 전기 소작술, 이산화탄소 가스레이저 등으로 병변을 제거하기도 한다.

• **구진** 피부 표면에 돋아나는 작은 병변.

(4) 당뇨병성 피부병증

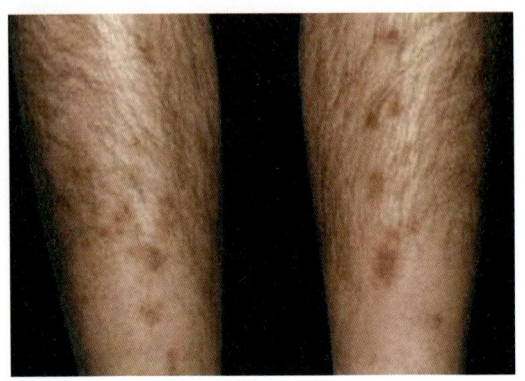

당뇨병에서 흔히 나타나는 피부 증상으로 외국에서 약 50%, 우리나라에서는 약 20%의 당뇨 환자에서 관찰된다. 경골에 작고(<1cm) 잘 구분된 위축성 함몰, 반점 또는 구진으로 나타나며 대부분 병변부의 자각 증상은 없다. 이러한 당뇨병성 피부병증은 인슐린 저항성의 징후로 간주되며 관상동맥 질환, 신경병증, 콩팥병증, 망막병증의 연관성이 확인되었다. 당뇨병이 만성화될수록 발병률이 높아지며 병변은 1~2년 내에 저절로 치유되고 사라지나 발병 부위에 위축성 저색소 침착을 남긴다. 증상이 있지 않다면 특별한 치료를 요하지 않는다.

(5) 당뇨병성 궤양

당뇨병성 궤양은 당뇨 환자에서 흔하게 발생한다. 전체 당뇨 환자 중 3~8%가 궤양을 가지고 있고 25%가 일생 동안 한 번 이상의 당뇨병성 족부 궤양을 앓게 된다. 이러한 당뇨병성 족부 궤양은 일반 족부 궤양에 비해 하지 절단의 위험성이 30배 정도 높으며 그로 인해 시행되는 하지 절단술은 전체 하지 절단 수술의 75~85%를 차지한다.

당뇨병성 궤양은 여러가지 원인이 복합적으로 작용하여 발생하게 된다. 주요한 원인으로는 당뇨로 인한 말초신경병증, 말초동맥질환, 외상을 들 수 있다. 말초신경병증으로 인하여 하지의 보호 감각이 소실되면 발의 압력과 손상에 둔감해지고 이는 결국 창상과 궤양으로 발전하게 된다. 또한 말초동맥질환으로 인한 혈류의 부적절한 공급도 창상 및 궤양의 치유를 저해하여 궤양을 악화시킨다. 말초신경병증으로 인한 발의 변형과 작거나 맞지 않는 신발 사용으로 인한 외상은 궤양 발생의 또 다른 원인이다.

이러한 당뇨병성 궤양의 치료는 적절하게 죽은 조직을 제거하고 창상을 회복시키는

데 목적을 둔다. 최근에는 음압 창상 치료나 성장 호르몬 치료 등을 시행하기도 한다. 또한 당뇨병성 궤양의 치료는 다학제적인 팀에 의해 체계적인 관리가 필요하다. 외과적 치료 뿐 아니라 반드시 내과적으로 적절한 당뇨 관리가 필수적이며 궤양 치료 후 일상으로 복귀를 위한 재활 치료 또한 필요하다. 당뇨병성 궤양의 예방을 위해서 당뇨 환자는 매일 발을 확인하여 발 모양의 변형, 감각의 소실, 조갑백선● 등의 감염 여부를 확인하는 족부 관리가 반드시 필요하다.

당뇨 환자에서 피부병증은 다른 당뇨 합병증과 달리 조기에 진단하고 적절한 치료를 시행할 경우 상당수에서 심각한 상태에 이르기 전 병변을 치유할 수 있으며, 적절한 교육을 통하여 병변의 예방도 가능하다. 다음은 당뇨 환자의 피부질환 예방을 위한 생활 수칙을 나열하였다.

〈당뇨병 환자의 피부 질환 예방 수칙〉

1 혈당 관리를 철저히 한다.
2 매일 피부 보습에 신경 쓴다.
3 건조하고 갈라진 발꿈치를 관리한다.
4 자극이 적은 세안제나 바디 워시를 사용한다.
5 목욕 및 샤워 시에 너무 뜨겁지 않은 물을 사용한다.
6 매일 발을 관찰한다.
7 딱딱하거나 꽉 조이지 않는 신발을 사용하며 착용 시 다치지 않게 한다.
8 신발을 신기 전 신발 안에 이물이 있는지 확인하고, 맨발로 걷지 않는다.
9 굳은살, 수포, 파고드는 발톱, 피부염 혹은 피부 백선이 보이는 경우 병원을 방문한다.
10 궤양이 발생한 적이 있으면 재발 가능성이 높으므로 더욱 주의한다.
11 금연한다.

● **조갑백선** 손톱과 발톱이 백선균에 감염되어 일어나는 질환.

04 골다공증

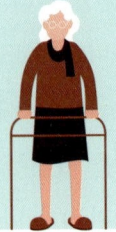

1. 골다공증의 정의

골다공증이란 건강인에 비하여 단위 용적당 골량의 감소로 뼈가 취약해지는 것을 말하며, 뼈에 구멍이 증가하면 뼈가 구조적으로 불안전하여 골절 가능성이 증가한다. 세계보건기구(WHO)에서 정의한 골다공증은 젊고 건강한 성인의 최대 골밀도인 T score의 표준편차 −2.5 이하로 정의한다(〈표〉).

정 의	T-score
정상	> −1.0
골감소증	−1.0 ~ −2.5
골다공증	≤ −2.5
심한 골다공증	≤ −2.5와 골절 동반

〈표〉 세계보건기구에 의한 골다공증과 골감소증의 정의

2. 뼈의 재형성

뼈는 석회화된 매질을 흡수하는 파골세포와 새로운 뼈 매질을 합성하는 골모세포로 구성된다. 뼈의 재형성은 오래된 뼈를 제거하고 그 자리에 새로운 뼈 조직으로 대치되는 과정으로 성인의 경우 뼈를 재형성하는 데는 최소 3~12개월이 걸리며, 매년 뼈 조직의 20%는 이 과정으로 뼈가 대치된다. 뼈 재형성 과정에서 파골세포의 기능이 증가하거나, 조골세포•의 기능이 저하되는 경우 뼈 재형성의 장애를 초래하여 뼈의 손실이 발생하게 된다. 뼈의 최대 골량 형성은 약 30~35세경에 이루어진다. 이때까지는 골 형성이 골 흡수보다 많이 발생하여 골량이 증가되며, 사춘기 전후에 가장 왕성하게 일어난다.

여성에서는 폐경기인 50세 전후에 여성 호르몬의 결핍으로 골 형성보다 골 흡수 과정이 항진된• 결과로 급작스런 골량 감소가 발생하게 된다. 유전적으로 남성이 여성보다 최대 골량이 높게 형성되며, 남성에서는 여성에서와 같은 급격한 호르몬의 변화가 없어 50세 이후에도 비교적 완만한 골 감소를 보여 골절의 발생 위험도가 상대적으로 여성에 비해 낮다. 이러한 최대 골량 형성의 약 46~80%가 유전적 요인에 기인하는 것으로 알려져 있다.

3. 골다공증의 유병률과 병인

골다공증 유병률은 50세 이상 여성에서는 적어도 골다공증이 10% 이상으로 추정되며, 사망과 관련이 높은 대퇴 골절의 경우 증가하고 있다.

골다공증에 의한 골절은 여자가 남자에 비하여 많이 발생하며 여자는 50대 이후, 남자는 70대 이후 급격히 상승하여 발생한다. 국내 보고에 따르면, 2003년 50세 이상에서 인구 10만 명당 104.06명(여자: 146.38명, 남자: 61.72명) 고관절 골절이 발생하였고, 인구가 고령화되면서 고관절 골절이 더 많이 발생한다. 전세계적으로는 1997년에는 고관절 골절이 126만 명이 발생하였으나, 2050년에 450만 명까지 증가할 것으로 예측된다. 골다공증에 의한 골절 부위는 척추 부위가 가장 흔하며, 대퇴골, 요골 하단부, 상완골 근위부 등이 많이 발생한다. 폐경 후 여성의 30%가 골다공증에 의한 골절을 경험

• 조골세포 뼈의 신생(新生)에 관여하는 세포이다.
• 항진된 병세 따위가 심하여지게 되다.

하며, 최근에는 척추 압박 골절 후 사망률이 증가하는 추세이다. 65세 이상 여성의 1/3은 1개 이상의 척추 압박 골절이, 80세 여성에서는 30~40%에서 척추 압박 골절과 17%에서 고관절 골절을 경험한다. 고관절 골절은 골다공증이 동반된 취약 골절(fragility fracture)로 90% 이상이 낙상과 관련되어있다. 80세 이상의 고관절 골절로 인해 수명이 1.8년 단축되고 고관절 골절이 없는 비슷한 연령과 비교하면 여명의 25%가 더 감소한다. 대퇴부 골절은 고령의 여자 1/3에서, 남자 1/6에서 발생하며, 대퇴부 골절로 인한 1년 내의 사망률이 15~20%에 달한다.

골다공증의 원인으로는 최대 골밀도의 결핍, 폐경 후 골다공증, 노인성 골다공증, 그리고 병적 에스트로겐의 결핍, 갑상샘 기능 이상, 당뇨병, 위장계 질환, 알코올 중독, 흡연과 같은 질환이나 스테로이드 남용, 갑상샘 호르몬제, 디페닐히단토인, 카바마제핀, 항응고제, 항암제, 항전간제, 인산결합제산제에 노출되어 초래되는 이차적 골다공증이 있다.

4. 골다공증의 진단 및 약물 치료

골다공증에 위험한 자는 에스트로겐 결핍 여성, 65세 이상의 여성, 위험 인자 1개 이상의 폐경기 여성을 포함하며, 골다공증 위험 인자는 저강도의 골절 병력, 최근 낮은 골밀도, 고관절 골절의 가족력, 백인, 고령, 여자, 치매, 잦은 낙상, 부적절한 육체적 활동, 낮은 건강 상태(허약), 최근 흡연, 저체중, 에스트로겐 결핍, 코르티코이드 복용, 테스토스테론 결핍, 비타민 D 결핍, 저칼슘 식이 생활, 알코올 중독, 교정 시력 저하 등을 말한다.

골다공증의 약물 치료를 할 때 치료 경과를 보기 위해서도 골밀도를 측정해 보아야 한다. 골밀도 추적 검사는 2년마다 실시하며 생화학 골 표식자는 3개월 이내의 짧은 기간에 추가적인 정보를 얻기 위해 실시할 수 있다. 정량적 골밀도 측정법은 이 중 에너지 방사선 흡수법(DXA)이 가장 보편적으로 사용되며 전신 골밀도와 체지방 분석도 가능하다.

골다공증의 약물 치료제는 파골 세포●의 기능을 억제하는 에스트로겐, 선택적 에스

● **파골 세포** 척추동물에서, 뼈의 성장에 수반되어 불필요하게 된 뼈조직을 파괴 또는 흡수하는 다핵 세포.

트로겐 수용체 조절제, 비스포스포네이트, 데노수맙, 오다나카티브 등과 조골 세포의 기능을 촉진하는 부갑상선호르몬, 아발로파라타이드, 로모소주맙 등이 있다.

5. 골다공증의 재활 치료

골다공증의 치료 목적은 골절을 예방하는 것이다. 골다공증 환자에서의 골절은 감소된 골량과 함께 낙상에 의하여 발생하므로 낙상을 예방하기 위해 균형 감각과 근력을 향상시키고 골량을 증가시켜야 한다. 이를 위해 낙상의 원인이 되는 내적인 질환을 치료하고 어지럼증을 유발할 수 있는 약물 복용을 조절해야 하며, 외적인 요인인 불량 가구의 조절, 어두운 실내 조명 개선, 정돈되지 않은 전기 코드 정리, 계단의 난간 설치, 욕실의 미끄럼 방지 설치 등이 필요하다.

골량을 증가시키기 위해 청소년기부터 체중 부하 운동•으로 최대 골밀도를 높여야 하고 평소에 충분한 칼슘을 섭취하며, 나이가 들어도 체중 부하 운동, 근력 강화, 균형 감각 증진을 위한 운동이 필수적이다. 줄넘기와 같은 지표면 반응력의 2배 이상 체중 부하 운동, 유산소 운동, 근육의 긴장, 체중 등은 뼈의 구조를 유지하거나 개선할 수 있다. 같은 운동이라도 폐경 이전의 운동이 보다 효과적으로 골밀도를 상승시킨다. 골량을 유지하기 위한 효과적인 스트레칭도 좋은 체중 부하 운동으로 알려져 있다. 육체적 활동을 지속하면 고령의 여성에서 나이와 관련된 골소실이 감소된다. 근육의 무게도 골량을 결정하는 중요한 요인 중 하나다. 노인에게도 운동을 통한 체력 단련으로 근육의 무게를 증가시키면 골손실의 비율을 감소시킬 수 있다. 장기간 육체적 활동을 지속해야 골량의 증가를 유지할 수 있다.

고관절 골절 수술 이후 재활치료의 목적은 가능한 빠른 시일내에 신체기능을 회복하고, 일상생활 동작을 독립적으로 복귀하는 데 있다. 수술 직후 통증으로 움직이는 데

• **체중 부하 운동** 특별한 도구를 사용하지 않고 자신의 체중을 이용하여 뼈와 근육에 자극 및 부하를 가하는 것으로 골밀도와 골대사, 근력, 신체 균형 향상에 도움을 준다.

어려움이 있다면 신경 차단술 등으로 통증을 조절하고 체중 부하를 위한 보행 훈련을 하며, 근력 약화를 최소화하기 위하여 등척성 운동부터 시작한다. 이후 감독하에 양측 하지의 점진적 근력 강화 운동과 균형 운동 등의 재활치료를 가능한 한 수술 후 48시간 이내에 실시한다. 점진적 근력 강화 운동의 원칙은 피로가 발생하기 전까지 반복하고, 회복을 위해 운동 사이 휴식을 취하며, 점차 저항을 증가시키라는 것이 American College of Sports Medicine (ACSM) 가이드 라인의 권고 사항이다. 또한 노인에게서 두드러지게 나타나는 균형 능력 감소는 낙상의 주된 위험 요소 중 하나로 낙상의 위험성을 2.9배 높이는 것으로 알려져 있다. 따라서 골절 환자에게 있어서 재골절을 감소시키기 위한 재활치료에 있어 균형 운동을 포함하는 것은 매우 필수적인 요소가 될 것이다. 균형 운동으로는 스텝 운동, 앉았다 일어서기 운동 등이 다양하게 적용된 연구들이 있다.

골다공증에 의한 척추 골절은 노인성 골다공증을 동반한 전방 쐐기형 골절이 많으며 임상적 증상은 우선 침범된 척추 주변에 통증을 호소한다. 특히 넘어지거나, 무거운 물건을 들 때, 혹은 육체적 활동을 할 때 요추부에 갑자기 통증이 생기거나 점차적으로 통증이 증가하면 척추 골절을 의심해야 하고 대개가 압박 골절을 일으킨다.

척추 압박 골절의 치료는 통증 완화와 향후 추가 골절을 예방하는데 중점을 둔다. 척추골절로 인한 급성 통증이 생기면 우선 침상 안정을 2일 간 실시한다. 또한 바로 누운 자세가 좋으며 무릎 밑에 베개를 놓아 요추에 근수축을 감소시키는 것이 좋다. 휴식할 때나 일상생활 동작에서도 올바른 자세를 유지하므로써 척추에 무리를 주지 않도록 해야 한다.

척추의 쐐기와 압박, 이차적으로 인대 긴장으로 만성 통증이 발생하면 척추 후굴증이나 척추 측만증과 같은 척추 변형이 생기므로 이를 교정하면 만성 통증을 예방 및 치유할 수 있다. 척추에 과도하게 수직 방향으로 압력이 가해지는 활동을 금지하고, 환자 개개인에 맞는 치료적 운동과 적절한 약물 치료를 한다.

▼ **사진 1** 의자에 앉아서 팔꿈치를 90도 굽힌 상태에서 양 팔꿈치를 뒤로 젖히고 가슴 펴기 운동.

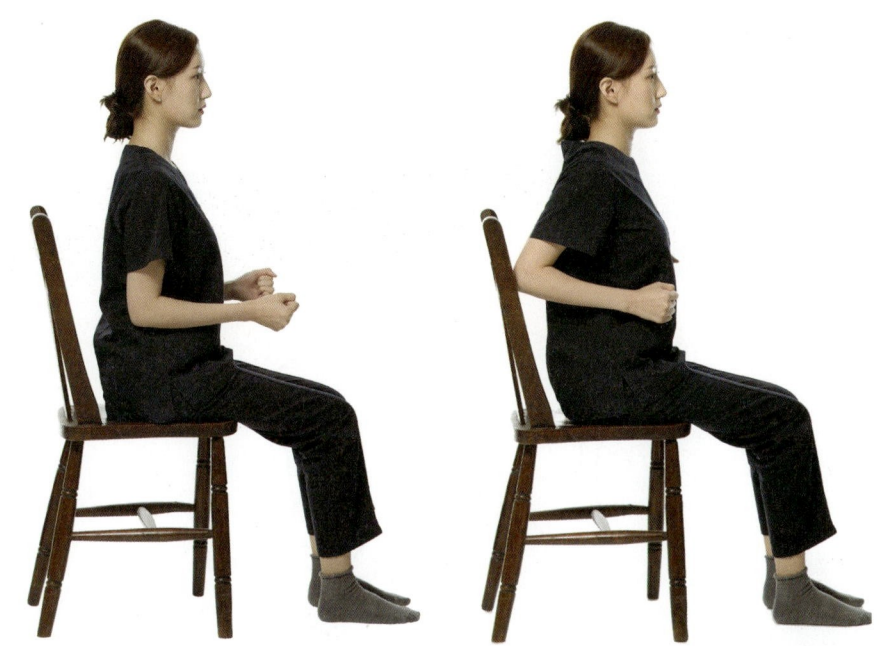

▼ 머리 뒤로 양손에 깍지를 끼고 양 팔꿈치를 뒤로 젖히는 앉아서 등 펴기 운동.

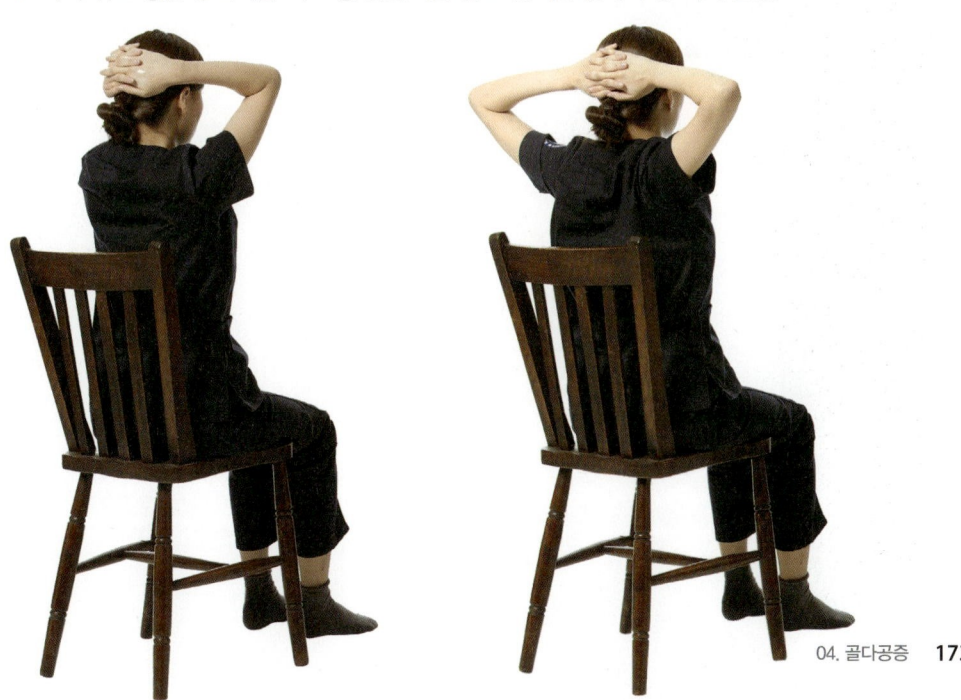

▼ **사진 2** 베개를 복부에 깔고 엎드려서 고개를 약간 드는 엎드려서 등 펴기 운동.

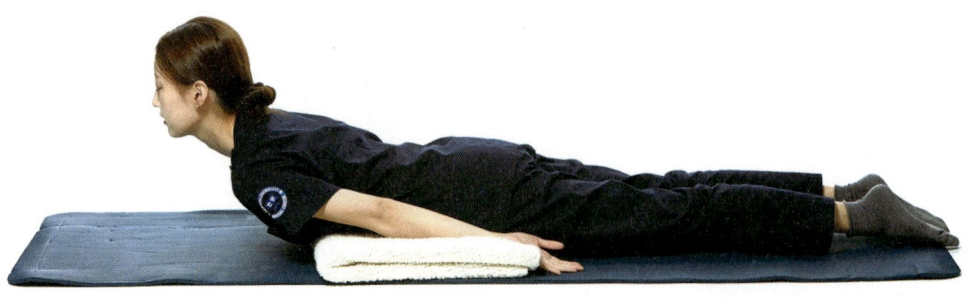

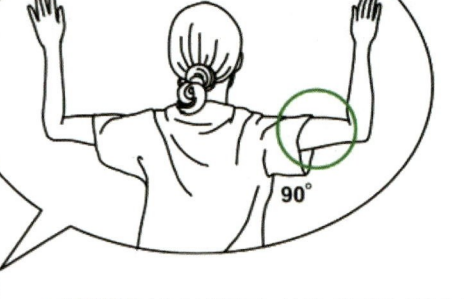

◀ **사진 3** 벽 모서리에 서서 어깨를 90도 벌리고, 팔꿈치를 90도 구부리고 얼굴과 가슴을 앞으로 밀어 가슴 펴기 운동.

심한 골다공증 환자를 위한 척추 신전근 강화 운동으로는 등과 어깨 펴기 운동, 복근과 부척추근의 강화 운동 등을 숨을 충분히 들이마신 상태에서 각 운동을 옆의 그림과 같은 자세로 6~10초를 유지하고 하루에 10~15회 반복한다(사진 **1**~**3**). 하지만 흉요추를 심하게 굴곡시키는 운동은 척추 전방 압박 골절을 일으키므로 절대 금지해야 한다.

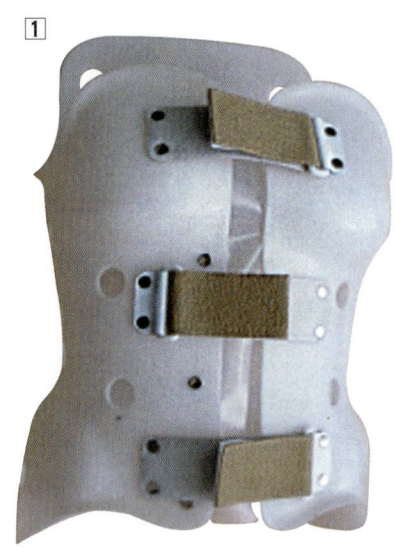
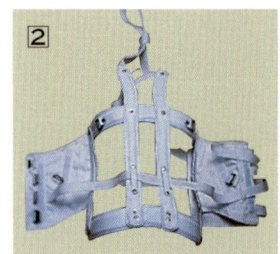
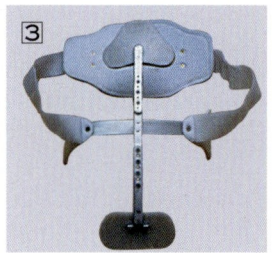
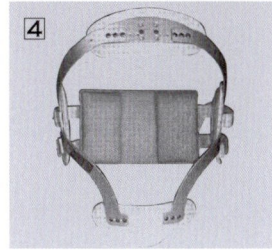
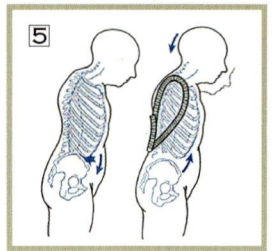

▲ 사진 4 척추 골다공증 골절 환자를 위한 척추 보조기
1 단단한 완전 지지 몸통 재킷
2 어깨를 당기는 반강체형 흉요추 지지기
3 CASH
4 쥬엣 과신전
5 무게 있는 척추 후굴 보조기

    척추 보조기는 가능한 올바른 자세를 보조하는데 이용된다. 반강체나 단단한 척추 보조기의 선택은 척추의 골다공증의 정도와 환자의 상태에 따라 결정된다. 일반적으로 권할 만한 척추 보조기로는 단단한 완전 지지 몸통 재킷이 있으나, 노인에게는 보다 가벼운 어깨를 당기는 반강체형 흉요추 지지기, CASH, 쥬엣 과신전, 무게 있는 척추 후굴 보조기 등이 추천된다. 심한 척추 후굴증과 함께 다발성 척추 압박 골절이 있는 환자는 맞춤형 바디 재킷이 추천된다. 일상생활 동작을 할 때 쪼그리는 동작은 반드시 피해야 하며 의자에 앉을 때는 허리에 얇은 베개를 놓아 척추를 보조해야 한다. 수면 자세에서 쪼그리고 옆으로 누워 자는 자세는 금지한다.

노인에게는 안전한 보행을 위해 지팡이나 워커•를 추천한다. 대퇴골두의 골절을 예방하기 위하여 고관절 패드를 큰 대퇴전자 부위에 부착한다. 올바른 자세 유지, 대흉근의 늘리기 운동, 심호흡 운동, 척추 신전 운동 등을 꾸준하게 실시하도록 교육한다.

• **워커** 의료용 보행기.

05 근감소증

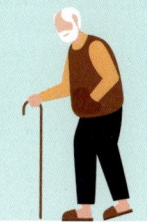

1. 근감소증이란

근감소증이란 노화에 따라 근육량이나 근력이 감소하는 것을 말한다. 근육량은 40세 이후부터 70세까지는 10년에 8%씩 감소하며 그 이후에는 더 빠르게 감소한다. 특히 다리의 근육량 감소가 심하다. 근력은 근육량보다 더 빨리 감소하여 70세 이후에는 25~35%가 감소하며, 남성에서 여성보다 더 빨리 감소한다.

근육량 감소와 더불어 근육 기능(근력)이 감소하면 보행 속도가 떨어지는 등 전반적인 신체 능력이 감소한다. 낙상과 골절의 위험이 증가하며, 폐활량 감소로 폐렴 등의 감염 발생의 위험이 증가하며, 심혈관질환이나 대사증후군의 발생이 증가한다.

따라서 2016년에 세계보건기구가 근감소증을 하나의 질병으로 등록하였으며, 유럽과 아시아 근감소증 진단그룹에서 신체 체격이나 생활 습관에 맞는 진단 기준을 제시하고 있다.

2. 근육량의 평가

근육량을 가장 정확하게 측정하는 방법은 자기공명영상(MRI)이지만, 고가의 검사이므로 임상적으로 거의 사용되지 않는다. 대신 골밀도 검사에 사용되는 이중 에너지 X선 흡수계측법(dual energy X-ray absorptiometry, DXA)을 사용해 근육량을 측정하며, MRI로 측정한 값과 상관 관계가 높아서 표준검사로 인정되고 있다. 그 외에도 '인바디'

로 잘 알려진 전기저항 측정기법(bioelectrical impedance analysis, BIA)이 쓰이고 있다. 체격에 따른 보정을 위해서 사지 근육량을 신장의 제곱으로 나눈 값을 진단 기준으로 사용한다.

3. 근력의 평가

근력 감소는 악력 측정으로 평가한다. 악력은 간단한 악력계로 측정이 가능하며, 하지 근육의 근력과 잘 일치하는 것으로 알려져 있기 때문이다. 2019년 아시아 지침에서는 남자는 28kg 미만, 여자는 18kg 미만일 때 근력 감소로 정의하였다.

4. 신체 수행 능력의 평가

(1) 보행 속도

평소대로 걸을 때의 보행 속도로 측정하며, 그 기준은 남녀 모두 동일하게 1.0m/sec 미만인 경우 보행 속도가 느리다고 평가한다. 일반적으로 6미터를 보행하는 속도를 2회 구하여 그 평균값을 구한다.

(2) 5회 의자에서 일어서기

보행 속도를 측정하기 위한 공간이 부족할 경우 이를 대신해서 5회 의자에서 일어서기에 걸리는 시간을 측정할 수 있다. 양팔을 가슴에 붙이고 5회 연속으로 가능한 빨리 일어났다 앉았다를 반복하여 소요 시간을 측정한다. 12초 이상일 때 신체 수행 능력이 저하된 것으로 본다.

5. 더 간단한 방법

(1) 종아리 둘레 측정

줄자를 이용해 종아리의 가장 넓은 부위를 재면 되고, 왼쪽 종아리의 둘레를 선 자세에서 측정하는 것이 비교적 정확하다. 남자는 34cm 미만, 여자는 33cm 미만이라면 근감소증의 가능성이 높다고 볼 수 있다.

(2) 근감소증 자가 진단 설문지(SARC-F)

SARC-F 설문지는 strength, assistance in walking, rising from a chair, climbing stairs, falls의 5개 설문 문항의 첫 글자를 딴 설문지로 4점 이상이면 근감소증을 의심한다.

근감소증 자가 진단 설문지(SARC-F)

구분	질문	점수	
근력	무게 4.5kg을 들어서 나르는 것이 어렵다.	전혀 어렵지 않다. 좀 어렵다. 매우 어렵다.	0 1 2
보행 보조	방 한쪽 끝에서 다른 끝까지 걷는 것이 어렵다.	전혀 어렵지 않다. 좀 어렵다. 매우 어렵다.	0 1 2
의자에서 일어나기	의자(휠체어)에서 일어나 침대(잠자리)까지 이동하는 것이 어렵다.	전혀 어렵지 않다. 좀 어렵다. 매우 어렵다.	0 1 2
계단 오르기	10개의 계단을 쉬지 않고 오르는 것이 어렵다.	전혀 어렵지 않다. 좀 어렵다. 매우 어렵다.	0 1 2
낙상	지난 1년 동안 몇 번이나 넘어졌나?	없다. 1~3회 4회 이상	0 1 2

한국노인노쇠코호트● : 점수 4점 이상이면 근감소증 강하게 의심

● **한국노인노쇠코호트** 노쇠(허약)에 대한 한국 어르신들의 노쇠 예방과 관리를 위한 연구 단체.

6. 근감소증의 치료

(1) 운동 치료

운동에는 유산소 운동, 저항 운동, 유연성 운동 및 균형 운동 등 다양한 종류가 있으나, 근감소증에 대한 치료로 근력과 수행 능력의 향상을 위해서는 고강도의 저항 운동이 효과적이다. 팔, 다리의 큰 근육이 사용될 수 있는 운동으로 하며, 저항 운동의 강도는 10회 정도 반복하면 근육 피로가 올 정도의 충분한 중량을 이용하는 것이 좋다. 준비 및 정리 운동을 포함하여 전체 운동 시간이 1시간 내외로 하며, 주 3회로 최소한 3개월 이상 꾸준히 운동하는 것이 좋다.

간단히 할 수 있는 맨몸 상체 운동으로는 무릎을 대고 하는 '니 푸쉬업(Knee Push up)'이 있으며, 하체 운동으로는 '백 런지(Back lunge)'가 있다.

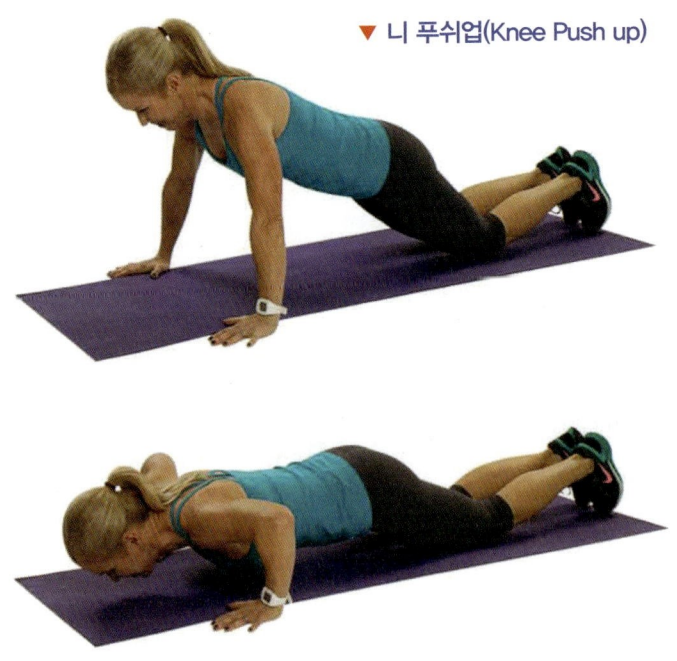

▼ 니 푸쉬업(Knee Push up)

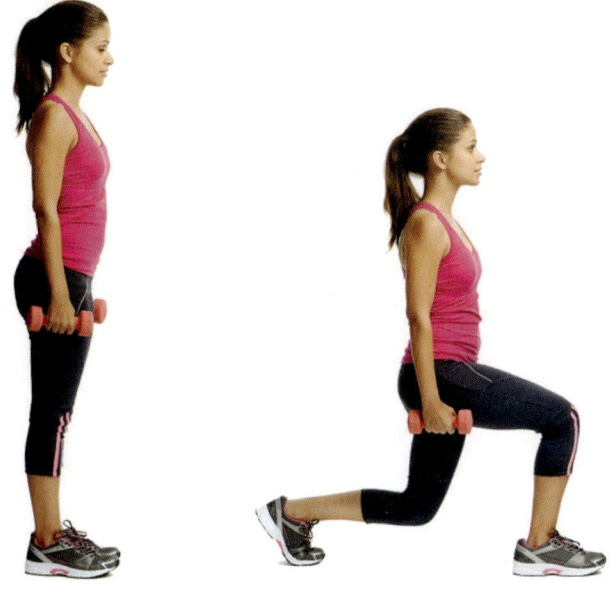

▲ 백 런지(Back lunge)

(2) 영양 관리

단백질과 필수 아미노산, 비타민 D 등이 들어 있는 건강한 식사를 하여야 하며, 부족한 경우에는 식이 보충제를 사용할 필요도 있다. 특히 단백질은 근육의 양을 개선하고 유지하기 위해서 젊은 성인보다 오히려 더 많이 필요한데, 매일 kg 체중당 1.0~1.2g의 단백질 섭취가 추천된다. 따라서 매 식사당 최소 25g 내지 30g의 단백질이 필요하며, 소고기, 닭고기, 콩, 두부, 달걀, 견과류 등은 대표적인 고단백 음식이다.

음식만으로 일일 권장량을 섭취하기 어렵다면 보충제를 이용해도 좋다. 여기에 근육감소 예방과 근력 향상에 도움이 되는 류신(leucine)•이 포함된 것을 추천한다.

• 류신(leucine) 단백질을 구성하는 아미노산. 필수 아미노산 중 하나이다.

chapter 7

진료실에서 못다 한 건강한 노년 생활 이야기

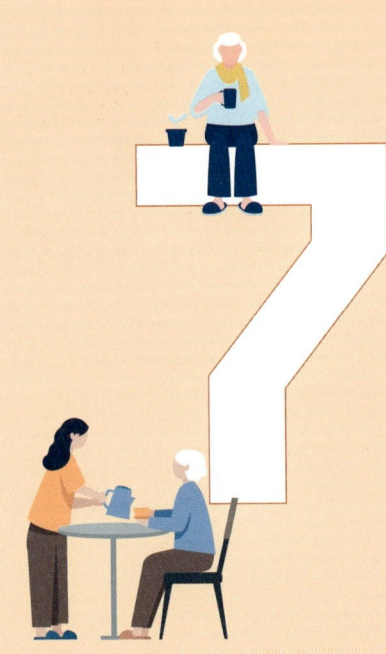

노인의 영양 관리

01. 노인의 영양 관리

01 노인의 영양 관리

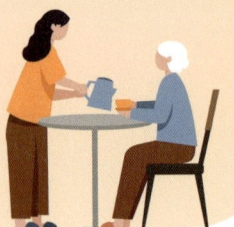

1. 한국 노인의 영양 섭취 실태

    노인은 신체 대사 기능이 젊은 시절에 비해 떨어지므로 일반 성인의 75~80% 수준(권장열량 섭취량 남성 2000kcal, 여성 1600kcal)으로 섭취량을 줄여야 한다. 하지만 국민건강 영양조사와 질병관리본부 설문조사에 따르면 우리 나라 노인의 절반 이하만이 균형 잡히고 충분한 양의 영양을 섭취하고 있었으며, 6명 중 1명은 심지어 영양 섭취 부족 상태(권장열량 섭취량의 75% 미만으로 섭취하고 칼슘, 철, 비타민 A, 비타민 B2 등의 섭취량이 필요량에 못 미칠 경우)였다. 한국 노인의 경우 영양 섭취 중 탄수화물 섭취가 지나치게 높은 경향이 나타났으며, 단백질과 지방의 섭취는 부족한 상태이고, 칼슘과 비타민의 섭취는 적었으나, 고혈압의 주된 원인인 나트륨(소금) 섭취는 오히려 많았다.

    노인이 적절한 영양 섭취를 하지 않을 경우 몸의 신체 기능, 정신 기능이 떨어지고 면역체계도 약화되어 폐렴과 감기 등 전염성 질환에 잘 걸리고 만성 질환에도 걸리기 쉬워지며 병의 회복도 늦어져 사망률이 증가하므로 적절한 영양 섭취는 매우 중요하다.

2. 노인의 영양 섭취 및 불균형의 원인

여러 가지 원인들에 의해 영양 섭취 문제가 발생한다. 노인은 미각, 후각이 떨어져 맛을 못 느끼게 되어 식욕이 감소하고 노화에 따라 흔히 발생하는 우울증도 식욕을 저하시킨다. 또한 치아 소실 등으로 저작 기능(씹는 기능)이 저하되고, 소화 장기 기능 저하도 동반되어 소화 및 영양소 흡수 기능도 떨어진다. 노인들은 만성 질환을 앓고 있는 경우가 많으며 이로 인해 복용 중인 약물들이 많아 식욕과 소화 기능이 떨어지기도 한다. 사회 경제적 요인으로 인해 경제적 어려움을 겪거나 혼자 사는 노인의 경우 균형 잡힌 식사를 하는 것이 더욱 어렵다.

3. 노인의 영양 섭취 평가

최근 1개월간 체중이 5% 이상 감소하거나, 6개월간 10% 이상의 체중 감소가 있거나 식욕부진, 구역, 고통 등과 동반되어 일주일 이상 적절히 영양 섭취를 못할 경우 평가를 받아야 한다. 급작스러운 체중 감소가 있는 경우 암이나 감염성 질환(결핵 등)이 있을 수 있으므로 반드시 원인을 찾아 보아야 한다. 또한 혈액 검사상 빈혈이 있는 경우 혹은 영양 관련 검사 지표들을 통해 평가할 수 있다.

4. 영양 관리 방법

(1) 적정 체중 유지

노화에 따라 근육량과 활동량이 감소하여 젊을 때와 같은 양을 먹더라도 비만이 되기 쉽다. 밥이나 떡과 같은 탄수화물과 튀긴 음식 등의 지방 섭취를 피하여 체중 증가를 막아야 한다.

(2) 규칙적인 식사와 수분 섭취

세끼 식사를 규칙적으로 먹고 많이 움직여서, 식욕과 적절한 체중을 유지하는 것이

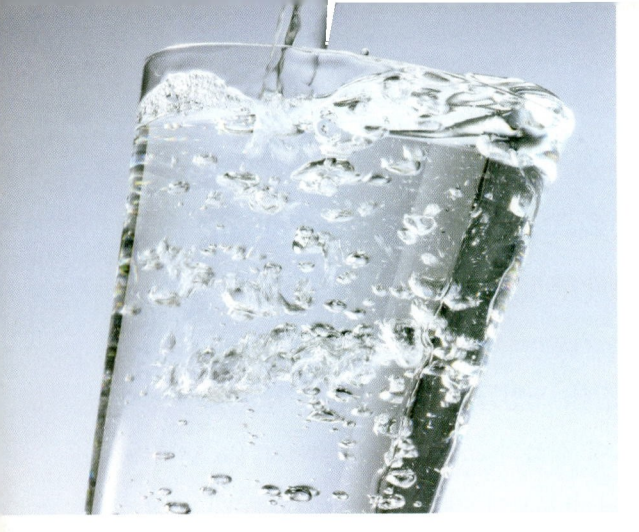

중요하다. 또한 노인의 경우 갈증에 둔감하여 수분 섭취가 적절하게 이루어지지 않는 경우가 많아, 수분을 적절하게 섭취해야 한다. 건강한 사람의 하루 수분 섭취량은 1~3L(30ml/kg/day)이다. 다만 만성 콩팥병(신부전증) 등이 있는 경우 수분 섭취에도 주의가 필요하다.

(3) 양질의 단백질 섭취

한국 음식 식단은 탄수화물이 많고 단백질이 적어, 단백질 섭취 그중에서도 좋은 단백질의 섭취를 적절하게 해야 한다. 부드러운 생선, 두부, 우유 및 유제품이 좋으며 충분히 섭취해야 한다. 고기를 먹을 때는 지방이 많은 부위보다는 살코기가 좋으며 튀기는 조리법보다는 삶아서 먹는 것이 좋다. 다만 신장 기능 이상(만성 콩팥병)이 있거나 간경화가 있는 경우 단백질 섭취의 제한이 필요하다.

(4) 충분한 섬유소 섭취

섬유소는 변비를 완화시키며 체중 조절에 도움이 된다. 신선한 채소, 잡곡, 콩류, 해조류 등을 충분히 섭취해야 한다. 소화가 잘 되지 않을 경우 채소를 다져서 익혀 먹으면 도움이 된다. 다만 위 마비가 있어 위의 근육이 제대로 수축되지 않고 위에 음식이 오래 있는 경우 섬유소 섭취를 제한해야 한다. 위 마비를 예방하기 위해서는 수분을 충분히 섭취한다.

(5) 짠 음식 섭취 자제

한국 음식은 국물, 젓갈, 김치 등으로 인해 나트륨(소금) 섭취가 과다한 경우가 많으며, 노인은 미각 변화로 짠맛을 느끼지 못해 짜게 먹는 경향이 있다. 과다한 소금 섭취는 고혈압이나 심장병, 만성 콩팥병 등을 유발할 수 있다. 하루 권장 나트륨 섭취량은 2g(소금 5g)이나 우리나라 일당 평균 섭취량은 약 4~5g(소금 10~12g)으로, 권장 섭취량의 2배 넘게 섭취하고 있다. 나트륨 함량이 높은 식품은 굴비, 햄, 치즈, 자반고등어, 육포, 젓갈류, 면류(짬뽕, 라면 등), 국물류, 김치, 조미료 류 등이 있다. 특히 짠 음식이 아니라고 생각되는 빵이나 면류 등 가공식품에는 나트륨 함유량이 많아 주의해야 한다.

(6) 충분한 비타민, 칼슘, 철분 섭취

비타민 B12의 결핍이 있을 경우 신경병증과 빈혈의 원인이 될 수 있어 적절하게 섭취하는 것이 필요하다. 비타민 B12는 어패류(고등어, 꽁치, 조개, 굴 등), 동물 내장, 유제품 등에 풍부하다.

비타민 D와 칼슘이 부족할 경우 골다공증의 원인이 될 수 있다. 칼슘은 우유 등 유제품, 두부, 멸치 등에 풍부하다.

철분 섭취가 부족할 경우 빈혈이 발생할 수 있다. 철분이 풍부한 음식에는 육류, 생선, 콩류, 녹색 채소류 등이 있다.

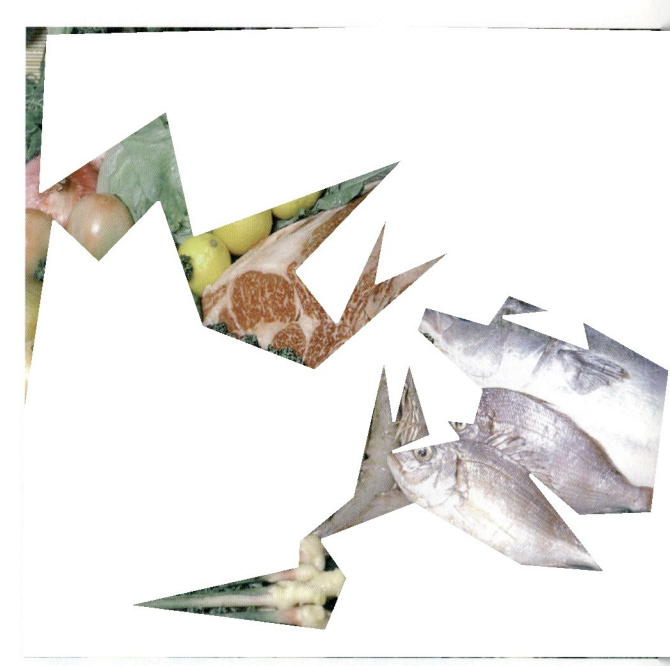

5. 노인에게서 흔한 질환별 영양 관리 방법

(1) 고혈압

체중 감량을 하는 것이 중요하며, 탄수화물과 동물성 지방의 섭취를 줄이는 것이 필요하다. 짠 음식을 적게 먹는 것이 매우 중요하나, 저염식을 먹을 경우 맛이 느껴지지 않아 식욕이 떨어지는 등의 문제가 발생할 수 있어 간을 할 때 소금, 간장 대신 후추, 겨자, 식초 등의 향신료를 이용한다.

(2) 당뇨

과도한 탄수화물 섭취를 줄이는 것이 중요하다. 특히 흰쌀밥, 빵, 국수, 떡 등의 섭취를 줄여야 한다. 섬유소는 풍부하게 섭취하는 것이 권장되며 채소와 해조류 등을 충분히 섭취하는 것이 좋다.

(3) 고지혈증

포화지방산(동물성 지방인 육류 지방, 버터, 유지방 등) 섭취를 줄이는 것이 필요하나, 동물성 지방을 줄이기 위해 육류나 유제품 등을 극도로 제한하는 경우 단백질, 칼슘, 철분 등의 섭취가 부족할 수 있어 주의해야 한다. 조리법을 튀기는 것이 아닌 찌는 요리 방법 등을 사용하는 것이 좋다. 불포화지방산(올리브유, 땅콩, 아몬드 등)은 섭취를 적절히 하는 것이 콜레스테롤 저하에 도움이 된다. 탄수화물 과다 섭취 시 고지혈증에 악영향을 끼쳐 주의가 필요하다.

(4) 만성신기능장애•(만성 콩팥병)

염분(나트륨)은 콩팥에 부담을 주므로 짠 음식 섭취를 줄이는 것이 매우 중요하다. 신장 기능이 좋지 않을 때 단백질을 과다하게 섭취하면 요소가 몸에 쌓일 수 있어 단백질의 섭취를 제한하는 것이 추천된다. 다만 섭취하는 열량이 부족할 경우 영양 불량의 원인이 되므로 열량은 적절하게 섭취하는 것이 필요하다. 그리고 투석을 받는 경우 철저한 단백질 제한은 필요 없다. 채소류 등에 칼륨이 많아 채소 등은 데치고 여러 번 헹궈서 먹는 것이 좋다.

• **신기능장애** 신장의 기능이 장애를 받은 상태를 말하고, 진행해 생체의 내부환경을 유지할 수 없게 된 상태를 신부전이라고 한다. 따라서 신기능장애에는 신부전에 이르지 않은 가벼운 장애까지도 포함한다.

(5) 골다공증

우리나라 노인은 칼슘 섭취량이 권장량에 비해 부족하여 충분히 섭취하는 것이 중요하다. 유제품이 추천되나 유당불내성으로 우유를 마시기 어려운 경우 요구르트 등을 섭취하는 것이 좋다. 짠 음식을 먹을 경우 칼슘 배설이 증가하므로 짠 음식은 적게 먹어야 한다.

단 고혈압, 당뇨, 신부전 등이 있을 때 적절하게 식이를 제한하는 것은 중요하나 너무 과도하게 식이를 제한할 경우 영양 상태에 문제가 생길 수 있어 주의가 필요하다. 개인별로 받아들일 수 있는 식이 제한 접근 방법이 필요하다.

6. 기타 주의사항

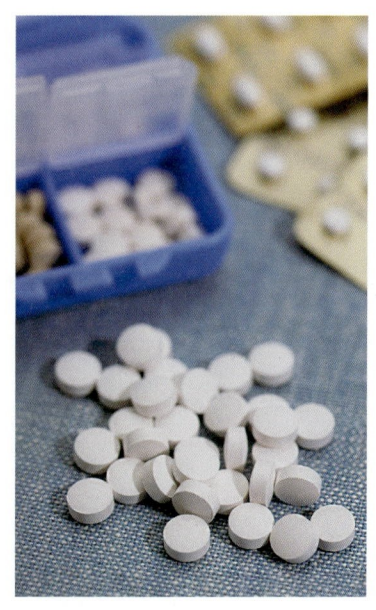

건강기능식품 등은 주의해서 먹어야 한다. 노인은 다양한 약물을 복용 중인 경우가 많으며 건강기능식품 등과 상호 작용이 있을 수 있어 건강기능식품 섭취는 주의가 필요하다. 특히 농축한 형태인 즙, 환 등의 경우 더 위험하다. 건강기능식품보다는 적절하고 균형 잡힌 영양섭취가 더 중요하다.

또한 부정맥● 등으로 와파린을 복용 중인 환자의 경우 약물 상호 작용에 주의해야 한다. 비타민 K를 많이 함유하고 있는 녹색 채소, 양배추, 간 등을 갑자기 많이 먹지 않도록 해야 하며, 청국장 환 등과 상호 작용을 일으킬 수 있다.

● **부정맥** 불규칙적으로 뛰는 맥박. 심장의 이상으로 일어나는 것과 호흡의 영향으로 생리적으로 일어나는 것이 있다.

chapter 8

진료실에서 못다 한 건강한 노년 생활 이야기

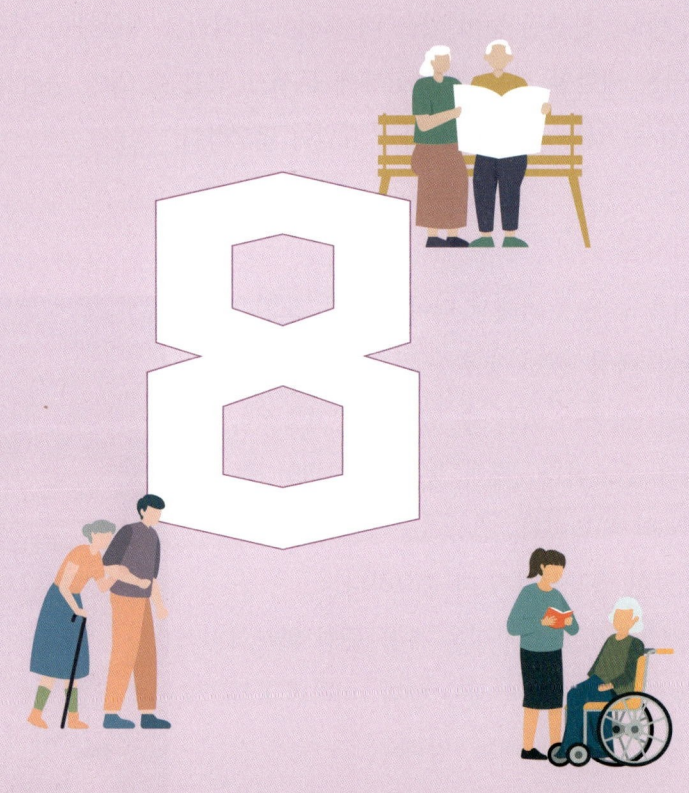

노인 건강 관리 제도 및 지원 정책

01. 장애인복지법
02. 노인 장기 요양 보험 제도
03. 노인 복지 제도

01 장애인복지법

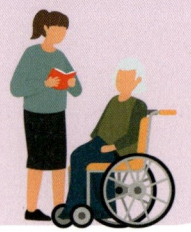

1. 알기 쉬운 장애인복지법

장애인복지법은 1981년 6월 5일 '심신장애자복지법'으로 제정되었으며, 1989년 지금의 제명인 '장애인복지법'으로 전부 개정되었으며, 2019년 1월 15일 최근 재개정되었다.

장애인복지법은 1조 목적에서 "장애인의 인간다운 삶과 권리 보장을 위한 국가와 지방자치단체 등의 책임을 명백히 하고, 장애 발생 예방과 장애인의 의료·교육·직업 재활·생활 환경 개선 등에 관한 사업을 정하여 장애인 복지 대책을 종합적으로 추진하며, 장애인의 자립 생활·보호 및 수당 지급 등에 관하여 필요한 사항을 정하여 장애인의 생활 안정에 기어하는 등 장애인의 복지와 사회 활동 참여 증진을 통하여 사회 통합에 이바지함을 목적으로 한다." 고 밝히고 있다.

그럼 장애인은 어떤 사람을 말하는 것일까?

장애인복지법 2조에서 장애인의 정의 등에서 "장애인은 신체적 정신적 장애로 오랫동안 일상생활이나 사회 생활에서 상당한 제약을 받는 자"로 정하고 있다. 신체적 장애는 주요 외부 신체 기능의 장애, 내부 기관의 장애 등을 말하며, 정신적 장애란 발달 장애 또는 정신 질환으로 발생하는 장애를 말한다. 〈표 1〉은 장애인의 분류표이다.

〈표 1〉 장애인 분류표

대분류	중분류	소분류	세분류
신체적 장애	외부 신체기능의 장애	지체 장애	절단 장애, 관절 장애, 지체 기능 장애, 변형 등의 장애
		뇌병변 장애	뇌의 손상으로 인한 복합적인 장애
		시각 장애	시력 장애, 시야결손 장애
		청각 장애	청력 장애, 평형기능 장애
		언어 장애	언어 장애, 음성 장애, 구어 장애
		안면 장애	안면부의 추상, 함몰, 비후 등 변형으로 인한 장애
	내부기관의 장애	신장 장애	투석 치료 중이거나 신장을 이식 받은 경우
		심장 장애	일상생활이 현저히 제한되는 심장 기능 이상
		간 장애	일상생활이 현저히 제한되는 만성·증증의 간 기능 이상
		호흡기 장애	일상생활이 현저히 제한되는 만성·증증의 호흡기 기능 이상
		장루●·요루● 장애	일상생활이 현저히 제한되는 장루·요루
		간질 장애	일상생활이 현저히 제한되는 만성·중증의 간질
정신적 장애	발생 장애	지적 장애	지능 지수가 70 이하인 경우
		자폐성 장애	소아 청소년 자폐 등 자폐성 장애
	정신 장애	정신 장애	정신 분열병, 분열형 정동 장애, 양극성 정동 장애, 반복성우울 장애

또한, 장애인은 과거엔 장애 정도에 따라 6급에서 1급까지 장애 정도를 구분하였지만, 현재(2019년 7월 이후)에는 장애의 정도가 심한 장애인과 장애의 정도가 심하지 않은 장애인으로 장애 정도를 분류하였다.

● **장루** 창자 안과 외부를 연결하기 위하여 인공적으로 만든 샛길.
● **요루** '요로 샛길'의 전 용어.

2. 장애인 등록

　일상생활이나 사회생활에서 상당한 제약을 받는 경우 장애인으로 정의되어 있기 때문에 고혈압이나 당뇨병과 같이 평생 약을 복용해야 하는 경우, 약을 복용하는 사람의 입장에서는 일상생활에 제약을 갖고 있다고 생각할 수 있다. 마찬가지로, 오른손 5번째 손가락이 절단된 사람도 일상생활 및 사회생활에 제약을 갖고 있다고 생각할 수 있으며, 이런 경우 본인은 장애인으로 생각하고, 장애인 등록을 하고자 할 수 있다. 그렇지만, 장애인으로 등록할 수 있는 사람은 장애인복지법 시행 규칙에 의해 정해진 장애 기준에 부합하는 정도의 장애가 있어야 하는데, 상기 예에서 보았던 지속적인 약물 복용이 필요한 고혈압 환자, 당뇨 환자 또는 5수지 절단자의 경우는 장애인 등록을 할 수 없는 경우이다. 신체적 및 정신적 장애가 장애인복지법 시행 규칙에서 정한 장애 기준에 합당해야 장애인으로 등록할 수 있는 것이다. 따라서 장애인으로 등록하기 위해서는 장애 판정이 가능한 의료 기관에서 장애 진단서를 발급 받아 동사무소에 제출해야 한다. 〈표 2〉는 장애인 등록 신청 절차를 나타낸 모식도이다.

〈표 2〉 장애인 등록 신청 절차

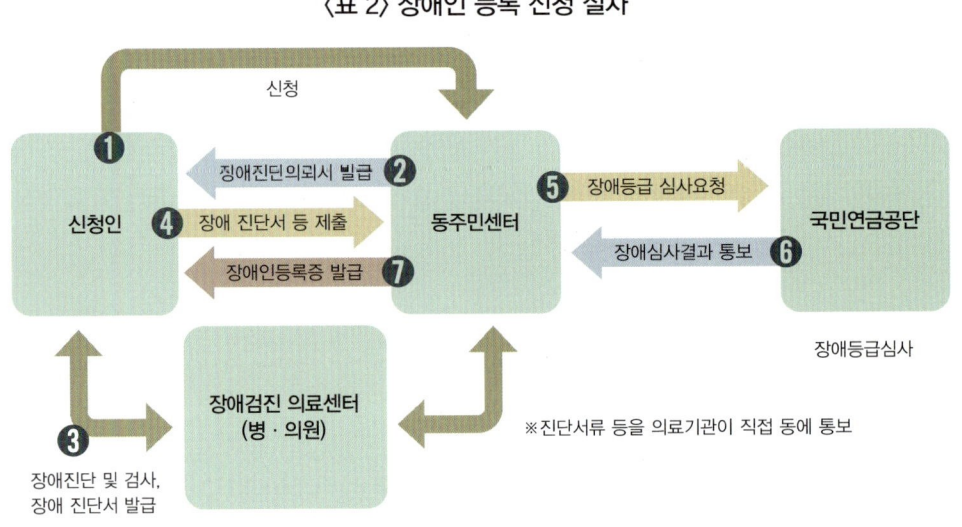

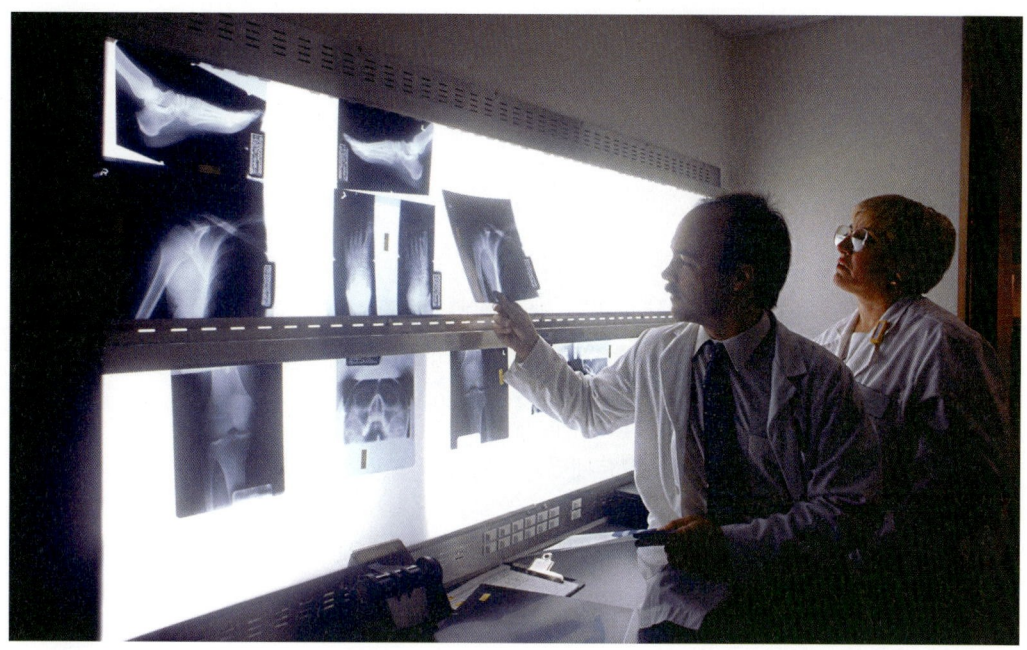

장애 등급 심사

장애인 등록 신청은 본인이 하는 것을 원칙으로 한다. 다만, 만 19세 미만의 미성년자와 거동이 불가능한 경우 등 본인이 등록 신청을 하기 어려운 경우에는 보호자가 신청 대행 가능하며, 대리 신청이 가능한 보호자는 장애인을 보호하고 있는 장애인 복지 시설의 장, 장애인을 사실상 보호하고 있는 가족(장애인의 배우자, 직계존·비속, 직계존·비속의 배우자, 형제·자매, 형제·자매의 배우자 등)이다.

장애인 등록 순서는 다음과 같다.

1 주소지 관할 읍·면·동사무소를 방문하여 「장애인 등록 및 서비스 신청서」를 작성하여 제출한다.

2 동사무소에서 장애 진단 의뢰서를 발급 받는다.

3 신청인은 장애 검진이 가능한 의료 기관을 방문하여 전문 의사로부터 장애 진단 및 검사를 통

해 장애 진단서를 발급 받고, 장애 유형별 필수 구비 서류(의무 기록지, 검사 기록지, 방사선 검사 자료 등)를 발급 받는다.

4 장애 진단서와 필수 구비 서류를 읍·면·동사무소에 제출한다.

5 동사무소는 국민연금공단에 장애 등급 심사를 의뢰한다.

6 장애 심사 전문 기관인 국민연금공단은 2인 이상의 전문 의사가 참여하는 의학 자문 회의를 개최하여 장애 등급 심사 후 심사 결과를 해당 읍·면·동으로 통보한다. 이때, 정밀한 심사를 위하여 추가로 검사 결과 등의 자료 보완 요구나 공단이 정한 장애 진단 기관 및 전문의로 하여금 직접 진단을 하게 할 수 있다.

7 동사무소에서는 장애 등급 심사를 토대로 장애인 등록 및 신청인에게 결과를 통지한다.

만약, 신청인이 1, 2 과정을 건너뛰고 직접 의료 기관에서 장애 진단서와 구비 서류를 발급 받아 장애인 등록을 신청하는 경우 장애 진단 의뢰 절차를 이행한 것으로 보고, 장애 등록을 진행하게 된다.

장애 등급 심사 결과에 대하여 이의가 있는 경우 90일 이내에 이의 신청을 할 수 있다. 또한, 장애 상태가 현저히 변화하여 장애 등급 조정을 원할 경우 장애 등급 조정을 신청할 수 있다.

3. 장애 유형별 장애 진단 가능 전문의와 장애 판정 시기

장애 진단을 위해 의료 기관을 방문할 때, 모든 의료 기관에서 장애 진단이 가능한 것은 아니다. 장애 유형별로 장애 진단이 가능한 의료 기관과 전문의가 지정되어 있으므로, 해당 의료 기관 및 전문의를 방문해서 장애 진단을 받아야 한다. 지체 장애 중 절단 장애의 경우 방사선 촬영 시설이 있는 의료 기관의 의사면 가능하지만, 절단 장애를 제외한 관절 장애, 기능 장애, 변형 장애 등은 재활의학과, 정형외과, 신경외과, 신경과, 류마티스 내과 전문의만 장애 진단이 가능하다. 뇌병변 장애는 재활의학과, 신경외과,

신경과 전문의가 장애 진단을 실시하며, 시각 장애는 안과 전문의, 청각 장애는 이비인후과 전문의, 언어 장애는 재활의학과, 정신건강의학과, 이비인후과, 신경과 전문의, 지적 장애는 정신건강의학과, 신경과, 재활의학과 전문의, 정신 장애 및 자폐 장애는 정신건강의학과 전문의 등이 장애 진단을 실시한다. 또한, 신장 장애는 3개월 이상 투석 치료를 시행한 의료 기관의 의사 혹은 신장 이식의 경우 신장 이식을 시술하였거나 이식 환자를 담당하는 신장내과 전문의가 장애 진단을 시행하며, 심장 장애는 1년 이상 진료한 심장내과, 흉부외과, 소아청소년과 전문의, 호흡기 장애는 2개월 이상 진료한 호흡기내과, 흉부외과, 소아청소년과, 결핵과, 산업의학과 전문의, 간 장애는 2개월 이상 진료한 소화기내과, 외과, 소아청소년과 전문의, 안면 장애는 성형외과, 피부과, 치과, 그리고 장루·요루 장애는 외과, 산부인과, 비뇨기과, 내과 전문의, 뇌전증 장애는 6개월 이상 진료한 신경과, 신경외과 정신건강의학과, 소아청소년과 전문의가 장애 진단을 담당한다.

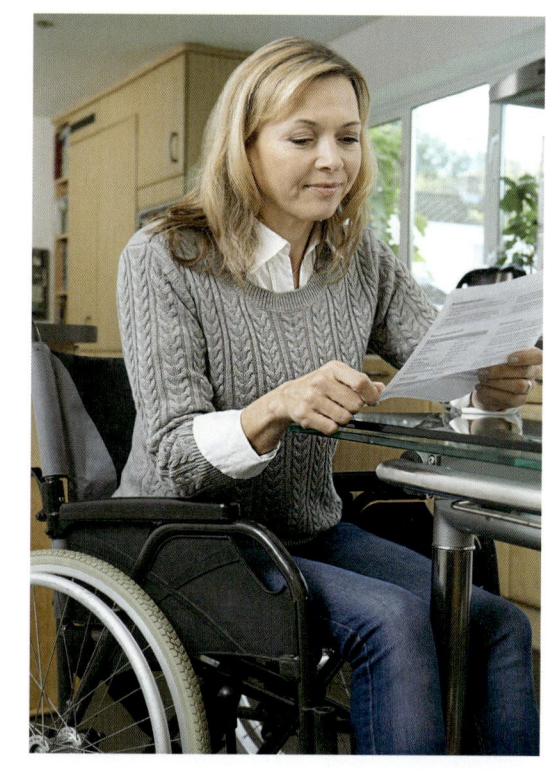

또한, 질병 및 사고로 인한 장애가 발생하였다고 바로 장애 등록을 실시할 수 있는 것은 아니다. 장애 유형별로 장애 판정 시기가 정해져 있다. 절단 장애, 안구 적출, 청력 기관 결손 등은 곧바로 장애 등록을 시행할 수 있지만, 그 밖의 지체 장애는 장애의 원인 질환 등에 대하여 6개월 이상 충분히 치료하였음에도 장애가 고착되었을 때 장애 판정을 하게 된다. 파킨슨병(1년 이상 치료)을 제외한 뇌병변 장애(뇌성마비, 뇌졸중, 뇌손상 등)는 6개월 이상 충분히 치료한 후 장애 판정을 하며, 정신 장애는 1년, 자폐성 장애는 자폐증이 확실해진 시점, 신장 장애는 3개월 이상 투석 치료를 받거나 신장 이식을 시행한 때, 심장, 호흡기, 간 장애 등은 1년 이상 치료를 시행하였거나 이식을 받은 때, 장루·요루 장애는 복원 시술이 불가능한 경우 혹은 1년 이상 장루·요루를 유지한 경우, 뇌전증 장애는 2년 이상 치료한 경우에 장애 판정을 한다.

4. 장애 지원 서비스

장애 등급제 폐지로 공급자 중심의 서비스에서 수요자 중심의 맞춤형 서비스 종합 지원 체계로 변경 확대되었다.

장애인 소득을 지원하기 위해 장애인 연금, 장애 수당, 장애 아동 수당 등과 같이 직접적인 지원 및 장애인 소득 공제를 시행하고 있으며, 장애인 차량 구입 시 특별 소비세 면제, 채권 구입 면제 등이 있다. 그 외 전기 요금, 전화 요금, 도시 가스 요금 할인, 철도 및 도시 철도 요금, 공영 주차장 주차 요금 감면 등으로 장애인 생활을 지원하고 있다.

건강 및 의료 지원을 위해 장애 검사비 지원, 장애인 의료비 지원, 장애인 거주 시설 이용, 장애인 보조기기 교부, 가사, 간병 방문 지원 등을 시행하고 있다. 장애인 의료비 감면은 일반인처럼 일정 기준 소득 재산에 따라 국민 기초 생활 대상자 또는 건강 보험 차상위 본인부담 경감 대상자로 결정이 되어야 진료비 본인 부담금이 감면되게 된다. 건강 보험료 및 노인 장기 요양 보험 보험료 경감은 가능하다.

장애인 일상생활 지원을 위해 장애인 자동차 표지 발급, 장애인 활동 지원, 장애아 가족 양육 지원, 특별 교통 수단 운행 등의 서비스를 제공하고 있으며, 자세한 사항은 해당 읍면동사무소로 문의하여야 한다.

02 노인 장기 요양 보험 제도

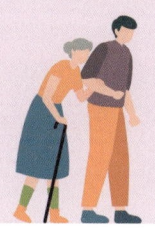

1. 노인 장기 요양 보험

　노인 장기 요양 보험은 '65세 이상의 노인 또는 치매, 뇌혈관성 질환 등 노인성 질병이 있는 65세 미만인 사람'이 6개월 이상 혼자서 일상생활을 수행하기 어려워, 수급자로 판정을 받은 경우에 장기 요양 기관으로부터 신체 활동 또는 가사 활동, 인지 활동 지원 등의 장기 요양 급여를 받을 수 있는 제도이다. 장기 요양 기관은 수급자에게 장기 요양 급여를 제공하는 기관을 말하며, 재가와 시설 장기 요양 기관이 있다. 재가 장기 요양 기관에는 방문 요양, 방문 목욕, 방문 간호, 복지용구사업소, 주야간 보호 시설 내 치매

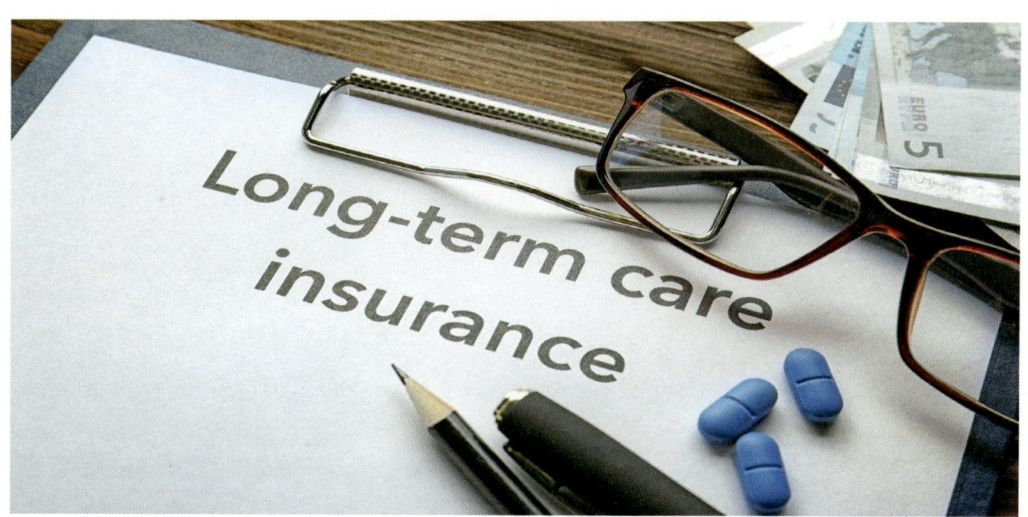

전담실 등이 있으며, 시설 장기 요양 기관에는 노인 요양 시설, 노인 요양 공동 생활 가정, 노인 요양 시설 내 치매 전담실, 치매 전담형 노인 요양 공동 생활 가정 등이 있다.

2. 장기 요양 등급의 구분

장기 요양 등급 판정 위원회에서 6개월 이상 혼자서 일상생활을 수행하기 어렵다고 인정하는 경우, 심신 상태 및 장기 요양이 필요한 정도 등의 등급 판정 기준에 따라 수급자로 판정한다. 장기 요양 등급은 1급에서 5급 그리고 인지 지원 등급으로 나뉘어 지며 치매 환자인 경우에만 장기 요양 등급 5급과 인지지원 등급●이 적용된다. 등급 판정은 장기 요양 인정 점수로 이루어지며 1급은 95점 이상이며, 2급은 75점에서 95점 미만, 3급은 60점에서 75점 미만, 4급은 51점에서 60점 미만이다. 치매 환자로서 45점 이상 51점 미만이면, 장기 요양 5등급이며, 45점 미만인 경우는 인지 지원 등급으로 판정된다.

3. 장기 요양 급여의 종류

장기 요양 급여는 크게 재가 급여, 시설 급여, 특별 현금 급여로 구분되며, 중복하여 이용할 수 없으나, 특별 현금 급여(가족 요양비)지급 대상자의 경우에는 기타 재가 급여(복지용구●)는 추가로 이용할 수 있다.

(1) 재가 급여

1 주야간 보호 : 수급자를 하루 중 일정한 시간 동안 장기 요양 기관에 보호하여 신체, 인지 활동 지원 및 심신 기능의 유지와 향상을 위한 교육 및 훈련 등을 제공한다.

- ●**인지지원 등급** 치매(제2조에 따른 노인성 질병에 해당하는 치매로 한정한다)환자로서 장기요양인정 점수가 45점 미만인 자.
- ●**복지용구** 장기 요양 보험 혜택의 일종으로 국가에서 지정한 업체를 통해 구입하거나 대여할 수 있는 물품들을 말한다.

2 **방문 요양** : 요양 보호사(장기 요양 요원)가 수급자의 가정 등을 방문하여 신체 활동 및 가사 활동 등을 지원한다.

3 **인지 활동형 방문 요양** : 치매 전문 교육을 이수한 요양 보호사가 수급자의 가정 등을 방문하여 인지 훈련 도구를 활용한 인지 자극 활동 제공 및 옷 개기, 요리하기, 빨래, 식사 준비, 개인 위생 활동 등의 일상생활을 수급자와 함께 수행하며 남아 있는 신체, 인지 기능의 유지 및 향상을 위한 훈련을 제공한다.

4 **방문 간호** : 간호사, 간호 조무사, 치과 위생사가 의사, 한의사 또는 치과 의사의 방문 간호 지시서에 따라 수급자의 가정 등을 방문하여 간호, 진료의 보조, 요양에 관한 상담 또는 교육, 구강 위생 등을 제공한다.

5 **방문 목욕** : 2명의 요양 보호사가 목욕 설비를 갖춘 장비를 이용하여 수급자의 가정 등을 방문하여 목욕을 제공한다.

6 **단기 보호** : 수급자를 일정 기간 동안 장기 요양 기관에 보호하여 신체 활동 지원 및 심신 기능의 유지와 향상을 위한 교육 및 훈련 등을 제공한다.

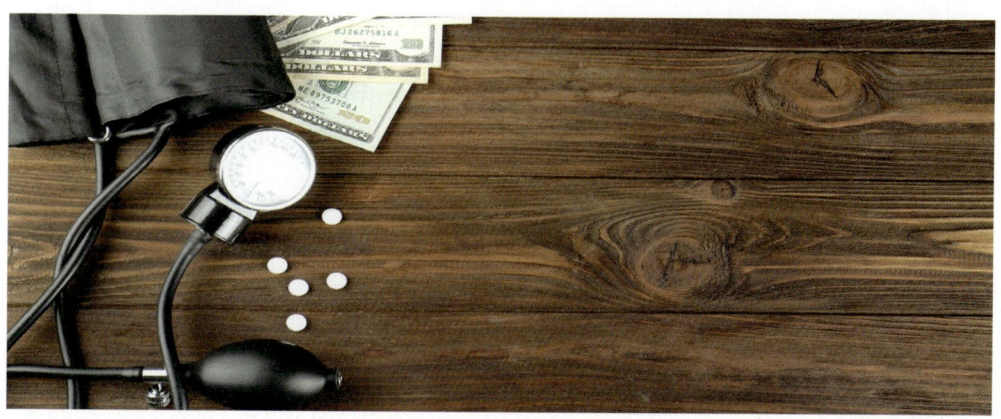

(2) **기타 재가 급여**

복지용구 : 수급자의 일상생활, 신체 활동 지원 및 인지 기능의 유지와 향상에 필요한 용구를 제공한다.

(3) 시설 급여

1 노인 요양 시설 : 장기 요양 기관에 입소한 수급자에게 신체 활동 지원 및 심신 기능의 유지와 향상을 위한 교육 및 훈련 등을 제공한다.

2 노인 요양 공동 생활 가정 : 장기 요양 기관에 입소한 수급자에게 가정과 같은 주거 여건에서 신체 활동 지원 및 심신 기능의 유지와 향상을 위한 교육과 훈련 등을 제공한다.

(4) 특별 현금 급여

가족 요양비 : 장기 요양 기관이 현저히 부족한 섬, 벽지 지역 거주, 천재 지변, 신체, 정신 또는 성격 등의 사유로 장기 요양 기관이 제공하는 장기 요양 급여를 이용하기 어렵다고 인정하는 자에게 지급하는 현금 급여이다.

4. 장기 요양 인정 신청 방법

신청 대상자는 6개월 이상 혼자 일상생활을 수행하기 어려운 65세 이상 또는 65세 미만의 자로 치매, 뇌혈관성 질환 등 노인성 질병을 가진 자이며 신청인이 신체적, 정신적 사유로 직접 신청할 수 없을 때에는 가족, 친족, 그 밖의 이해 관계인 등이 대리하여 신청할 수 있다.

1 신청 장소 : 국민건강보험공단 전국 지사(운영 센터) 어디서나 가능하다.
2 신청 방법 : 방문, 우편, 팩스, 인터넷 (www.longtermcare.or.kr)
3 신청서 작성 및 제출 절차 : 신청인(또는 대리인)이 신청 유형(인정 신청, 갱신, 등급 변경 등)을 선택하고 신청서를 작성하여 국민건강보험공단에 제출한다. 이때 65세 이상은 신청서를 제출하고, 65세 미만인 경우는 의사 소견서(진단서)를 함께 첨부하여 제출한다.

5. 장기 요양 인정 절차

인정 절차는 다음의 6단계로 이루어진다.

1. **인정 신청 및 의사 소견서 제출** : 국민건강보험공단으로 방문, 우편, 팩스, 인터넷 (www.longtermcare.or.kr)으로 신청하며, 65세 미만 노인성 질환자는 반드시 의사 소견서(또는 진단서)를 신청서와 함께 제출함.
2. **인정 조사** : 공단 직원이 방문하여 어르신의 신체, 인지 기능 상태를 확인.
3. **의사 소견서 제출** : 신청자가 공단에서 보낸 발급 의뢰서를 송부 받은 후 의료 기관 (병원)을 방문하여 의사 소견서를 공단에 제출함.
4. **등급 판정** : 의사, 한의사, 사회 복지사 등으로 이루어진 외부 전문가들이 판정함.
5. **결과 통보** : 인정서, 표준 장기 요양 이용 계획서, 복지용구 급여 확인서를 제공받음.
6. **이용 상담** : 공단 직원이 수급자에게 적절한 서비스 이용을 안내함.

6. 노인 장기 요양 보험의 재원(운영 자금)

노인 장기 요양 보험은 장기 요양 보험료와 국가 및 지방자치단체 부담금, 그리고 수급자가 부담하는 본인 부담금으로 운영된다.

1. **장기 요양 보험료** : 건강 보험료 × 8.51% (예) 건강 보험료가 10만 원이면 8,510원)
2. **국가 및 지방자치단체 부담금** : 장기 요양 보험료 예상 수입액의 20% + 의료 급여 수급권자의 급여 비용
3. **본인 부담금** : 재가 급여 – 이용한 장기 요양 급여 비용의 15%
   시설 급여 – 이용한 장기 요양 급여 비용의 20%
   (단, 소득 수준에 따라 본인 부담율은 6~8%로 줄어들 수 있으며 국민기초생활보장법에 따른 의료 급여 수급자는 면제됨.)

03 노인 복지 제도

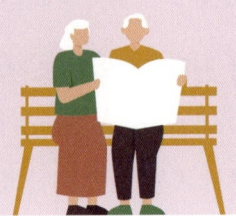

2020년 세계인구현황 보고서에 따르면 우리나라는 65세 이상 노인 인구 비율이 15.8%로 확인되며 노인 인구가 14% 이상 20% 미만인 "고령사회"인 것으로 확인된 것이다. 2015년 기준 13.8%였던 것과 비교하면 노인 인구가 빠르게 증가한 것이다. 특히 2006년부터 2019년까지 매년 OECD 발표에서 노인빈곤율이 OECD 국가 중 1위인 것으로 확인되고 있다. 따라서 다양한 국가 차원의 노인 복지 정책이 시행되고 있고, 여기에는 소득 보장, 복지 시설 이용, 일자리 지원, 노인 돌봄 서비스, 건강 관리 지원 등의 정책이 포함되어 있다.

1. 경제적 도움 받기

(1) 기초 연금

기초 연금은 노인이 후손의 양육과 국가 및 사회의 발전에 이바지하여 온 점을 고려하여 생활이 어려운 노인에게 생활 안정을 지원하고 복지를 증진하기 위해 지급하는 연금이다. 만 65세 이상이고 대한민국 국적을 가지고 있으며 국내에 거주하는 노인 중 가구의 소득 인정액이 매년 노인 가구의 소득/재산 수준과 생활 실태, 물가 상승률 등을 고려하여 결정되는 선정 기준액 이하인 분들께 드리는 것으로(2022년 선정 기준액 기준: 배우자가 없는 노인 가구의 경우 월 소득 인정액 180만 원, 배우자가 있는 노인 가구의 경우 월 소득 인정액 288만 원), 2022년 2월 기준 기초연금액은 최대 30만 7천 5백원이며 부부가 같이 수령하게 될 경우 60만 원을 받는 것이 아니라 20% 감액이 된 48만 원을 받게 되며 기초연금을 받는 노인과 못 받는 노인 간의 소득 역전을 막기 위해 기초연금과 소득인정액 합산한 금액이 180만 원을 넘지 못하도록 하는 제도도 있으며 국민연금 연계 감액 제도 또한 있다.

기초 연금을 지급받으려는 본인 또는 대리인(배우자, 자녀, 형제 자매, 친족, 사회 복지 시설 장 등)이 신청인의 주소지 관할 읍/면사무소 및 동 주민 센터 또는 국민연금 공단 지사를 방문하여 신청하면 된다. 기초 연금은 연금 신청을 하지 않아 받을 수 없었던 연금을 나중에 소급해서 받을 수 없기 때문에 미리 신청하는 것이 필요하며, 만 65세 생일이 속하는 달의 1개월 전부터 신청 가능하다.

(2) 다양한 할인

65세 이상의 노인은 국가 또는 지방자치단체의 수송 시설 및 고궁, 능원, 박물관, 공원 등의 공공 시설을 무료로 또는 그 이용 요금을 할인하여 이용할 수 있다(〈표〉). 이러한 경로 우대 시설의 이용 요금을 할인하여 이용하려는 때에는 해당 시설의 관리자에게 주민등록증 등의 신분증을 보여 주어야 한다.

〈표〉 경로 우대 시설의 종류와 할인율(제19조 제1항 관련)

시설의 종류		할인율(일반요금에 대한 백분율)
철도	새마을호, 무궁화호	100분의 30
	통근 열차	100분의 50
	수도권 전철	100분의 100
	도시 철도(도시 철도 구간 안의 국유 전기 철도를 포함한다.)	100분의 100

고궁	100분의 100
능원	100분의 100
국·공립 박물관	100분의 100
국·공립 공원	100분의 100
국·공립 미술관	100분의 100
국·공립 국악원	100분의 50 이상
국가·지방자치단체 또는 국가나 지방자치단체가 출연하거나 경비를 지원하는 법인이 설치·운영하거나 그 운영을 위탁한 공연장	100분의 50

1 철도 및 도시 철도의 경우에는 운임에 한한다.
2 공연장의 경우에는 그 공연장의 운영자가 자체 기획한 공연의 관람료에 한한다.
3 새마을호의 경우 토요일과 공휴일에는 할인율을 적용하지 아니한다.
  *출처 : 보건복지부 홈페이지

2. 노인 일자리 사업

일하기를 희망하는 노인에게 맞춤형 일자리를 공급하여 노인에게 소득 창출 및 사회 참여의 기회를 제공하기 위해 노인 일자리 사업을 시행하고 있다. 아래와 같은 일자리 사업이 있으며, 생계 급여 및 의료 급여 수급자, 국민 건강 보험 직장 가입자, 장기 요양 보험 등급 판정자 등은 노인 일자리 사업에 참여 신청 할 수 없다. 일자리 관련 정보는 관련 시청, 구청 또는 한국 노인 인력 개발원(https://kordi.or.kr), 시니어 클럽(www.silverpower.or.kr), 대한 노인회(www.koreapeople.co.kr) 홈페이지 등에서 도움을 받을 수 있다.

(1) 공익 활동

노인이 자기 만족과 성취감 향상, 지역 사회 공익 증진을 위해 자발적으로 참여하는 봉사 활동을 말하며, 노노케어•(취약 노인 가정 방문 서비스), 취약 계층 지원, 공공 시설 봉사, 경륜 전수 활동 등이 있다. 만 65세 이상 기초 연금 수급자가 참여가 원칙으로, 일 3시간 이내, 월 30시간 이상 10~12개월 활동하게 되며 2022년 1인당 기준 27만 원 이내의 활동비가 지급된다.

(2) 사회 서비스형

취약 계층 지원 시설 및 돌봄 시설 등 사회적 도움이 필요한 영역에 노인 인력을 활용하여 필요한 서비스를 제공하는 일자리를 말하며, 아동 시설 지원, 청소년 시설 지원, 장애인 시설 지원, 취약 가정 시설 지원 등이 있다. 만 65세 이상 기초 연금 수급자 참여가 원칙으로, 근무 시간은 월 60시간, 근무 기간은 10개월이고 2022년 기준 월 최대 71만 원의 인건비가 지급된다 (급여는 근로계약에 따라 다름).

(3) 시장형 사업단, 인력 파견형 사업단

시장형 사업단은 노인에게 적합한 업종 중 소규모 매장 및 전문 직종 사업단 등을 공동으로 운영하여 일자리를 창출하는 것으로, 참여자 인건비 일부를 정부에서 보충 지원하고 추가 사업 수익으로 연중 운영하는 노인 일자리를 말한다. 인력 파견형 사업단은 일정 교육을 수료하거나 관련된 업무 능력이 있는 사람을 해당 수요처로 연계하여 근무 기간에 대한 일정 임금을 지급받을 수 있는 일자리를 말한다. 만 60세 이상 사업특성 적합자가 참여할 수 있다.

• **노노케어** 건강한 노인이 병이나 다른 사유로 도움을 받고자 하는 노인을 돌봄.

3. 노인 돌봄 서비스

(1) 노인 돌봄 기본 서비스

독거 노인에 대한 생활 실태 및 복지 욕구 파악, 정기적인 안전 확인, 보건, 복지서비스 연계 및 조정, 생활 교육 등을 통해 독거 노인에 대한 안전망 구축을 위해 노인 돌봄 기본 서비스를 제공하며 대상자로 선정된 독거 노인은 무료로 서비스를 이용할 수 있다.

주민등록상 거주지와 동거자 유무에 상관 없이 실제 혼자 살고 있는 만 65세 이상 노인이며 국민 기초생활수급자, 차상위계층 또는 기초연금 수급자로서 정기적인 안전 확인이 필요한 경우, 소득/건강/주거/사회 접촉 수준이 열악하여 지원이 필요한 경우, 정기적인 생활 상황 점검 및 사회 접촉 기회 제공이 필요한 경우에 해당하는 경우 이용 가능하며, 노인 장기 요양 보험이나 노인 돌봄 종합 서비스 등의 다른 재가서비스를 받고 있는 경우에는 대상에서 제외된다.

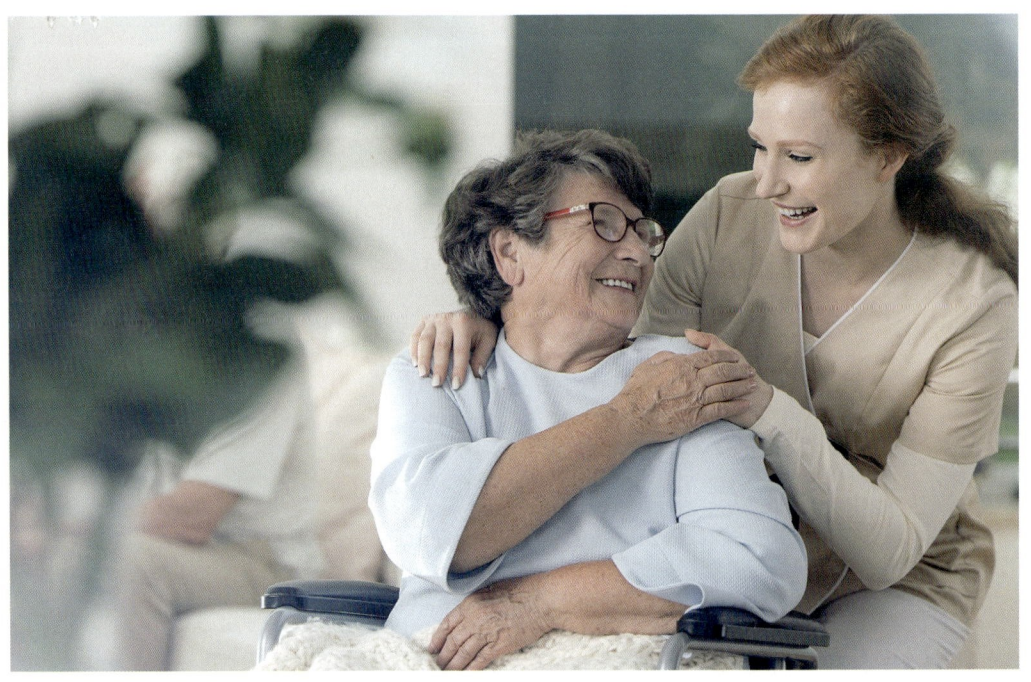

매년 1~2월 시, 군, 구청에서 독거 노인 현황 조사, 서비스 대상자 선정 및 서비스 신청, 대상자 승인 및 노인 돌보미 배정이 이루어 지며, 서비스는 매년 1~12월을 기준으로 제공된다.

(2) 노인 돌봄 종합 서비스

혼자 힘으로 일상생활을 영위하기 힘든 노인에게 가사 활동 지원 또는 주간 보호 서비스를 제공하고 신체, 인지 기능이 약화됨을 방지하여 안정된 노후 생활 보장 및 가족의 사회 경제적 활동 기반을 조성하기 위한 복지 서비스를 말한다. 65세 이상으로 노인 장기요양등급 외 A 또는 B 판정자로 건강보험료 본인부담금 합산액이 기준 중위소득 160% (2인 기준 직장 15만 844원, 지역 15만 1,910원) 이한인 어르신 및 장애 1~3등급 중증질환자, 차상위계층 이하 등의 경우 서비스를 받을 수 있다. 본인, 가족, 관계인 등이 관련 서류를 주소지 읍, 면, 동 주민 센터에 제출하여 신청할 수 있으며, 대상자로 선정되면 서비스의 금액이나 수량이 기재된 바우처 카드를 수령하여 이 카드를 이용하여 방문 서비스, 주간 보호 서비스, 치매 가족 휴가 지원 서비스, 단기 가사 서비스 등을 제공받을 수 있다.

4. 건강 관리

(1) 건강 검진

65세 이상의 의료 급여 수급자는 2년에 1회 이상 국공립 병원, 보건소, 노인 전문 병원, 요양 기관 및 의료 급여 기관에서 건강 진단을 받을 수 있다. 또한 60세 이상의 노인은 눈질환을 조기에 발견하고 적기에 치료하기 위하여 무료로 눈 정밀 검진을 받을 수 있다.

(2) 개안 수술비 지원

60세 이상의 백내장, 망막 질환, 녹내장 등의 눈 질환을 진단 받고 안과 전문의에 의해 수술이 필요하다고 인정받은 환자 중 기준 중위 소득 60% 이하인 경우에는 개안 수술비를 지원받고, 의료비 부담을 덜 수 있다. 수술비 지원 신청 접수는 보건수에서 연중 수시로 받고 있으며 개안 수술비 총액 중 본인 부담액 전액을 지원받을 수 있다. 지원 대상자 선정에 1달 정도의 기간이 소요되며, 지원 결정 통보 전에 수술을 받으면 지원을 받을 수 없으므로 주의해야 한다.

(3) 치매 안심 센터

치매 안심 센터는 치매 국가 책임제의 지역 중심축으로 치매 예방 및 치매 환자, 가족에 대한 종합적인 지원을 위해 설치된 시설로써, 각 시/군/구 관할 보건소 256개에 설치하여 치매 노인과 가족들이 1:1 상담부터 조기 검진, 치매 쉼터, 가족 카페, 맞춤형 사례 관리, 필요 서비스 연계까지 통합적인 원스톱 치매 통합 관리 서비스를 받을 수 있도록 하였다. 치매 안심 센터 주소지 관할 거주 60세 이상으로 치매로 진단 받지 않은 모든 주민은 치매 안심 센터에서 치매 선별 검사를 무료로 받을 수 있으며, 선별 검사에서 치매로 진단된 경우 치매 관리 대상자 등록 및 관리 서비스를 제공받게 된다.

(4) 치매 환자 의료비 지원

건강 보험 가입자 및 피부양자 또는 의료 급여 수급자인 치매 환자 중 소득이 중위 소득 120% 이하인 사람은 의료비를 지원받을 수 있다. 보건소에 관련 서류를 제출하면 14일 이내에 결과를 통지 받게 되며, 대상자로 선정된 경우 치매 치료를 위한 진료비와 진료 시 처방 받은 약제비에 대한 보험 급여분 중 본인 부담금에 대해 월 3만 원 한도 내에서 지원받을 수 있다.

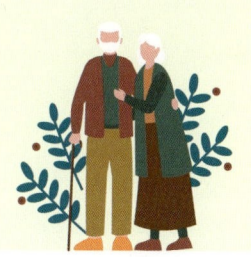

chapter 9

진료실에서 못다 한 건강한 노년 생활 이야기

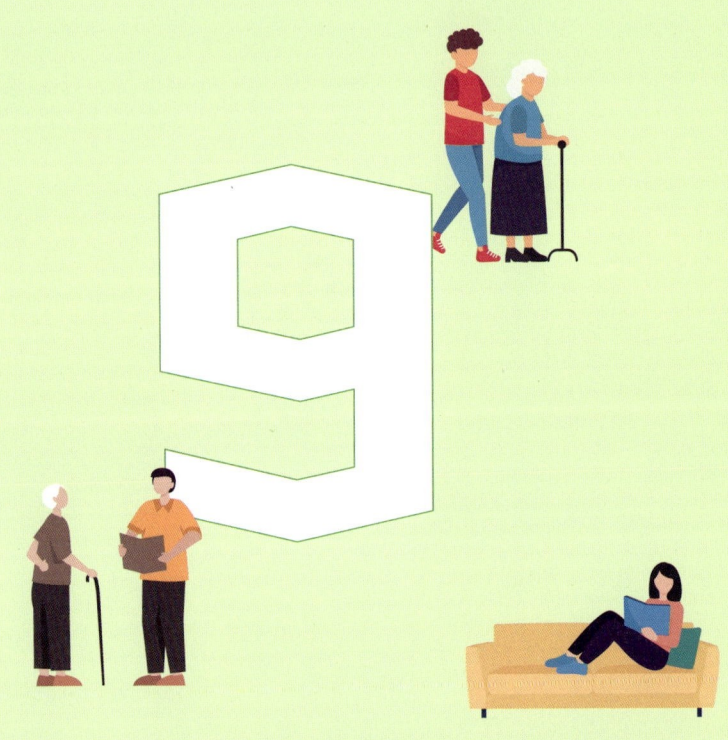

생활 속
노인 돌봄
관리

01. 생활 속의 물리 의학
02. 응급 상황과 대처법
03. 위생 관리
04. 보조기 사용법
05. 나를 보호하는 법
06. 침상 체위 변경
07. 튜브 관리

01 생활 속의 물리 의학

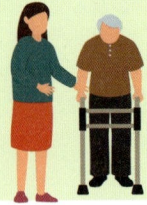

　물리 치료는 따뜻한 열이나 차가운 냉매, 전기 자극, 광선, 초음파 등으로 물리적인 자극을 가하여 인체의 통증을 완화시키는 치료를 말한다. 노인에게서 통증에 흔히 사용할 수 있는 물리 치료로는 저주파 치료기, 핫팩, 얼음팩, 파라핀 치료기, 온열 욕조, 사우나 등이 있다. 환자 중에는 통증이 발생하였을 때 진통제를 먹거나, 통증이 있는 부위만을 치료하는 경우가 종종 있는데 물리 치료를 하기 위해서는 정확한 진단 과정을 거친 후 치료받는 것이 필요하다. 의사의 정확한 진단이 있고 처방이 있은 후에 치료를 받아야 혹시나 있을 수 있는 몸의 종양, 염증, 감염, 심혈관 질환, 당뇨, 등 여러 내과적, 외과적인 질환을 조기 진단할 수 있다. 예를 들어 급성 허리 통증은 골다공증에 의한 척추 압박 골절뿐만 아니라 암의 척추 전이에 의한 통증일 수 있으며 무릎이 붓고 열이 나며 빨갛게 변하는 경우 골관절염 외에 염증에 의한 화농성 관절염일 수 있어 이럴 경우 물리 치료만으로는 치료가 안되기 때문에 반드시 의사의 정확한 진단이 필요하다. 의사에게 방문하여 정확한 병력 청취, 계통적 문진, 신체 검사를 진행하게 되면 의사는 환자가 호소하는 증상에 따라 적절한 영상의학적 검사나 혈액학적 검사를 진행하고 진단한다. 물리 치료는 하는 것만이 중요한 것이 아니라 올바르게 하는 것이 중요하다. 실제로 정확하게 행해지지 않는 물리 치료는 부작용을 유발할 수 있고 증상을 악화시키기 때문에 조심하여야 한다.

1. 온열 치료와 한랭 치료

(1) 온열 치료

1 온열 치료의 역할 : 온열 치료는 인류 역사와 더불어 가장 오래된 물리 치료 중에 하나다. 우리 선조들도 온천욕을 즐기며 통증을 다스려 왔다. 우리가 사용하는 사우나, 핫팩, 적외선 치료기, 온열 물주머니, 온열 욕조, 초음파 치료 등이 이에 해당된다.

2 온열 치료의 효과 : 온열 치료는 통증 부위에 국소적으로 작용하거나 전신으로 작용할 수 있다. 일반적으로 열 상승에 대한 치료 온도는 40~45도가 되며 최소 5분에서 최대 30분을 넘지 말아야 한다. 열 치료의 효과로는 인체의 대사 작용을 활발하게 하며 혈관의 확장 및 혈류의 증가, 염증 반응의 촉진이 이뤄진다. 또한 열 치료를 통해 엔도르핀이 분비되고 혈관 확장과 혈류의 증가로 허혈성• 통증을 감소시키고 통증 매개 물질이 배출되도록 하여 통증을 완화시킨다.

3 온열 치료의 적응증과 금기증

- 온열 치료의 적응증 : 온열 치료는 위와 같은 생리적인 효과로 통증의 완화 목적으로 사용 될 수 있으며, 관절이 뻣뻣하고 근육이 뭉치고 경직될 때 사용한다. 특히, 근골격계 통증으로 목, 허리, 어깨, 양측 무릎, 종아리 등 관절 질환뿐 아니라, 힘줄, 인대, 근육 질환에 사용할 수 있다.

- 온열 치료의 금기증 : 온열 치료는 따뜻한 열로 치료 효과를 내기 때문에 감각이 떨어진 피부에는 사용하여서는 안 된다. 또한 혈액 순환이 잘 안 되는 부위에 온열 치료를 하는 경우 화상의 위험성이 있어 피한다. 또한 급성 염증, 외상으로 감염된 부위나 악성종양, 최근에 출혈이 있던 부위는 피해야 한다.

• **허혈성** 혈액 공급이 장애를 받아 부분적으로 괴사 따위의 증상이 일어나는 성질.

4 방법

- **표재열 치료**
  - 핫팩 : 핫팩은 보통 물의 온도가 70~75도가 되는 물에 담가 놨다가 물기를 완전히 적신 다음에 핫팩용 커버로 20~30분간 통증 부위에 덮어 주는 것이 원칙이다. 가정에서 온열 패드나 온수 매트를 사용할 경우 반드시 온도를 확인하고 30분 이상 한 자세로 있을 경우 화상을 입을 수 있으니 주의하여야 한다.
  - 수 치료 : 수 치료는 따뜻한 물을 이용한 치료로 물의 온도와 환자 적용 부위에 따라 환자에게서 사용이 달라진다. 국소 부위에 강한 열이 필요한 경우는 최대 46도까지 물의 온도를 조정할 수 있으며 전신 온열 치료의 경우 심혈관계에 부담을 줄 수 있으므로 39도를 넘지 않아야 된다.

- **적외선 램프를 이용한 방사열 기구**

  온열 치료로 흔히 사용되는 적외선 램프가 있으며 온열 램프의 강도는 거리의 제곱에 반비례하여 램프를 가까이 두게 되면 온도가 높아지고 멀리 두게 되면 온도가 낮아진다. 환자가 핫팩을 사용하기 힘든 부위일 경우 사용하게 된다.

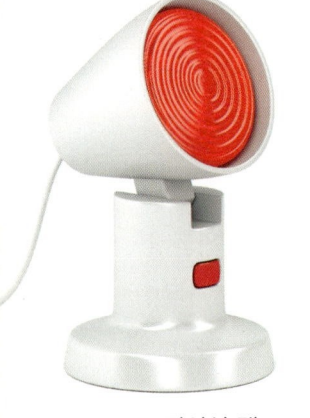

▲ 적외선 램프

(2) 한랭 치료

한랭 치료는 혈관의 수축과 혈류의 감소, 염증의 감소를 유발하기 때문에 온열 치료보다는 급성기 손상, 염증에 사용된다. 또한 한랭은 통증의 역치를 증가시키기 때문에 통증 부위에 사용이 가능하다. 발병 2일 내의 급성 화상이 있는 부위에 한랭 치료를 해 주면 통증을 줄여주고 발적, 수포를 감소시켜 주는 작용이 있어 화상에도 유용하다.

- **표재열 치료** 열 치료에 속하는 치료로 피부, 피하지방과 같은 얕은 조직을 목표로 하는 치료.
- **역치** 생물체가 자극에 대한 반응을 일으키는 데 필요한 최소한도의 자극의 세기를 나타내는 수치.

1 한랭 치료의 방법 : 얼음팩, 냉습포를 수건에 덮어 환부에 15분 내외로 대어 주는데 가정에 얼음이 구비된 경우 얼음을 비닐 봉지에 넣어서 10분 내외로 문질러 주면서 사용할 수 있다.

2 한랭 치료의 금기증 : 한랭 치료는 혈관을 수축 시키기 때문에 말초 혈관 생성이 안 된 부위에는 치료를 피해주며, 감각이 떨어진 부위, 레이노 증상*이 있는 경우는 치료를 피한다.

2. 저주파 치료

저주파 치료는 통증 신호가 가는 길에 다른 자극을 보내 줌으로써 통증 신호가 뇌에 전달되는 것을 방해하는 관문 조절설(Gate control theory)에 의해 만들어졌다. 전기 치료는 통증의 완화, 근육의 수축을 이용한 재활의학과에 여러 분야에 사용된다. 저주파 치료기는 상대적으로 가격이 낮아 가정에서 효과를 볼 수 있다.

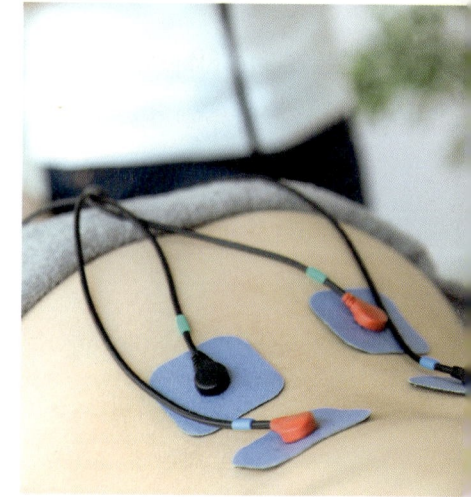

▲ 저주파 치료기

1 저주파 치료의 방법 : 저주파 경피적 자극기(2~4Hz) 주로 10Hz 이하의 주파수를 사용하며 시중에 나와 있는 경우 2~4Hz의 주파수를 사용합니다. 이는 감각 역치의 3~5배의 강도로 사용합니다. 전극은 일반적으로 통증이 있는 부위에 부착하며 신경통의 경우 신경이 가는 길에 따라 부착할 수 있다.

2 저주파 치료의 금기증 : 인공 심장 박동기 주변이나 경동맥 부근의 목 주위는 피하는 것이 좋다.

---

* **레이노 증상** 추위와 정신적 스트레스 등에 의해 혈관이 과도하게 수축돼, 손과 발 부위가 하얗거나 파랗게 변하고, 통증이 동반되는 증상.

02 응급 상황과 대처법

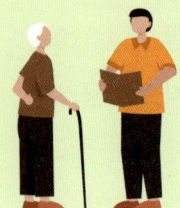

우리나라에서의 대표적인 노인성 5대 질환은 당뇨, 뇌혈관 질환, 고혈압, 퇴행성 관절염에 의한 낙상, 치매가 있으며 각각의 질환에 대한 증상 및 대처 방법을 알아보겠다. 무엇보다 고령의 노인 환자에서 이상 증상 발현 시 즉시 119 신고가 먼저이다. 그리고 어르신이 평소 가지고 있던 질환에 맞는 응급 처치를 시행한다.

1. 당뇨병 환자에 대한 응급 상황

당뇨는 우리나라 노인 10명 중 3명이 앓고 있을 정도로 흔한 병이다. 당뇨는 고혈당을 특징으로 하는데, 고혈당 자체 문제뿐 아니라 저혈당과 같은 각종 합병증이 나타날 수 있어 세심히 관리해야 한다.

- **고혈당의 응급 상황** : 구역질 및 구토를 하거나 복부의 통증, 탈수, 호흡 곤란, 의식 장애 등이 발생하며 즉시 기도를 유지하고 입안에 있는 음식물을 제거한다.
- **저혈당의 응급 상황** : 두통, 어지러움, 손발 저림, 심할 경우 실신, 혼수로 이어질 수 있어서 주의 깊은 관찰을 요한다. 의식이 있는 경우에는 설탕이나 주스, 초콜릿 등을 먹이는 것이 도움이 되며 의식이 없는 경우에는 빠른 119 신고 후 병원에서 치료하도록 한다.

2. 뇌혈관 질환의 응급 상황

뇌혈관 질환이 있는 환자의 경우 응급 상황 시 의식을 잃거나, 심한 두통, 구토, 침 흘림 등의 증상이 나타난다. 한쪽 팔다리가 마비 증상이 오는 편마비 증상이 나타나기도 하며 발음이 어눌해 알아듣기 힘들기도 하다.

- 마비 증상을 확인하기 위해 먼저 얼굴을 확인하여 입 모양을 보고 입꼬리가 대칭적으로 올라가는지 보고 양쪽 팔이 똑같이 올라가는지, 질문에 대한 답변을 잘 하는지 확인한다.
- 119에 신고한 후 안전한 곳에 쉬도록 눕히고 기도를 확보해야 한다. 체온이 떨어지지 않도록 추울 땐 이불을 덮어줘야 한다. 또한 뇌혈관 질환 환자들은 대부분 질식 위험이 있기 때문에 절대 먹거나 마실 것을 주어서는 안 된다.
- 상기 증상이 발생하면 뇌혈관 질환을 의심하여 반드시 1~2시간 내에 응급실에 방문하여 적절한 치료를 받도록 해야 하며 열이 나는 것 같다고 하여 입으로 체온을 재는 행위는 노인 환자에서 폐렴이나 기관지염으로 진행되는 경우가 많으므로 금지한다.

3. 고혈압의 응급 상황

고혈압의 증상은 뇌혈관 질환과 비슷하며 심한 두통이나 의식 저하, 구토, 어지럼증이 발생할 수 있다. 마찬가지로 안전한 곳에 눕히고 기도를 유지하며 즉시 119에 신고한다.

4. 낙상 환자에 대한 응급 상황

노인들은 젊은 층과 달리 민첩한 반사 동작을 취하기가 어렵고 몸도 약하기 때문에 넘어져 충격이 더해지면 골절을 시작으로 신체에 심각한 손상이 생긴다. 실제로 낙상 골절 환자는 60세 이상의 노년층이 많은데 주된 이유로는 이전보다 줄어든 활동량과 근육의 소실 및 관절의 유연성 감소로 낙상 사고의 위험이 높아지기 때문이다.

낙상 이후에는 다친 부분의 뼈가 추가 손상을 일으키지 않도록 손, 옷, 쿠션 등으로 지지하고, 119에 즉시 신고한다. 관절염이 있는 낙상 환자는 넘어진 상태에서 함부로 몸을 움직이는 것을 피하여 추가적으로 있을지 모르는 골절을 예방한다.

노인 낙상 사고가 유독 위험한 이유는 낙상 사고 발생 시 몸이 약한 노인들은 치료 후에도 갖가지 합병증이나 후유증에 시달릴 수 있기 때문이다. 그러므로 낙상 사고 상황을 잘 판단하는 습관을 기르고 예방과 대비를 철저히 해야 한다. 사고 예방 방법으로는 다음과 같은 것이 있다.

- 먼저 실내 화장실에는 미끄럼 방지 스티커를 붙여서 넘어질 것 같을 때 잡을 수 있도록 하고 욕실 바닥에는 미끄럼 방지 매트를 깔아 놓는다.
- 함부로 일어나거나 움직이지 않고, 계단을 오르내릴 때는 계단 디딤판과 가장자리를 살피고 난간을 꼭 잡고 이동해야 한다. 호주머니에서 손을 빼고 손에 쥔 물건들은 가방에 넣어서 걷는 것이 좋으며 미끄럼을 방지할 수 있는 편안한 신발을 착용한다. 또한 낙상 사고를 예방하기 위해선 사고를 유발할 수 있는 무거운 물건이나 짐은 보행자 가방 안에 집어넣어서 안전성을 확보해야 한다.

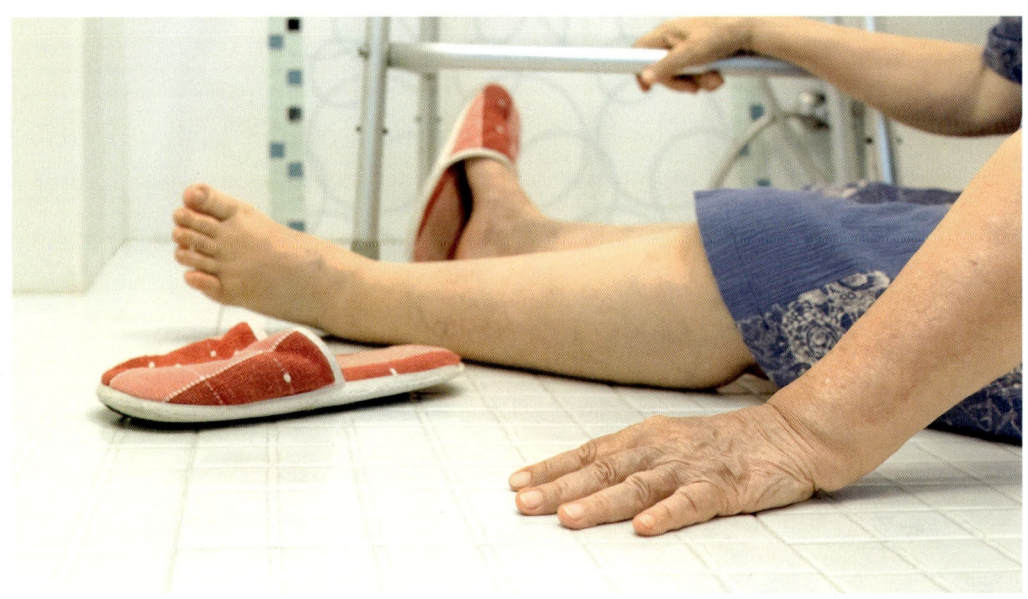

- 규칙적인 운동으로 근육의 힘을 길러 균형 감각을 키우고, 매년 시력 검사를 해야 한다. 잘 보이지 않을 때는 시력 조절에 적합한 안경 등을 착용해야 하며 화장실이나 주방의 물기를 제거하고 환한 조명을 설치하는 등 집안 환경을 안전하게 만드는 것이 좋다. 어지러움이나 두통을 유발하는 약을 복용하는지 확인하고, 이러한 약을 복용한다면 일어나거나 걸을 때 더 조심해야 한다.

5. 치매에 대한 응급 상황

치매의 증상으로는 이전에 보이지 않던 공격적인 행동이나 섬망•, 간질이 일어날 수 있고, 보행 장애로 인해 넘어지거나 낙상할 수 있다.

섬망에서 주로 나타나는 증상으로는 잠을 제대로 이루지 못하는 수면 장애로 주로 밤에 불면 증상을 보인다. 또한 벽에 벌레가 기어 다니거나 주변에 뱀이 우글우글하다고 생각하거나, 도둑이 들어와 물건을 훔쳤다고 생각하는 환시 증상이 나타나기도 한다. 날짜 개념이 없어지고, 가까운 가족이나 요양 보호사 등을 알아보지 못하고 자신이 있는 곳이 어디인지 잘 구별하지 못할 정도로 지남력이 약화되는 특징을 지닌다. 이밖에도 비논리적인 사고나 가족이 자신을 죽이려고 한다, 독약을 먹이려고 한다는 등의 의심을 하는 사고 장애 증상도 보이게 된다.

섬망은 수면제, 항고혈압제, 항부정맥제, 소화제, 당뇨약제 등의 약물복용으로 인한 부작용으로 생길 수 있으며 특히 노인에서는 폐렴, 요로 감염, 패혈증, 뇌졸중, 간질 등 여러 의학적 질병으로도 섬망 증상이 나타날 수 있다. 또한 수술 및 입원 등 갑작스러운 외부 환경의 변화로도 생길 수 있다. 섬망은 인지 기능이 저하된 고령자에게 잘 생기는 것으로 알려져 있으며 그러므로 치매 환자에게는 섬망이 나타날 수 있는 위험성이 아주

• **섬망** 외계(外界)에 대한 의식이 흐리고 착각과 망상을 일으키며 헛소리나 잠꼬대, 또는 알아들을 수 없는 말을 하며, 몹시 흥분했다가 불안해하기도 하고 비애(悲哀)나 고민에 빠지기도 하면서 마침내 마비를 일으키는 의식 장애.

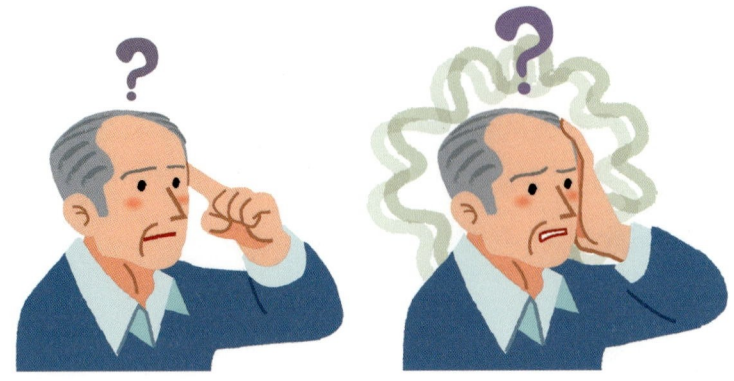

높다고 할 수 있다.

  치매 환자에게서 섬망이 발생하면 119에 신고하고 병원에서 그 원인에 대한 진단을 실시하는 것이 좋으며 의학적 질병이 원인이 아니라면 환경적 원인을 조절하는 것도 매우 중요하다.

  은은한 조명을 켜서 불안감을 낮출 수 있게 하고, 어르신이 밤과 낮을 구분할 수 있도록 창문이 있는 방에 머물도록 해야 한다. 친숙한 환경을 유지하기 위해 가족이 곁에 있거나 평소에 사용하는 물건을 근처에 두는 것이 좋다.

  시력 및 청력 저하는 주변 환경을 구분하기 어렵게 하여 불안감이 더욱 악화될 수 있으므로 시력 및 청력 저하가 있다면 안경이나 보청기를 사용하여 보조해 주는 것이 좋다.

  노인 환자 및 보호자는 상기 응급 상황이 일어나지 않도록 조심하고 예방하는 것이 무엇보다 중요하며 특히 치매는 조기에 발견하면 진행을 늦출 수 있는 병이니 의심될 때는 바로 진료를 받아 보는 것이 좋다.

  만 60세 이상이면 무료로 보건소(서울은 치매지원센터)에서 치매 선별 검사를 실시하며 치매 선별 검사 결과 이상이 있을 경우 소득에 따라 치매 진단 및 감별 검사를 지원한다. 문의는 치매 상담 콜센터(1899-9988)나 보건 복지 콜센터(129)로 전화하여 문의 가능하다.

03 위생 관리

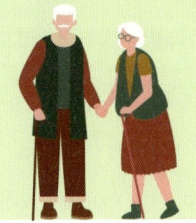

    일반적으로 노화가 진행될수록 신체적 기능 저하와 면역력 저하가 동반될 수 있으며, 이러한 퇴행성 변화들로 인해 개인의 위생 관리가 제대로 이루어지지 않을 경우 피부를 중심으로 한 각종 질환과 2차 감염에 노출되기 쉽다. 따라서 가정에서 생활하는 노인의 건강 평가에 있어서도 질환 유무 및 일상생활 능력뿐만 아니라, 자기 청결 및 위생 관리에 영향을 줄 수 있는 식이 및 영양상태, 알코올 섭취 습관, 주거 환경 등이 포괄적으로 평가되어야 하고, 이에 따른 맞춤형 돌봄이 고려되어야 한다.

    보건 복지부에서는 지역 사회의 노인 간호 및 돌봄을 위하여 장기 요양 보험 제도의 확대를 통해 노인 요양 시설, 보건소 및 방문 서비스의 연계를 강화하고 방문 간호사 및 요양 보호사 활성화를 통해 재가 서비스 품질 향상에 주력하고 있다. 이러한 재가 간호 및 돌봄을 통하여 생활 속 노인 위생 평가 및 관리, 그리고 노인 자신과 그 가족에 대한 적절한 교육이 제공될 수 있다.

    노인 위생에서 중요하게 다뤄져야 할 3가지 분야는 피부, 구강, 배설 위생으로 나눌 수 있다. 각 부분의 위생 관리에 대하여 노화에 따른 생리적 변화, 관련 증상과 질환, 관리법, 해당 위생 용품 및 주의 사항을 중심으로 정리하면 다음과 같다.

1. 피부 위생

노화된 피부는 시간의 흐름에 따라 표피층은 얇아지고 피하지방층은 감소하며, 모세혈관벽은 약해진다. 이 때문에 피부 열상이나 욕창, 피부 좌상 등과 같은 외상성 손상의 위험이 증가한다. 또한 피지 분비와 혈액 순환의 변화는 피부 건조와 각질로 이어지며, 이렇게 노화된 피부는 감염, 염증, 발진에 취약해진다. 피부 문제가 당장 생명을 위협하는 것은 아니지만 노인을 고통스럽게 하고 삶의 질을 감소시키기 때문에, 예방하는 것이 중요하다. 노인 피부 위생과 관련하여 흔한 질환은 다음과 같다.

(1) 피부건조증

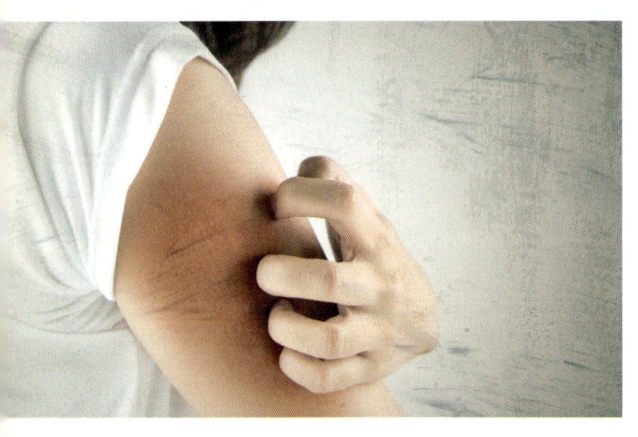

건조한 피부는 노화의 가장 흔한 문제 중 하나로, 65세 이상 노인들의 75~85%가 피부건조증을 경험하는 것으로 알려져 있다. 생리적 변화, 과다한 목욕, 강한 성분의 비누 사용, 건조한 환경 등이 모두 피부 건조의 문제를 유발하는 원인들이다. 건조한 피부는 소양감, 열감, 피부 균열을 유발할 수 있다.

기본적인 피부에 대한 전체적인 사정은 피부 표면이 시진될 수 있도록 옷을 입지 않은 상태에서 시행하는 것을 기본으로 한다. 이러한 평가는 목욕하는 동안이나 매일 개인 위생 시에, 침상에 누워 있을 때, 또는 그 외 편한 시간에 수행될 수 있다. 피부의 오염 및 감염 문제가 있을 경우 냄새 문제가 동반되기 때문에, 충분한 환기가 되는지에 대한 평가도 함께 이루어져야 한다.

기본적으로 피부에 사용하는 수건 및 휴지는 부드러운 것이 좋고, 피부 표면을 닦아낼 때 너무 세게 닦지 않도록 한다. 피부 자극을 줄이기 위해 피부는 문지르기보다 피부를 두들김으로써 건조시키는 게 좋다. 일회용 물 휴지나 물수건의 경우 소독 성분인 알코올이 섞여 있는 경우가 있어, 너무 자주 사용하게 될 경우 피부 손상의 원인이 되므로 주의를 요한다. 건조 부위에 로션을 하루 3번 이상 반복적으로 바르는 것이 도움이 되며, 근력 저하로 항문 괄약근이 약해져서 항문 주위에 오염 성분과 분비물이 묻어 있는 경우가 많으므로, 방귀를 뀐 뒤에도 로션 등으로 항문 주위를 닦아내는 것이 좋다. 연약해진 피부에는 바세린을, 발한이 많은 곳은 땀띠 분 사용이 추천된다.

목욕 및 세안 활동 시 우선 낙상 방지를 위하여 욕실에 미끄럼 방지 매트가 깔려 있어야 하며, 와상 환자의 경우 욕조로 옮길 때 리프트 등의 장비를 가능하면 사용하는 것이 안전하다. 샴푸 및 비누 등은 중성이나 저자극성 제품이 권고되고, 이태리 타올이라고 불리는 때수건은 사용하지 않는다.

(2) 발진과 소양증

노인 피부의 발진과 소양증은 피부의 건조함 이상의 요인들, 즉 약물, 전염병 등에 의해 악화될 수 있다. 관련 증세가 관찰될 시 최근 복용 약물의 변화가 있는지 우선 점검한다. 피부 자극과 심각한 소양증을 유발하는 전염성 원인 중 하나는 옴●인데, 옴은 4~6주 정도의 무증상 잠복기를 거치고, 소양증 이외에는 증상이 부정형인 경우가 흔하기 때문에 노인이 인식하기 어렵다. 따라서 의심이 든다면 반드시 피부과 진료가 이루어져야 한다.

옴은 직접적인 접촉에 의해서 사람 간에 전파가 되는 전염성 질환이다. 반드시 개인 전용품을 쓰는 것을 기본으로 하며, 일회용품은 적출물 처리에 준하여 분리수거가 이루어지도록 한다. 의복 및 천 종류는 세탁하고, 삶거나 자외선 건조 또는 소독약 처리한다. 요양 기관에서의 옴 전파를 줄이기 위해서는 장기 시설에서 온 모든 새 입소자들에 대한 주의 깊은 사정이 요구된다.

● 옴 옴진드기가 기생하여 일으키는 전염 피부병. 손가락이나 발가락의 사이, 겨드랑이 따위의 연한 살에서부터 짓무르기 시작하여 온몸으로 퍼진다. 몹시 가렵고 헐기도 한다.

(3) 욕창

욕창은 순환의 문제, 제한된 움직임, 의식 수준의 변화, 변실금 또는 요실금, 영양 문제로 고통을 받는 노인에게 발생하기 쉽다. 와상 환자의 경우 욕창이 발생하거나 악화되기 쉽고, 이로 인해 골수염 및 패혈증 등의 심각한 합병증으로 이어질 수 있기 때문에 더욱 주의를 요한다.

욕창이 자주 발생하는 천골, 좌골 및 발뒤꿈치 등 압박 부위에 대한 피부를 건조하게 유지하고, 압박 방지를 위한 침대나 보조 기구를 사용하고 정해진 시간에 규칙적으로 체위 변경을 해 주어야 한다. 압박의 요인이 될 수 있는 이물질이 없도록 평소 침대보를 편평하게 하고, 대상자가 체위를 다시 취할 때마다 피부가 창백한지 충혈이 되었는지의 징후를 확인한다. 개인 위생을 청결히 유지하도록 하며, 가정 내 환경도 청결을 유지하여 2차 감염을 예방해야 한다.

2. 구강 위생

구강에 대한 사정은 대상자의 치아, 혀, 구강 점막의 상태를 확인하는 데 필요하다. 충치, 치주 질환, 구강건조증, 백반증 여부 등을 점검하고, 규칙적인 치과 방문을 독려해야 한다.

최소한 하루에 한 번은 구강 위생을 신경 써야 한다. 매 식사 후와 취침 시 양치질하는 것이 가장 이상적이고, 구취, 구강건조증, 치은염으로 인해 고통받는 대상자는 필수적으로 해야 한다. 양치질은 부드럽고 무른 솔로 해야 가장 좋다. 입을 헹구어 내는 것은 상업용 구강 세척액으로 하는 것이 좋다. 세척액이 없다면 주사기를 사용하는 것이 좋고, 물로 입을 헹구어 내는 방법이 아무것도 안 하는 것보다는 낫다. 알코올과 흡연은 구강 점막을 자극하고 다양한 질환을 일으킬 수 있기 때문에, 반드시 끊도록 안내되어야 한다.

의식이 없거나 와상 환자인 경우, 구강 위생을 위해서는 흡인의 위험을 방지하기 위해 우선 측위로 눕히고, 침대와 옷을 보호하기 위해 타월을 받쳐서 준비한다. 거즈로 구강을 적당히 벌리고 설압자•를 입에 물린 후, 치아, 혀, 구강 점막의 모든 표면을 부드러운 칫솔, 축축한 거즈, 면봉, 또는 깨끗하고 물이 적셔진 수건으로 청결하게 씻긴다. 경관 영양(콧줄)을 하는 경우 대략 1개월마다 교체하는 것이 추천된다.

의치는 매일 완전히 세척되어야 한다. 의치가 잇몸에 붙는 것을 돕기 위해 파우더나 패드를 사용하는데, 세척 시마다 잔류물이 남지 않도록 완전히 제거되어야 한다. 의치는 건조하면 형태가 변형되기 때문에, 보관 시 전용 소독액에 담가 두는 게 좋고, 담가 둘 용기를 정해서 사용하는 것이 안전하다. 의치 제거 후 구강 전체를 부드러운 칫솔로 청소하고, 자극의 징후가 있는지 살펴본다.

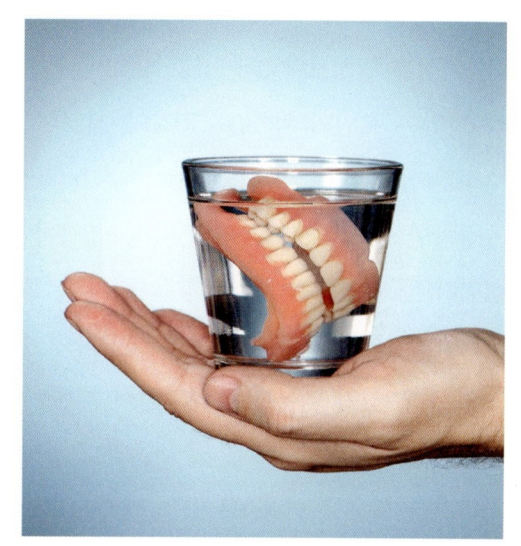

3. 배설 위생

많은 노인 인구가 배설 문제로 고통받는다. 이러한 문제는 위장관이나 비뇨기계 기능의 약화로 인한 것이거나 근골격계와 신경계와 같은 다른 신체 계통의 변화와 관련되어 흔히 나타날 수 있다. 노인이 경험하는 가장 흔한 배설 문제는 변비, 설사, 요실금, 변실금 등이며, 특히 요실금과 변실금은 회음부 위생 문제와 직결되며, 심리

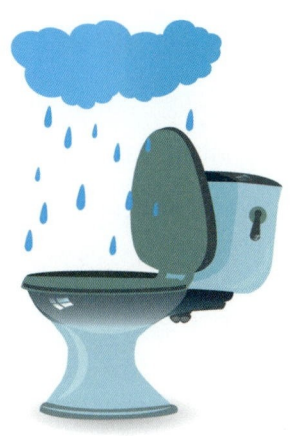

• **설압자** 혀를 아래로 누르는 데 쓰는 의료 기구.

적인 타격을 동반하여 사회적 활동이 위축되기 때문에, 노인이 시설에 입소하게 되는 가장 흔한 원인 중 하나로 알려져 있다.

(1) 요실금

요실금은 다량의 소변이 자주 불수의적으로 배설되어 위생 문제를 유발시키는 현상이다. 여성은 남성보다 2배 정도 더 많이 요실금을 경험한다고 알려져 있으며, 독립적으로 살고 있는 노인의 약 30~50%와 시설 노인의 50~75%에서 실금 문제가 있는 것으로 추정된다.

정확한 배뇨 양상을 파악하고, 규칙적인 간격으로 방광을 비우도록 권고한다. 수분 섭취가 배뇨에 직접적인 영향을 미치고, 많은 노인들이 덜 마심으로써 문제를 해결하려 하지만, 오히려 농축된 소변을 생성하여 방광을 좀 더 자극하고, 이것이 실금의 위험을 높일 수도 있기 때문에, 수분 섭취 제한이 실제적인 실금 저하에 효과가 있는지를 평가해야 한다. 케겔 운동●은 괄약근의 긴장도를 개선시키는 데 효과적이어서, 화장실에 도착하거나 도움을 받을 수 있을 때까지 소변을 참는 데 도움을 줄 수 있다. 화장실 사용을 좀 더 용이하게 하도록 단추나 지퍼는 벨크로 천 등으로 옷을 보정하여, 탈의 속도를 빠르게 하는 것도 도움이 된다.

실금이 발생할 경우 젖은 옷과 침대보는 즉시 제거되어야 하며, 피부는 실금 후에 완전히 씻고 말려야 한다. 성인용 기저귀나 실금 패드는 실금이 있은 후 침대보나 옷을 완전히 바꾸는 수고를 덜어 줄 수 있다. 도뇨관이 삽입되어 있는 경우, 매달 소변 주머니와 함께 교환하고, 소변 침전량이 많아져서 더러워지거나 막히는 경우보다 조기에 교환하는 것이 추천된다. 복부 누공을 통한 배설을 유지하는 경우 누공 주위 및 배설주머니 관리를 수시로 해주어야 하며, 키스모나 콘돔형 집뇨 장치의 경우 피부 고정 부위에 손상이 오지 않도록 주의를 기울여야 한다.

● **케겔 운동** 복압 오줌새기를 치료하는 방법으로, 골반 바닥과 샅 근육의 수축과 이완을 교대로 하는 운동.

(2) 변실금

변실금은 정신 기능 손상이나 움직임의 문제로 인해 정상적인 감각에 반응하고 인식할 수 없는 노인에게서 가장 흔하다. 연구들은 지역 사회 거주 노인의 17%와 양로원에 거주하는 노인의 54%가 어느 정도의 변실금을 경험한다고 보고하고 있다.

우선 변실금으로 진단받은 노인에 대하여 변배설 양상과 원인을 정확하게 평가해야 한다. 일정한 양상이 파악된다면, 대상자는 배변을 할 것 같은 시간에 화장실을 사용하도록 권고되어야 한다. 변비가 있을 시 실금 가능성이 높아지므로 기본적인 변비 예방이 함께 이루어져야 하며, 특수 패드나 의복을 사용함으로써 실금 시 침대나 옷을 적실 때의 당황감을 줄일 수 있다. 이미 더러워진 침대보나 옷은 피부 자극을 줄이기 위해 즉시 제거되어야 하며, 이와 관련한 간호 및 돌봄 활동들은 노인의 자아 존중감을 최대한 보호하면서 이루어지도록 주의가 필요하다.

04 보조기 사용법

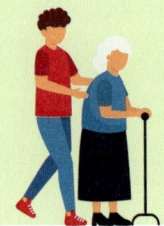

1. 보조기

(1) 정의 및 종류

보조기(補助器)의 사전적 의미는 '주되는 것에 모자라는 부분을 채워 주거나 도움을 주는 모든 기구'이다. 의학적으로 보조기는 신경계나 근골격계에 구조적으로나 기능적 문제가 있을 때 보조하는 기구로 대표적인 종류는 상지에 착용하는 상지 보조기, 하지에 착용하는 하지 보조기와 신발 및 깔창, 척추 부위에 착용하는 척추 보조기, 안전하고 원활한 보행이 되도록 돕는 보행 보조기와 보행이 어려운 경우 이동을 돕는 휠체어가 있다. 보조기의 명칭은 착용하는 신체 부위의 이름이나 사용하는 목적 또는 기능에 따라 다르게 부른다(〈표〉).

보조기는 신체 일부가 손상되거나 수술을 한 경우, 관절염이나 마비로 인해 기능에 문제가 생기거나 통증이 유발된 경우 착용하게 되며, 보장구 업소나 약국에서 간편하게 구입이 가능한 보조기부터 담당 주치의의 처방에 따라 착용을 해야 하는 전문적인 보조기 등 다양하다.

처방에 따라 착용하는 보조기의 경우, 더 심한 손상이나 부작용을 예방하기 위해서 처방에 따른 착용 방법이나 기간을 지키는 것이 중요하다. 요즘은 시중에서 간편하게 구입 가능한 보조기가 많음에도 불구하고 본인의 문제에 적합한 보조기를 선택하지 못하는 경우가 흔하다. 이러한 경우는 오히려 신체에 해로울 수도 있다. 따라서 어떤 보조기를 착용해야 할지 잘 모르는 경우에는 재활의학과 전문의 등 전문가와 상의 후 선택하여 착용하는 것이 권장된다.

〈표〉 보조기의 종류

상지 보조기	하지 보조기	척추 보조기	보행 보조기	이동 보조기
손가락 관절 보조기 손 보조기 손목관절 보조기 팔꿈치 관절 보조기 어깨 관절 보조기 손목관절-손 보조기 (짧은 팔 보조기) 팔꿈치-손목관절-손 보조기 (긴 팔 보조기)	발 보조기 교정용 신발 발목 보조기 무릎 보조기 고관절 보조기 발목-발 보조기 (짧은 다리 보조기) 무릎-발목-발 보조기 (긴 다리 보조기)	경추 보조기 경흉추 보조기 흉요천추 보조기 요천추 보조기 경흉요천추 보조기 천장관절 보조기 (골반 보조기)	지팡이 보행기 목발	수동 휠체어 전동 휠체어 전동 스쿠터

장애인복지법에 따라 등록된 장애인은 장애 유형별로 보험급여를 적용받을 수 있는 보장구가 있다. 해당 장애인의 경우는 「장애인보장구 보험급여 기준 등 세부사항」에서 고시한 과목의 전문의에게 처방전을 발급받고 절차에 따라 보장구를 구입한다.

노인 장기 요양 보험 수급자도 일상생활 및 신체 활동 지원에 필요한 용구(18개 품목)를 정해진 한도 내에서 제공받거나 대여할 수 있다. 노인 장기 요양 보험에서는 보행기나 지팡이와 같은 보조기 외에도 이동 변기, 전동 침대, 이동 욕조, 목욕 리프트, 경사로 등 수급자와 보호자에게 편의를 제공하는 복지 용구들도 포함된다. 다만 수급자가 장애인으로서 국민건강보험법에 따라 동일한 품목을 장애인보장구로 지원받은 경우에는 급여가 제한된다.

(2) 보조기의 목적

상지보조기를 사용하는 목적은 해당부위의 ① 보호, ② 교정, ③ 기능의 보조를 위해서이다. 이 내용을 더 자세히 살펴보면 다음과 같다.

- ① **보호 기능**: 손상된 관절이나 신체 부위의 움직임을 제한하고 지지하여 안정화하므로 조직의 치유를 촉진하고, 통증이나 더 심한 손상 및 변형을 예방한다.
- ② **교정 기능**: 신체의 변형을 예방하고, 관절 구축이나 아탈구●를 교정하는 데 도움을 준다.
- ③ **기능의 보조**: 마비나 변형이 유발된 부위의 기능을 보조한다.

하지 보조기의 사용 목적은 주로 보행을 보조하고 통증을 줄이고, 체중 부하 감소, 움직임을 제어하며 변형을 예방하는 데 있다.

(3) 보조기 사용 시 주의할 점

대부분의 보조기는 몸에 밀착해서 착용하기 때문에 착용 부위의 피부에 상처가 생길 수 있으므로 주의가 필요하다. 피부 위에 직접적으로 착용하는 것보다는 얇은 면 속옷이나 거즈를 곁들여 착용하는 편이 땀 흡수를 돕고 습기를 방지하여 피부를 보호하는 데 효과적이다. 보조기를 너무 심하게 조여서 착용하면 혈액 순환을 방해하여 부기가 생길 수 있다. 특히 처음 착용하는 경우에는 20분 정도 착용해 본 후 피부의 상태를 확인해야 한다. 대상자에게 인지 장애가 있거나 당뇨병 등 착용 부위의 감각이 둔해질 우려가 있는 신체적 상태에서는 더 세심한 관찰이 필요하다. 착용 부위 피부에 붉은 반점이 생기거나 물집이 잡히면 처방 의사에게 상담하도록 한다. 또한 보조기는 땀이나 노폐물로 인해 오염되기 쉽다. 따라서 미온수에 세탁하거나 소독용 알코올 등으로 잘 닦은 후 햇볕에 말리는 등 재질에 따른 세탁 및 관리 방법을 따르도록 한다.

● **아탈구** 관절이 완전히 붕괴되지 않고 관절연골 사이의 접촉이 다소 남아 있는 상태.

보조기의 기능은 신체를 보호하고 교정을 하는 것이지만 이를 장시간 착용할 경우 착용 부위 근육의 힘이 약해질 수 있다. 따라서 전문가의 지도에 따라, 보장구 착용이 종료될 때를 대비하기 위해 근력 강화를 시행하며 권고된 기간 이상 착용하지 않는 것이 중요하다.

2. 보행 보조기

노인은 걷거나 이동할 때 낙상으로 인한 골절이 생기지 않도록 주의를 기울여야 한다. 근력이나 균형의 문제로 인해 서 있거나 걷는 것이 불안정하면 보행 보조기를 적극적으로 사용하도록 한다.

(1) 지팡이

지팡이는 주로 한쪽 다리에 보행을 불안정하게 하는 근력 약화나 관절염, 통증 등 문제가 있을 때 균형을 향상시키고 체중 부하를 줄이기 위해 사용한다. 지팡이는 체중 부하를 15~40% 줄이는 효과가 있다. 보행 시 간간이 지팡이로 체중을 지지해야 할 경우 오프셋 지팡이를 사용한다. 불안정한 정도가 심하면 3개 또는 4개의 발이 달린 지팡이를 사용한다. 이는 지면에 닿는 부분을 늘려 안정감을 높이기 위함이다(사진 1).

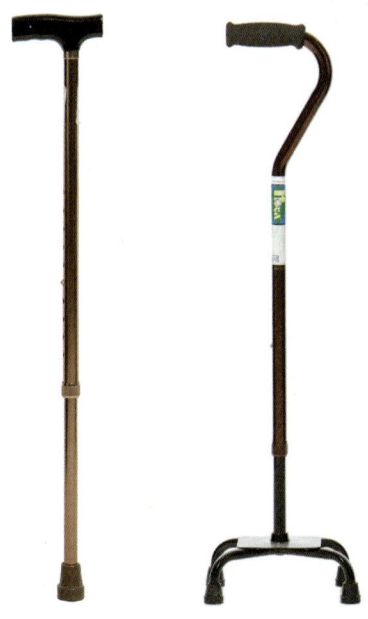

▲ **사진 1** 일반 지팡이(왼쪽)와 오프셋 네발 지팡이 (오른쪽)

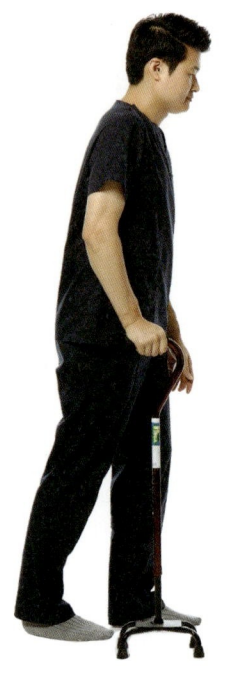

1 사용 방법 : 지팡이의 길이는 사용자가 서있는 상태에서 지면에서 고관절 큰돌기 높이까지며 팔꿈치를 20~30도 정도 굽힌 상태로 잡을 수 있게 손잡이 높이를 조절한다(사진 2). 불편한 다리의 반대편 손으로 지팡이를 잡고 걸을 때 지팡이가 불편한 다리와 동시에 앞으로 나가도록 한다.

2 계단을 오르내리는 방법 : 가능한 지팡이를 잡은 손의 반대편 손으로 계단 난간을 잡도록 한다.

- 올라갈 때 : 건강한 다리를 먼저 올린 후, 불편한 다리를 지팡이와 함께 올린다. 혹은, 건강한 다리를 먼저 올린 다음 불편한 다리를 올린 후 지팡이를 올린다.
- 내려갈 때 : 내려갈 계단에 지팡이를 먼저 짚은 후, 불편한 다리를 내린 다음 건강한 다리를 내린다.

▲ 사진 2 올바른 지팡이 높이

(2) 보행기

▼ 그림 1 올바른 보행기 자세

보행기는 보행에 있어 지팡이보다 균형을 더 잘 보조하고 이동성이 높은 보조기이다. 보행기의 높이는 어깨를 편하게 내려놓은 상태에서 팔꿈치를 20도 굽혔을 때 잡을 수 있는 높이가 적당하며 가능한 바르게 선 자세를 유지하도록 한다(그림 1).

1 보행기 종류

- 바퀴가 없는 보행기 : 체중 지지에 있어 가장 안정성이 높은 보행기로 보행 시 보행기를 들어 올리며 보행한다.

- 앞바퀴 부착형 보행기 : 상지의 근력이 약한 경우 사용한다. 보행 시 무게 중심이 앞으로 이동하여 보행기를 들어 올릴 때 뒤로 낙상하는 것이 방지된다. 보행기를 사용할 때는 보행기 뒤에서 끌려가듯이 걷는 것보다는 보행기로 향한다는 마음으로 걷도록 한다.
- 네바퀴형 보행기 : 자연스러운 보행을 위해 사용되며 안전하게 사용할 수 있도록 브레이크를 잘 조절할 수 있는 능력이 요구된다.

(3) 적절한 보행 보조기 선택 방법

환자의 근력, 지구력, 균형 능력, 전정 기능, 인지 기능, 시력 등은 모두 보행 보조기를 선택할 때 고려해야 하는 사항들이다. 이외에 환경적인 요인들도 보조기 선택에 영향을 준다.

환자의 하지 근력이 심하게 약해진 경우 혹은 균형을 잡지 못하는 경우에는 안전한 이동을 위해 휠체어를 사용하도록 한다.

3. 고령 사회를 위한 보조기

인공지능과 로봇은 고령 사회에서 많이 활용될 전망이다.

거동이 불편한 노인의 이동 동작이나 일상생활 활동을 도와주는 로봇, 보행의 안전성을 높이며 동시에 건강 모니터링을 하여 긴급 상황을 대처할 수 있게 하는 스마트 보행기, 보행 능력 향상을 위해 신체에 착용하는 로봇 등 매우 다양한 종류의 스마트 보조기가 개발되어 사용되고 있다.

05 나를 보호하는 법

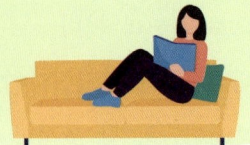

1. 돌봄 제공자의 근골격계 질환 관리

돌봄 제공자는 돌봄 수혜자와 많은 시간을 함께하며 일상생활을 보조하게 되는데 대다수의 돌봄 제공자는 근골격계 질환을 겪게 된다. 국내 보고에 의하면 25.7%~90%가 근골격계 증상을 호소한다고 하며 2~3달에 한 번씩, 보통 이상의 통증을 일주일 넘게 겪고 있다고 한다. 이는 불편한 자세에서 반복적으로 힘을 무리해서 많이 쓰게 되는 돌봄 대상자의 체위변경, 이동, 이송, 침상 돌봄 등 돌봄의 특성으로 인한 것으로써 근력이 저하되어 있거나, 인지가 저하되어 있는 환자를 돌보는 경우 더 흔히 겪게 된다. 특히 체중이 많이 나가는 대상자를 돌보거나 바르지 않은 자세로 장시간 일을 하는 경우에 그 위험성은 높아지게 된다.

2009년 산업 재해 보상 보험 자료에 의하면 근골격계 질환은 전체 요양 질환의 71.5%를 차지할 만큼 흔한 것으로 알려져 있고, 특히 장시간 돌봄을 하게 되고, 운동을 하거나 휴식을 취할 수 있는 여유가 없어서 근골격계 질환의 위험이 더욱 높다고 할 수 있다. 돌봄 상황에서 주로 나타나는 근골격계 질환은 추간판탈출증, 염좌 등의 요통과 어깨, 팔꿈치, 손목 등의 건염, 수근관증후군 등이 있다.

근골격계 질환의 예방과 관리를 위해서는 유산소 운동을 통한 심폐 기능 강화, 유연성과 균형 감각을 위한 운동 등을 병행하는 것이 바람직하다. 효과적인 유산소 운동을 위해서는 중등도 이상의 강도 (빠른 걸음정도의 강도로 평소보다 조금 더 숨이 찬 정도)로 1주일에 150분 이상 시행하는 것이 바람직하다. 스트레칭은 근육 이완을 증가시켜 근육 통증을 감소시키고 혈액 순환을 좋아지게 한다. 효과적인 스트레칭을 위해서는 정확한 자세가 중요하며 근육이 이완된 상태에서 시행하는 것이 더 효과적이다. 각 근육의 스트레칭은 30초 정도 지속하는 것이 적절하고 3~4회 이상 반복하는 것이 효과적이다. 단 관절이 불안정한 경우에는 스트레칭은 금기이다.

근골격계 질환 가운데 가장 흔히 겪게 되는 질환은 요통으로, 보건복지분야 직업군의 82%가 요통 발생을 경험하는 것으로 나타난다. 요통을 예방하기 위해서는 허리에 무리가 가지 않는 다음과 같은 방법으로 대상자를 돌보는 것이 중요하다. 대상자와 몸의 중심과의 거리를 최소화하며 중심을 낮게 하는 자세를 취한다. 따라서 가능한 한 신체를 물건 또는 대상자와 밀착한 상태에서 옮기거나 들도록 하고, 낮은 곳에 대상을 옮기는 경우 대상의 높이를 조정하여 이동시키도록 한다. 높이 조정이 불가능한 낮은 곳에 위치한 물건을 들거나 대상자를 이동해야 하는 경우 허리를 펴고 무릎을 굽힌 자세에서 한다. 대상을 들어올릴 때는 허리 대신 다리를 굽혀 대상을 몸에 가까이하고 허리의 힘이 아니라 다리의 힘으로 들어올리도록 한다. 물건을 드는 경우 어깨 위로 들어올리는 일은 하지 않도록 한다. 일하는 환경을 마주 보고 팔꿈치의 각도는 가급적 90도에 가까운 자세로 일하고, 서거나 엎드려서 일할 때는 허리를 똑바로 펴고 일을 하도록 한다. 무거운 물건이나 환자를 옮겨야 하는 경우 다른 사람의 도움을 요청하도록 한다.

평상시의 생활 습관도 중요하다. 허리를 곧게 펴고 바르게 앉도록 하고, 가급적 충분한 넓이의 등받이가 있는 의자에 앉도록 한다. 장시간 서 있을 때에는 10~15센티미터 높이의 발 받침대를 이용하여 번갈아가며 양쪽 다리를 올리도록 한다. 한 가지 자세를 유지하지 않고 자주 자세를 바꾸도록 한다. 흡연도 요통의 대표적 원인이므로, 금연하도록 한다. 스트레칭과 체조, 허리 근력 강화 운동을 포함한 규칙적인 운동 또한 요통의 예방을 위해 중요하다. 스트레칭으로는 허리 근육 스트레칭, 슬괵근 스트레칭, 고관절 회전 근육 스트레칭, 허벅지 근육 스트레칭 등을 권장한다. 요통 예방을 위한 운동 가운데 가장 대표적인 것은 골반 경사 운동으로 발을 바닥에 대고 무릎을 구부린 채 허리를 대고 누워 허리의 움푹 들어간 부분으로 바닥을 누르게 한다. 그 상태에서 골반을 위로 기울여서 바닥에서 약간 떨어지게 하여 복근과 엉덩이 근육을 긴장시키고 6초 이상 유지하게 한다. 이 외의 운동으로는 한발 들고, 무릎 구부렸다 펴는 운동, 누운 자세에서 엉덩이 들고 한 다리 펴기 등의 운동이 대표적이다.

어깨와 목 주변의 통증 예방을 위한 대표적인 운동은 목 근육 이완 운동으로, 앉은 자세에서 한 쪽 손을 엉덩이 아래에 두거나 의자를 잡아서 고정하고, 반대편 쪽으로 머리를 기울인 자세를 10초 이상 유지하게 한다. 반대쪽도 동일하게 하도록 하며, 선 자세에서는 등 뒤에서 양손을 잡고 시행하도록 한다. 이외에도 한쪽 팔은 옆으로 뻗고 다른 팔로는 뻗은 팔을 눌러 주어서 5초 이상 유지하고 반대쪽도 동일하게 시행하는 어깨 이완 운동과 어깨 옆으로 올리기, 어깨 스트레칭 등을 권장한다. 어깨 주변 근육의 근력 강화도 도움이 되고, 삼각근, 대흉근, 광배근 강화 운동을 추천한다(사진 1).

팔꿈치 주변의 통증 예방을 위해서는 손목을 굽혀서 손목 폄근을 늘려주거나 손목을 펴서 손목 굽힘근을 늘려주는 등의 스트레칭을 시행한다(사진 2). 수근관증후군은 반복적으로 손을 과도하게 사용하여 발생

▼ **사진 1** 목 근육 이완 운동

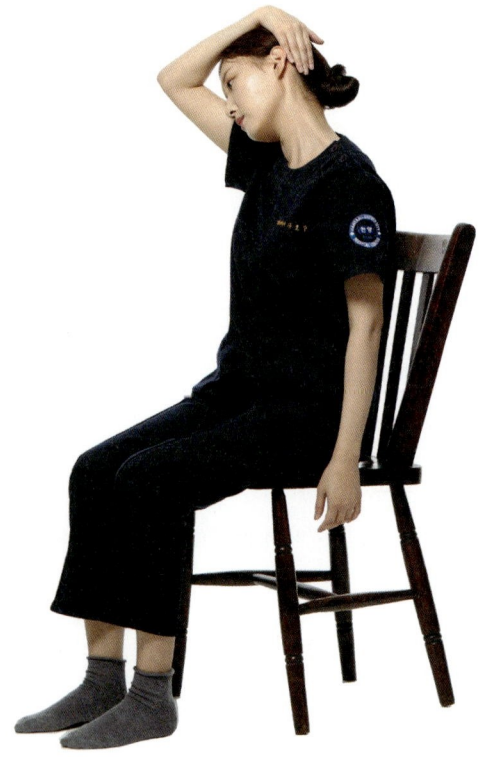

하는 질환으로 손으로 가는 여러 개의 힘줄과 신경이 지나가는 손목 부위 통로가 좁아지면서 신경이 압박되어 손저림, 근력 약화 등의 이상 증상이 나타나는 질환이다. 수근관증후군의 예방을 위해서는 손목을 손가락보다 낮은 자세에서 작업하는 자세를 적게 하여 수근관 내 압력을 높이는 자세를 피해야 한다. 손목 부위의 운동이 도움이 되고 손목을 뒤로 젖히고 손가락을 느슨하게 편 다음 손목을 반듯이 펴고 손가락을 이완시키고 주먹을 꼭 쥔다. 주먹을 쥐고 손목을 최대한 구부리고 팔목과 손가락을 느슨하게 펴는 수근관 주위 스트레칭을 시행한다. 손목을 돌리거나, 손가락을 최대한 스트레칭하고 힘을 빼는 동작을 반복하

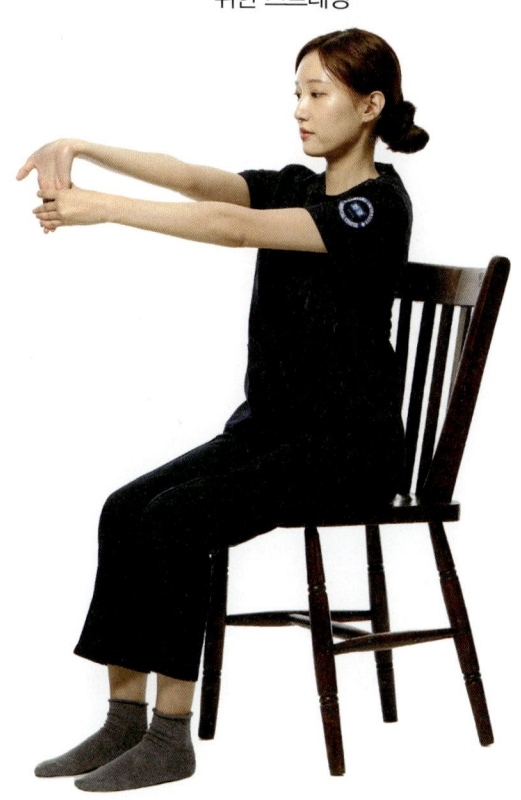

▼ **사진 2** 팔꿈치 주변의 통증 예방을 위한 스트레칭

는 손목 부위의 운동이 도움이 된다. 또 다른 손목 주위 통증으로는 손목 건초염이 있다. 반복적인 작업으로 인해 손목에서 손가락으로 가는 힘줄에 지속적인 부하가 가해지면 염증 반응이 일어나게 되는데, 주로 손목에서 엄지손가락으로 이어지는 부분의 통증을 겪게 된다. 특히 손목 근력이 약한 사람에게 흔하게 나타난다. 수시로 손목을 돌려주는 스트레칭을 하거나, 손목과 엄지를 감싸는 보조기를 활용하여 힘줄에 가해지는 힘을 줄여주는 것이 권장된다.

　이러한 운동은 증상이 없을 때부터 예방과 관리를 위해 지속적으로 하는 것이 바람직하다. 또한 증상이 조금 불편할 때 충분한 휴식과 적절한 치료가 중요하다. 특정 부위의

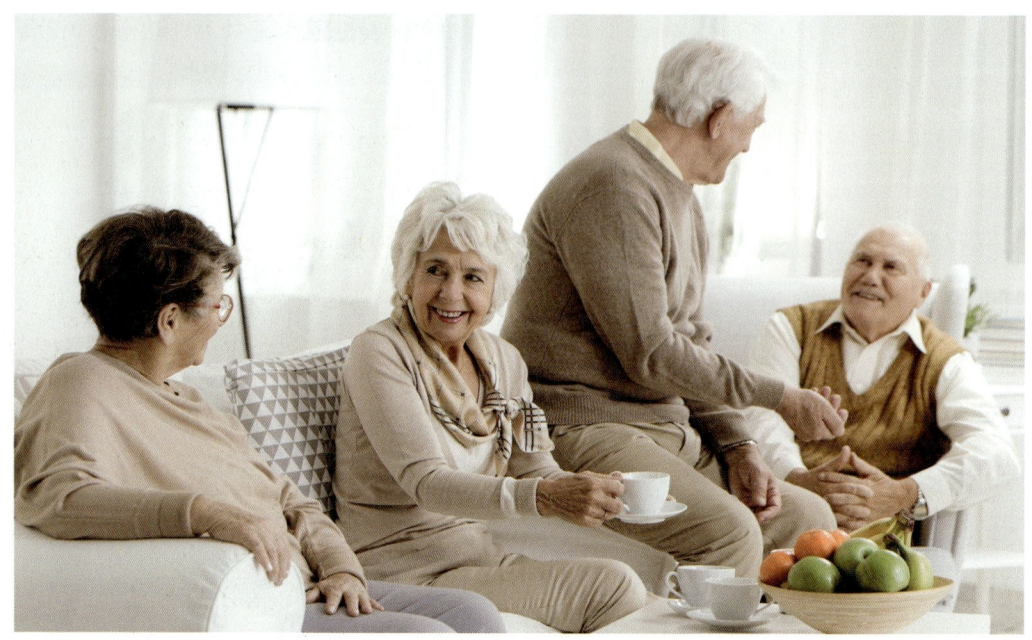

통증, 부종, 열감 등의 염증 소견이 있을 때에는 냉찜질, 휴식 등을 통해 이차적인 손상을 예방한다. 조기에 발견하여 적절히 치료하지 않으면 더욱 심각한 증상을 겪을 수 있으므로 주의를 기울이고 적절히 대응하는 것이 중요하다.

2. 돌봄 제공자의 정서적 건강 관리

돌봄 제공자는 정서적, 정신적 측면의 어려움을 겪게 된다. 본인의 감정보다 돌봄 대상자의 감정을 우선시하게 되고, 직무의 범위도 명확하지 않아 이와 관련된 지속적인 스트레스에 노출되어 주관적 소진과 비인격화 등의 정서적인 어려움을 겪게 된다. 돌봄 제공자에게 흔한 정서적 문제는 우울증, 죄책감, 수치심, 두려움, 불안, 분노, 좌절감, 슬픔, 스트레스 등이 있다. 이러한 문제는 다른 심리적 기능 및 면역 기능 저하 등으로 인해 심혈관계 질환, 호흡기 질환, 수면 장애 등의 다른 질환의 원인이 되므로 정서적 관리가 중요하다.

가장 대표적인 정서적 문제인 우울증은 2주 이상 슬픈 기분이 지속되거나 평소 즐기던 일에 흥미를 잃으면서 이러한 기분이 가정 생활이나 직장 생활, 사회 생활에 영향을 주는 것으로서 사람을 무기력하게 하고 삶에 대한 의욕을 뺏어간다. 평상시 스트레스를 잘 관리하고 긍정적이고 즐거운 마음으로 생활하는 것이 중요하다. 규칙적인 적당한 강도의 운동이 도움이 되고, 스트레칭도 도움이 된다. 과도한 운동은 스트레스를 증가시키므로 유의하도록 한다.

천천히 심호흡을 하면서 명상을 하는 등의 긴장을 이완시키는 행동도 도움이 되고, 실천 가능한 목표를 가지고, 대처할 수 없는 일에 대한 걱정은 줄이도록 한다. 돌봄 제공자들간의 모임을 통한 정서적 교류와 정보 교환 등이 도움이 될 것이고, 힘든 상황에 대해서 주변의 가족이나 친구들에게 도움을 요청하도록 한다. 또한 돌봄 대상자의 질환과 질환의 특성, 향후의 경과 등에 관하여 아는 것이 도움이 된다. 특히 돌봄 제공자에게 위험이 되거나 스트레스의 가장 큰 원인이 되는 돌봄 제공자의 이상 행동과 그에 대한 대처방안에 대한 지식은 돌봄을 시작하기 전에 알아 놓도록 한다. 정서적 문제의 대처를 위해 회상하기, 독서, 미술 치료 등과 같은 인지 행동 치료 등도 도움이 된다고 알려져 있다.

06 침상 체위 변경

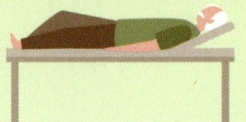

 적절한 침상 자세 관리는 욕창 발생을 예방하고 환자의 관절 가동 범위 유지 및 근육의 정렬을 유지하는 데 중요하다. 또한 적절한 침상 자세를 유지하는 것은 부동 증후군•을 예방하고 관절의 통증 발생을 최소화하여 추후 기능적 회복을 하는 데 도움이 된다. 침상 자세 관리를 효과적으로 하기 위해서는 다음과 같은 것을 고려하여 처방해야 한다.

- 적절한 침상 자세를 유지할 수 있는 기구를 명시한다.
- 침상에서 취하는 자세를 구체적으로 명시한다.
- 환자가 피해야 하는 자세와 움직임을 명시한다.
- 체위 변경에 필요한 횟수, 시간 간격 등을 명시한다.
- 침상 자세 유지 프로그램에 환자와 보호자가 적극적으로 참여할 수 있게 교육한다.

1. 적절한 침상 자세 유지를 위한 도구

 노년기 환자가 침상 자세를 올바르게 유지하게 위해서는 침대, 침대 보드, 매트리스, 발 보드, 사이드 레일, 기립 기능이 추가된 침대 등이 필요하다. 침대는 높이에 따라 일

• **부동 증후군** 생체의 움직임이 감소하거나 움직임이 없는 상태가 지속됨으로써 신경계, 근육, 골격계 등 전신 기관의 기능 저하가 일어나면서 발생하는 질환.

반적 높이의 침대와 낮은 높이의 침대로 구분할 수 있다. 높은 침대는 간호 인력이 환자를 수월하게 간호하는 데 도움이 되고 적절한 관절 가동 범위 운동을 수행할 수 있는 공간을 제공한다. 낮은 침대의 경우 환자가 휠체어나 목발로 이동할 때 편하게 이동할 수 있는 환경을 제공할 수 있다. 매트리스의 경우 적절한 경도를 유지하는 것이 고관절의 굴곡 구축을 예방하는 데 도움이 된다. 장시간 침상 안정을 요하는 경우는 압력을 분산하는 Air-form 매트리스를 일반 매트리스 위에 두고 사용하는 것을 권한다(사진 1). 발 보드는 발목 관절 구축을 예방하는 데 필요하다. 발 보드는 발과 발가락이 충분히 보드에 닿을 수 있는 면적이 요구되며, 침대 매트리스와 발 보드 사이 간격을 약 4인치 정도 유지하여 발목 뒤쪽의 욕창 발생을 방지하고 엎드린 자세에서도 발 보드에 발바닥을 닿게 하여 적절한 발목 관절 가동 범위를 유지할 수 있게 한다. 사이드 레일은 침상에서 환자의 낙상 방지를 위해 필요하다. 사이드 레일은 통상적으로 전체 침대 길이보다 짧은 폭으로 구성되고 높이는 매트리스를 기준으로 30cm 전후 높이를 유지하는 것이 낙상 방지에 도움이 된다. 장시간 침상 안정을 하는 환자의 경우 전동 기립 침대를 이용하여 기립 자세를 일정 시간 유지할 수 있다면 골다공증 예방, 신장의 결석 발생을 감소시킬 수 있고 기립성 저혈압을 예방하는 데 도움이 된다. 이 밖에 적절한 침상 자세를 유지하기 위해서는 대전자 지지대, 어깨 지지대, 손 지지대, 소형 베개, 대형 베개 등이 필요하다.

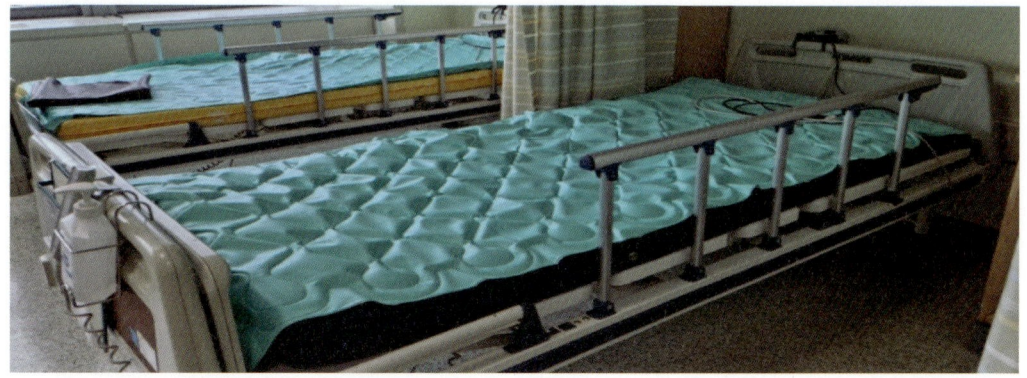

▲ 사진 1

2. 침상 자세 유지 방법

 적절한 침상 자세를 유지하는 것과 자세 변경 간격은 환자 상태를 고려하여 시행해야 한다. 장기간 침상에서 지낼 경우 발생하는 부동 증후군의 경우 관절 구축, 근손실 등이 발생하여 급성기 치료 이후 기능 회복을 방해하는 요인이 된다. 특히 편마비, 양하지 마비, 사지 마비 등의 특징적인 만성기 장애를 동반한 경우에는 체계적인 침상 자세 유지 방법을 프로토콜화하여 적용하는 것이 효과적이다. 올바른 침상 자세는 욕창이 호발하는 부위에 과도한 압력이 가해지지 않는 관절 자세를 유지하는 것이 핵심이다.

(1) 바로 누운 자세 유지 방법

- **하지의 적절한 침상 자세**

 양발의 발바닥은 발 보드에 발목 관절을 중립한 자세, 발가락은 천장을 향한 자세로 붙여서 유지한다. 이때 발목 뒤쪽이 매트리스에 직접 닿지 않게 발 보드와 매트리스 간격을 적절히 유지하여 욕창 발생을 예방한다. 슬관절과 고관절은 신전 자세를 유지한다. 슬관절과 고관절의 굴곡 구축은 환자의 보행을 방해하는 요인이므로 하지의 적정 침상 체위 자세 유지의 핵심은 슬관절과 고관절의 구축을 예방하는 것이다(사진 2).

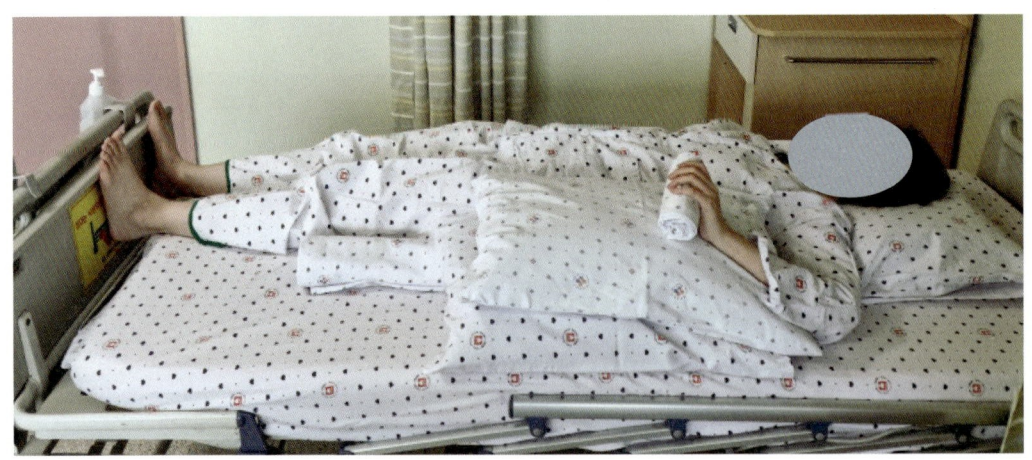

▲ 사진 2

- **상지의 적절한 침상 자세**

　상지의 적절한 침상 자세는 통증이 없는 범위에서 관절 가동 범위를 유지하게 하는 것이다. 뇌손상 이후 근 경직이 발생한 경우에는 통증 발생을 최소화하며 관절 가동 범위를 유지할 수 있는 자세를 취하게 한다. 견관절은 90도 외전, 약간의 내회전 자세를 기본으로 한다(사진 2). 주관절은 90도 굴곡, 전완부는 약간의 회내전을 유지한다. 또는 견관절 90도 외전에서 환자가 견딜 수 있는 최대의 범위로 외회전을 하는 자세이다(사진 3). 이 밖에도 견관절을 약간 외전하고 주관절은 신전, 전완부는 회외전하는 자세를 취할 수 있다. 각 환자의 통증 정도, 경직, 마비 또는 근골격계 질환의 상태에 따라 위의 3가지 자세를 취할 수 있다.

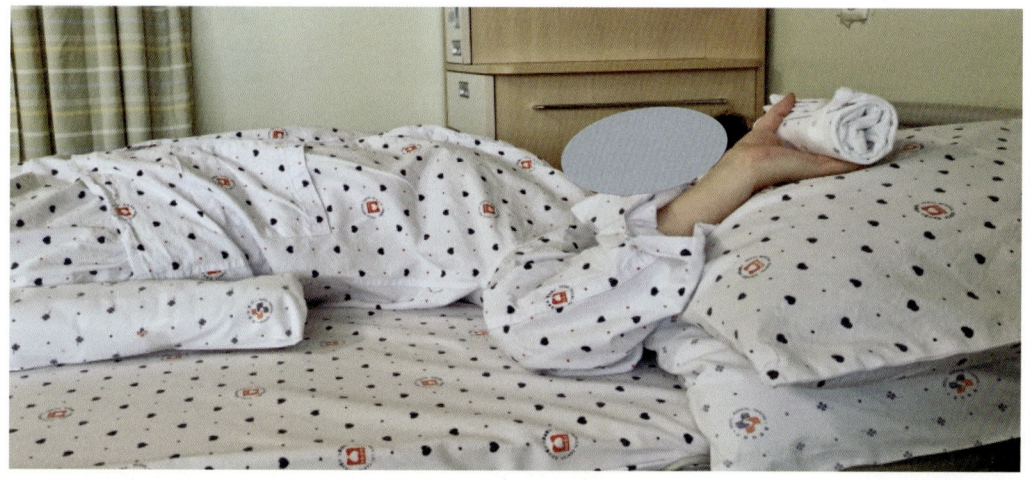

▲ 사진 3

- **손목과 손의 적정 침상 체위 자세**

　손목은 신전, 손가락은 손가락 관절을 약간 굴곡한 자세를 유지하게 한다. 이때 엄지손가락은 약간의 회내 및 굴곡을 취한다. 손가락 관절의 굴곡이 관절 구축을 유발하지 않게 하기 위해서는 손가락 지지대를 이용하여 굴곡자세를 유지하게 한다(사진 4).

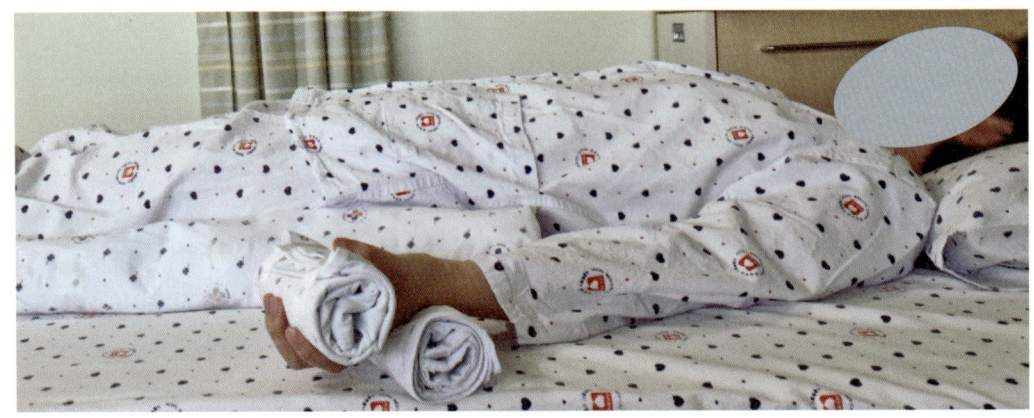

▲ 사진 4

(2) 옆으로 누운 자세

편마비 환자의 경우는 건측을 아래쪽으로 하여 옆으로 누운 자세를 취한다. 사지 마비 또는 양하지 마비의 경우는 좌우측 모두 가능하다. 옆으로 누워 있는 자세에서 위쪽 하지는 고관절, 슬관절은 굴곡한 자세를 취하며 베개를 이용하여 지지하고 아래쪽 하지와 직접적으로 닿지 않도록 한다. 아래쪽 팔은 약간 외전하거나 신전을 취하고 위쪽 팔은 환자의 가슴에서 멀어지게 하여 베개를 이용하여 지지한 자세를 취한다(사진 5).

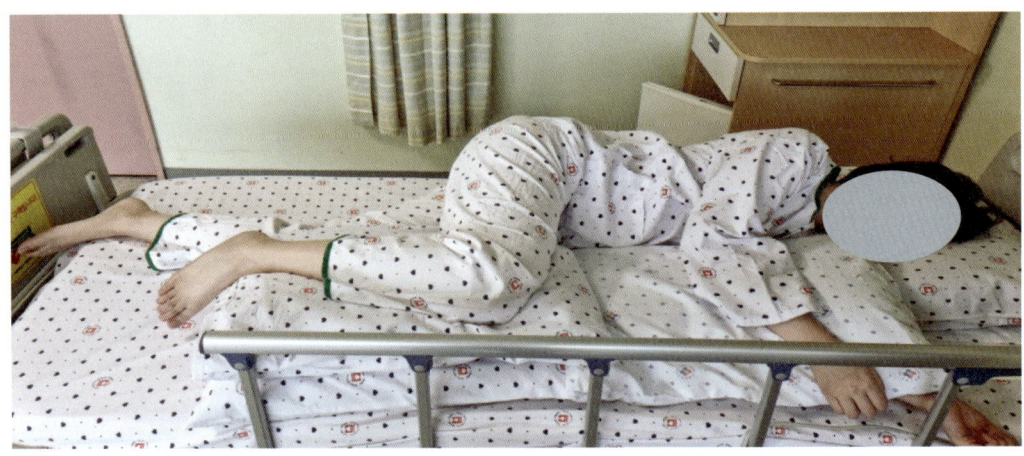

▲ 사진 5

(3) 엎드린 자세

똑바로 누워있는 자세보다 엎드린 자세를 취하는 것이 어렵기 때문에 환자의 호흡 기능, 심장 기능, 근육 상태 등을 체크하고 엎드린 자세를 취한다. 가령 기관지 절개를 한 경우에는 엎드린 자세가 환자의 기관지를 자극할 수 있기 때문에 적절하지 않다. 엎드린 자세는 일반적으로 불편할 수 있지만 고관절의 신전을 유지하고 환자의 후방에서 발생하는 욕창 호발 부위의 압력을 감소시키는 장점이 있다. 그러나 엎드린 자세는 흉골, 골반뼈, 슬개골, 발등의 피부에 압박을 가할 수 있으므로 엎드린 자세에서 욕창 발생이 생기지 않도록 세심하게 살펴볼 필요가 있다. 엎드린 자세에서 대전자 지지대를 이용하여 족관절 앞쪽을 지지한다(사진 6).

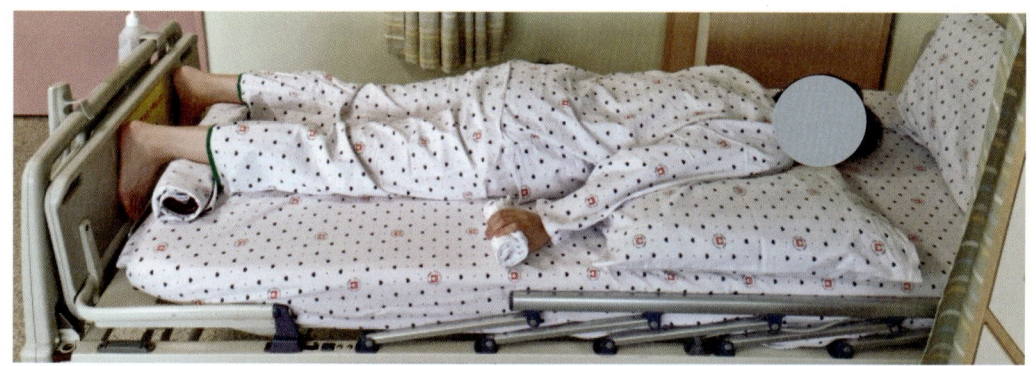

▲ 사진 6

(4) 체위 변경 간격

적절한 침상 자세 변경 간격은 매 2시간 전후로 시행한다. 통상적으로 밤에는 가능한 범위에서 좀 더 간격을 늘려서 환자가 적절한 수면 시간을 유지할 수 있게 한다. 낮 시간에는 스스로 체위 변경을 할 수 없는 환자의 경우 2시간 간격으로 체위 변경을 하는 권고한다. 의료진은 노년기 환자의 침상 안정 시간이 상대적으로 긴 것을 고려하여 적절한 침상 자세를 유지할 수 있도록 관리 감독하며, 욕창 호발 부위의 피부를 세심하게 관찰하고 2시간 간격으로 체위 변경을 시도하도록 간호 인력 및 보호자에 대한 교육을 한다.

07 튜브 관리

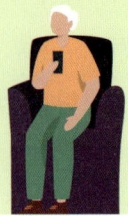

1. 비위관의 사용 및 관리

(1) 비위관의 용도

비위관은 코를 통해 삽입되어 위로 연결되는 관으로, 뇌졸중 등의 질환으로 인해 경구를 통한 영양이 어렵거나, 음식물의 기도 흡인에 의한 흡인성 폐렴과 같은 합병증을 예방하기 위해 노령의 질환자들에게 자주 사용되는 영양 공급용 튜브이다. 비위관은 폴리염화비닐(PVC), 폴리우레탄 또는 실리콘 등으로 만들어지며 다양한 크기로 제공된다.

(2) 비위관의 거치

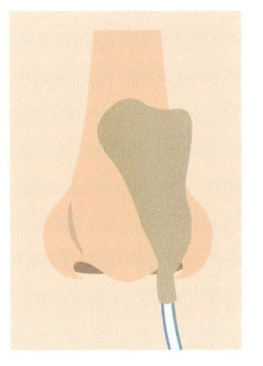

▲ 비위관 고정용 의료용 테이프로 비위관을 고정한 모식도

비위관은 잘못 삽입될 경우, 투입되는 내용 물이 위장관이 아닌 호흡기 계통으로 투여되어 흡인성 폐렴이나 기도 폐쇄가 일어날 수 있기 때문에, 훈련된 의료인에 의해 삽입되어야 한다. 따라서 원칙적으로 비위관이 원래의 위치에서 이탈되었거나, 교체가 필요할 경우 훈련된 의료인에게 의뢰하여 재삽입할 수 있도록 해야 한다. 비위관이 위장관내에 정확히 거치되었음이 확인

된 후에는 비위관이 삽입된 코 위치에 의료용 테이프를 이용하여 고정하도록 한다. 이때 비위관이 코를 통해 나온 길이를 눈금을 통해 정확히 기록하여, 비위관의 재고정 시에 정확한 위치에 고정될 수 있도록 하여야 한다.

(3) 비위관의 교체 시기

비위관에 투여되는 경장영양액이나 가루약 등의 내용물이 튜브 안으로 들어가지 않고 정체되어 있는 경우 의료인이 이를 제거한 후 재삽입하도록 한다. 또한 비위관의 제조 회사의 지침에 따라 상이할 수 있으나, 일반적으로 비위관은 6~12주 이내 간격으로 교체하는 것을 권고하고 있다.

(4) 비위관의 관리 및 주의 사항

음식물이나 약물 투여 시, 주사기의 압력을 통해 주입하는 것은 위장관의 빠른 압력 증가로 인한 구토 및 기도 내 흡인을 유발할 수 있으므로, 중력에 의해 천천히 위장관으로 내용물이 들어가도록 해야 하며, 압력을 가하지 않고서는 내용물이 비위관으로 들어가지 않는다면 비위관 거치에 문제가 있을 수 있으므로, 의료진을 통해 비위관을 재거치 하도록 한다. 막힘의 위험을 줄이기 위해 약물이나 관급식을 투여한 후에는 15~30mL의 물로 세척해야 한다. 질환을 원인으로 하여 발생하는 과격 행동으로 인해 비위관이 이탈될 가능성이 높거나 이미 이탈된 적이 있을 경우, 주치의의 지침에 따라 억제대를 적용하여 비위관의 이탈을 막도록 한다. 비위관을 사용하는 노령인에서 구역질이나 호흡곤란이 새로 시작되면 비위관이 구강내 공간으로 이탈되었을 가능성이 있어, 관의 위치를 재평가할 필요가 있으므로, 의료진에게 평가를 의뢰하도록 한다.

2. 위루관의 사용 및 관리

(1) 위루관의 용도 및 거치

위루관은 비위관과 동일한 기능을 하지만, 비위관과는 달리 시술을 통해 코가 아닌 복부의 피부와 위점막 사이에 튜브가 들어갈 수 있는 공간을 만들어 튜브를 해당 공간에 삽입하게 된다. 비위관의 경우 장기간 거치하면 코점막, 인두, 식도 등 튜브가 지나가는 경로의 연부조직에 압력 및 만성 자극으로 인한 위염과 위궤양, 심할 경우 해당 부위의 천공이 생길 수 있어, 장기간 거치가 필요할 경우 의료진의 판단하에 비위관에서 위루관 시술을 통해 교체할 수 있다. 위루관은 복벽 근처의 실리콘(볼스터)의 위치를 조정하여 고정하며, 이때 비위관과 마찬가지로, 복벽을 통해 나온 길이를 눈금을 통해 정확히 기록하여, 위루관의 재고정 시에 정확한 위치에 재고정될 수 있도록 하여야 한다. 볼스터를 과도하게 밀어 넣어 고정시키면 압력 괴사, 위루관 파열 등이 발생할 수 있어 피부가 적절히 압박될 수 있는 강도까지만 볼스터의 위치를 밀어 넣도록 한다.

(2) 위루관의 교체 시기

비위관과 마찬가지로, 내용물이 튜브 안으로 들어가지 않고 정체되어 있는 경우 의료인이 이를 제거한 후 재삽입하도록 한다. 또한 위루관은 일반적으로 3~6개월 이내 간격으로 교체하는 것을 권고하고 있다.

(3) 위루관의 관리 및 주의 사항

일반적인 관리 및 주의사항은 비위관의 항목과 동일하다. 추가적으로 위루관은 거즈 패드를 이용해 위루관 삽입 부위를 소독하며, 거즈 패드는 위루관 관로에 압력을 가할 수 있는 아래기 아니라 볼스터 위로 위지시켜야 한다. 위루관의 삽입 부위는 매일 생리식염수와 삽입 부위 상태와 필요에 따라 과산화수소수나 베타딘 소독을 하게 되며, 이때 내용물이 거즈에 스며들었는지를 살펴보고 튜브가 제 기능을 하고 있는지 확인하며, 지속적으로 거즈에 음식물 등의 내용물이 스며들어 있는 경우 주치의를 통해 튜브 삽입 상태에 대해 재평가받도록 한다. 위루관이 막힌 경우 병원에 방문하기 전에 해 볼 수 있는 첫 번째 단계는 60mL 주사기를 사용하여 관을 따뜻한 물을 이용하여 세척하는 것이다. 내부 볼스터가 풍선 형태로 되어있다면, 풍선의 압력이 저하됨으로 인해 시간이 지남에 따라 튜브 삽입 부위가 헐거워질 수 있으며, 이를 확인 하기 위해 주기적으로 복벽을 통해 나온 길이를 눈금을 확인한다.

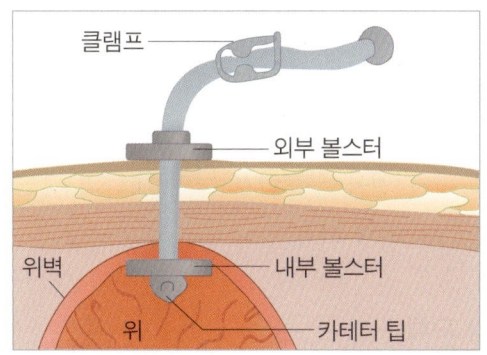

▲ 위루관이 삽입된 위벽과 복막 주변 복벽의 모식도

3. 기관절개관의 관리

(1) 기관절개관의 용도 및 거치

기관절개는 구강과 비강을 통한 호흡 및 기도 관리가 어려운 사람들에게서 객담 배출 및 기도 관리를 용이하게 하기 위하여 기관을 절개하여 기관과 외부 공간 사이의 직접적인 통로를 확보하는 수술로, 이 통로를 통해 거치되어 있는 관을 기관절개관이라고 한다.

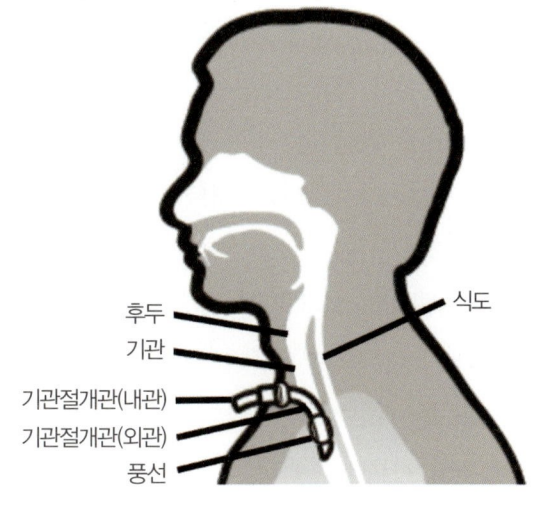

▲ 기관절개관이 삽입된 기관의 모식도

(2) 기관절개관(내관)의 교체

원칙적으로 내관은 분비물 축적에 의한 감염 및 기도 폐쇄를 방지하기 위하여 1일에 2회 교체하는 것이 권고된다. 교체할 때를 제외하고는 외부 균에 의한 오염을 막기 위해 내관을 외부에 빼놓지 않도록 하며, 교체용 내관은 소독이 완료된 것으로 한다. 비누와 물 또는 알코올 성분의 손 소독제로 손을 깨끗이 세정한 후 한 손으로 외관을 움직이지 않게 잡고, 다른 손으로 핀치 탭을 부드럽게 눌러 내관의 잠금을 해제한 후 제거하며, 새로운 내관은 핀치 탭을 부드럽게 쥐고 밀어 넣어 연결한다.

(3) 기관절개관(외관)의 교체

원칙적으로 외관은 2~4주에 1회 교체하는 것이 권고된다. 내관과는 달리 외관은 교체하는 경우 후두 경련에 의한 기도 협착이나 분비물, 혈액 등에 의해 기도 폐쇄의 가능성 등으로 인해 반드시 의료인을 통해 실시하도록 한다.

(4) 기관절개관의 관리 및 주의 사항

기관절개관에서 기도 분비물을 흡입할 때는 소독이 완료된 흡입용 카테터를 사용하며, 소독된 손에 1회용 장갑을 끼우고 흡입용 카테터의 기류 조절용 구멍을 막은 상태로 카테터를 잡고 기관절개관을 기준으로 약 8~13센티미터를 집어 넣은 상태에서 기류 조절용 구멍을 막은 손가락을 떼어 흡입을 시작하고, 10초 이내로 흡입 카테터의 기류 조절용 구멍을 다시 막은 상태로 카테터를 빼내도록 한다. 이때 카테터를 회전시키면서 천천히 움직이는 것이 모든 측면의 분비물을 빨아내는 데에 도움이 된다. 이후 마른 거즈로 흡입 카테터 외부의 분비물을 닦고, 흡입 카테터를 통해 생리 식염수를 빨아들여 흡입 카테터 내부의 분비물을 헹구는 방식으로 2~3회 반복한다. 기관절개관 앞쪽에 축축한 거즈를 대어 기도에 수분을 공급하고 공기를 여과할 수 있다. 풍선의 유무 및 풍선의 부풀어짐 여부에 따라 성대, 후두, 구강 및 비강과의 연결성이 달라지며, 풍선이 부풀려져 있을 경우 외부의 공기는 기관절개관을 통해서만 폐와 같은 하부 호흡 기관과 연결이 가능해지며, 발성을 위해서는 풍선의 공기를 제거해야 한다. 풍선이 부풀려져 있을 경우 침이나 음식물의 기도 흡인을 예방하는 기능을 하여 흡인성 폐렴을 예방하는 데에 도움을 줄 수 있다. 풍선을 부풀려 놓으면 성대로 공기가 지나갈 수 없기 때문에 기관절개관 보유자는 발성할 수 없게 되어야 하며, 풍선을 부풀려 놓았음에도 불구하고, 기관절개관을 받은 사람의 목소리가 들리면 풍선의 구조적 문제가 있을 수 있음을 시사하기 때문에 의료진을 통해 문제를 확인 하여야 한다. 풍선의 압력은 24~30cmH2O(20~25mmHg)로 유지되어야 하며 풍선의 압력이 너무 약할 경우 음식물이나 객담의 기도내 흡인 가능성이 증가하며, 너무 강할 경우 기관 벽의 혈류 흐름 감소에 따른 조직 손상의 가능성이 증가한다.

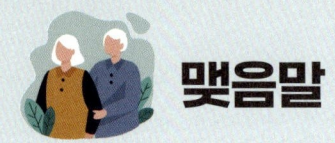# 맺음말

　몸이 불편한 노인일수록 건강 관리를 위한 적절한 운동이 필요합니다. 하지만 혼자 하는 운동은 말처럼 쉽지 않을뿐더러, 자신의 몸 상태에 맞는 운동을 배울 수 있는 곳도 마땅치 않습니다. "노인의 건강을 돌보기 위해 청년이 함께한다면 어떨까?" 사단법인 한국청년인력개발원은 이러한 생각에서 출발해 2018년에 설립되었습니다. 도움의 손길이 필요한 노인과 청년실업 문제를 겪고 있는 젊은 세대가 만나는 기회를 열고 싶었습니다.

　한국청년인력개발원은 청년 일자리 발굴 및 청년 직업 역량 개발 지원 등을 통해 청년의 근로 기회를 확대함으로써 생활 안정을 돕고자 합니다. 청년 일자리 창출을 위해 학계, 법조계, 취업 전문가, 민간 교육 전문가, 언론인 등 사회 각 분야의 전문가가 이사진으로 참여하고 있습니다. 가장 주력하고 있는 활동은 노인 건강 복지 사업으로, 노인과 청년이 서로 이해하며 공생하자는 취지로 노인 건강 관리 전문가 양성에 앞장서고 있습니다. 한국철도공사 및 대한노인재활의학회와의 협업으로 '청년과 함께하는 건강 기차 여행'을 진행하여, 평소 건강과 경제적인 사정으로 소외되어 있던 어르신들에게 특별한 여행의 자리를 선물하기도 했습니다.

　거동이 불편하신 어르신들을 볼 때 도와드리고 싶지만 선뜻 나서지 못하는 경우가 있습니다. 어떻게 도와드려야 하는지, 혹은 잘못 도와드려 오히려 상처를 드리는 것은 아닌지 걱정이 들 때도 있었습니다. 이에 한국청년인력개발원은 전문가들에게 조언을 구해 노인 건강 관리 전문가 양성을 위한 콘텐츠를 개발하고 교육 과정을 연구했습니다.

그렇게 탄생한 〈실버 케어 가이드북〉은 어르신들이 당신의 건강을 지키기 위해 어떤 관리를 해야 하는지와 그런 어르신들을 어떻게 돌봐드려야 하는지에 대한 지침들을 담고 있습니다. 집필에 참여하신 33명의 재활의학과 선생님들은 대학병원에서 현직으로 직접 진료를 하고 계신 분들입니다. 진료실에서는 시간적인 문제로 환자와 가족들에게 미처 다 설명하시지 못한 생생한 현장의 내용들을 담아 주셨습니다.

이 책을 통해 어르신분들이 스스로의 건강을 보다 잘 관리하고 질병을 사전에 예방하여 평안하고 안녕한 삶을 누리셨으면 하는 바람입니다. 나아가 노인과 함께하는 가족들과 젊은 세대들에게 노인을 보다 더 잘 이해하고, 어떻게 돌봐드려야 하는지에 대한 가이드를 제공하고 싶습니다. 외로운 노인과 일자리가 부족한 청년이 서로 공생하고 어울려 나가는 환경, 그리고 구성원들의 몸과 마음이 모두 건강한 사회가 되길 바랍니다.

끝으로 바쁘신 중에도 좋은 책을 위해 애써주신 한양대학교 재활의학과 이규훈 선생님께 특별히 감사의 말씀을 드립니다.

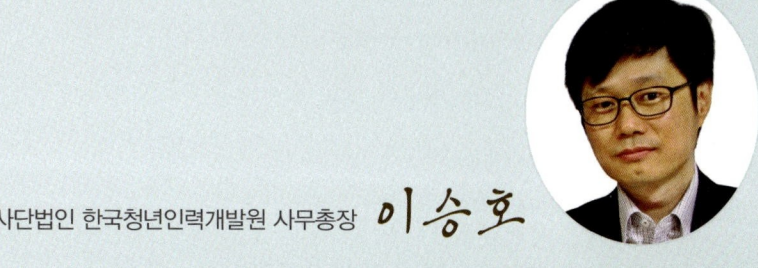

사단법인 한국청년인력개발원 사무총장 이승호

실버 케어 가이드북

펴 낸 날 2판 1쇄 2022년 12월 8일

지 은 이 김희상·박시복 외
펴 낸 이 이승호
디 자 인 이헌정, 서세시
펴 낸 곳 한국교육평가인증서비스
발 행 처 사단법인 한국청년인력개발원
출판등록 제2018-000072호
주   소 (05854) 서울시 송파구 송파대로 201 B 1501~1503호
전   화 (02) 406-8971
팩   스 (02) 406-9674
홈페이지 www.kydi.or.kr

값 20,000원

*이 책은 저작권법에 따라 보호를 받는 저작물이므로 무단 전재와 무단 복제를 금지하며,
이 책 내용의 전부 또는 일부를 이용하려면 반드시 저작권자와 사단법인 한국청년인력개발원의
서면 동의를 받아야 합니다.